颈椎畸形手术学

主 编　（美）克里斯托弗·P. 艾姆斯（Christopher P. Ames），MD

Professor
Clinical Neurological Surgery and Orthopaedic Surgery
University of California, San Francisco
Director of Spinal Deformity Surgery
UCSF Medical Center
San Francisco, California, USA

（美）K. 丹尼尔·里夫（K. Daniel Riew），MD

Professor of Orthopedic Surgery, Columbia University
Chief, Cervical Spine Surgery & Co-Director, Spine Division
Co-Director, Columbia University Spine Fellowship
Department of Orthopedic Surgery
Columbia University/ New York Presbyterian Hospital
New York, New York, USA

（美）贾斯廷·S. 史密斯（Justin S. Smith），MD, PhD

Harrison Distinguished Professor
Chief of Spine Division
Department of Neurosurgery
University of Virginia
Charlottesville, Virginia, USA

（日）国吉·阿布米（Kuniyoshi Abumi），MD

Director
Sapporo Orthopaedic Hospital-Centre for Spinal Disorders
Professor Emeritus
Hokkaido University
Sapporo, Japan

主 审　马信龙　邱 勇

主 译　杨 强　王 征　仉建国　李危石

U0225663

北方联合出版传媒（集团）股份有限公司
辽宁科学技术出版社
沈阳

©2022 辽宁科学技术出版社

著作权合同登记号：第 06-2020-34 号。

图书在版编目（CIP）数据

颈椎畸形手术学 /（美）克里斯托弗·P. 艾姆斯等主编；杨强等主译 . — 沈阳：辽宁科学技术出版社，2022.10

ISBN 978-7-5591-2295-7

Ⅰ.①颈… Ⅱ.①克… ②杨… Ⅲ.①颈椎－脊椎病—外科手术 Ⅳ.① R681.5

中国版本图书馆 CIP 数据核字（2021）第 203245 号

出版发行：辽宁科学技术出版社
　　　　　（地址：沈阳市和平区十一纬路25号　邮编：110003）
印　刷　者：辽宁新华印务有限公司
经　销　者：各地新华书店
幅面尺寸：210mm×285mm
印　　　张：13
插　　　页：4
字　　　数：280千字
出版时间：2022年10月第1版
印刷时间：2022年10月第1次印刷
责任编辑：卢山秀
封面设计：顾　娜
版式设计：袁　舒
责任校对：栗　勇

书　　　号：ISBN 978-7-5591-2295-7
定　　　价：168.00元

投稿热线：024-23284354
邮购热线：024-23284502

我把此书献给我的孩子 Pearson、Sebastian 与 Scarlett，他们始终赋予我生活中的爱和平衡。我还要感谢我的住院医生和学生们，他们的提问促使我不断前行，他们全心全意治疗复杂患者的表现让我印象深刻。最后，我想对我的患者表达极大的感激，他们教给我如何服务患者，他们也是勇气的真实典范。

——克里斯托弗·P. 艾姆斯（Christopher P. Ames）

我把这本书献给我的妻子 Mar 和我们的 3 个长大成人的孩子 Brad、Grant 与 Julia，没有他们的爱及一如既往的支持，我就不会取得今天的成就。孩子们是我与妻子的生命之光，正是因为他们的爱、健康和幸福才让这世上的一切富有意义。

——K. 丹尼尔·里夫（K. Daniel Riew）

我要向我的导师表达感激之情，他不仅传授给我脊柱畸形的理论知识和治疗原则，更帮助我点燃了促进这一领域前行的激情。

——贾斯廷·S. 史密斯（Justin S. Smith）

我将此书献给我的妻子 Noriko。颈椎外科手术的复杂工作使我失去很多陪伴家人的时光，没有妻子的理解，我的工作就不会获得今日之成就。我也要感谢我的同事们，他们提出了诸多重要的意见，始终激励我砥砺前行。

——国吉·阿布米（Kuniyoshi Abumi）

译校者名单

主　审　马信龙　邱　勇

主　译　杨　强　王　征　仉建国　李危石

副主译　陈　超　刘新宇　周非非　徐宝山　刘亚军　苗　军

译校者（以姓氏笔画为序）

马信龙　天津市天津医院

王升儒　中国医学科学院北京协和医院

王连雷　山东大学齐鲁医院

王林峰　河北医科大学第三医院

王　征　中国人民解放军总医院

王　峰　河北医科大学第三医院

仉建国　中国医学科学院北京协和医院

邓树才　天津市天津医院

田　鹏　天津市天津医院

朱少文　天津市天津医院

刘亚军　北京积水潭医院

刘　钢　天津市天津医院

刘新宇　山东大学齐鲁医院

李危石　北京大学第三医院

李鹏飞　天津市天津医院

杨　强　天津市天津医院

邱　勇　南京大学医学院附属鼓楼医院

陈　超　天津市天津医院

苗　军　天津市天津医院

周非非　北京大学第三医院

官丙刚　天津市天津医院

赵　栋　天津市天津医院

荆　峰　天津市天津医院

贾浩波　天津市天津医院

徐宝山　天津市天津医院

前言

尽管颈椎畸形能够造成显著的问题，包括疼痛、残疾和神经功能障碍，但与更为常见且研究深入的胸腰椎畸形相比，颈椎畸形的研究进展相去甚远。颈椎畸形的早期研究集中在少量的手术患者身上，这些手术被认为风险极高，术后容易发生并发症。随着近年来麻醉和重症监护、手术技术与脊柱内固定器械的改进，这些通常来说复杂的、高风险的畸形手术又重新引起了人们的兴趣。

虽然手术治疗颈椎畸形的意愿持续增长，但能够详细描述现代临床和影像学评估，以及手术方法的资源仍十分罕见。这些知识很多都在快速地更新换代，并在该领域专家学者当中进行传播，但却没有信息参考来源。为了改善这一局面，我们构思编写此书，希望通过整合目前颈椎畸形领域的文献和知名专家观点，为读者提供一个简明的理论参考来源。

本书开篇介绍了颈椎畸形对健康显著影响的背景，以及临床和影像学评估的一般性知识。随后的章节详细描述了如何对颈椎畸形进行手术规划，包括截骨矫形的范围以及专家分享的手术细节。重要的是，多个章节重点介绍了手术的外科和内科并发症，并探讨了这些身体虚弱的患者接受手术治疗的风险分级。最后的几个章节则集中探讨了当前正在努力研究的有临床意义的颈椎畸形综合分型。

颈椎畸形外科领域正在快速发展，终极目标是改善患者的健康状态，提高他们的生活质量。编者对为本书做出贡献的专家深怀感激，希望在本书的帮助下，医生能够为他们的颈椎畸形患者提供更好的服务。

克里斯托弗·P. 艾姆斯（Christopher P. Ames，MD）

K. 丹尼尔·里夫（K. Daniel Riew，MD）

贾斯廷·S. 史密斯（Justin S. Smith，MD，PhD）

国吉·阿布米（Kuniyoshi Abumi，MD）

译者前言

随着现代脊柱外科的不断发展，脊柱畸形领域的研究已经从局限于局部扩展为从整体角度看问题。脊柱–骨盆–下肢的平衡不仅关系到脊柱畸形患者的生活质量，对手术策略的制定也至关重要。近年来，胸腰椎畸形的研究如火如荼，催生了许多新的理论和新的技术，对改善胸腰椎畸形的手术效果，降低并发症发生率起到了关键的作用。然而，相比胸腰椎畸形来说，颈椎的畸形给患者生活质量带来的负面影响更为显著。但遗憾的是，许多国内的脊柱外科医生对颈椎畸形的认识，包括其评价体系、手术方案及预后等，都不充分、不系统甚至不了解。而事实上，目前颈椎畸形领域的研究正在快速更新，理论知识快速扩张，因此，迫切需要一本专著能够系统地介绍颈椎畸形的基础理论和进展。

由国际著名的颈椎外科大师 Christopher P. Ames、K. Daniel Riew、Justin S. Smith 和 Kuniyoshi Abumi 教授编写的这本《颈椎畸形手术学》，从颈椎畸形的临床和影像学评估、分型，到不同部位、不同类型的截骨矫形技术，再到融合节段的选择以及围手术期的风险因素等，全面系统地归纳总结了近年来颈椎畸形领域的知识和理论，深入浅出、插图精美、形象生动，为读者献上了一份饕餮大餐，可以称作是目前颈椎畸形手术领域的经典著作。

为使我国广大脊柱外科医生紧跟国际步伐，充分理解颈椎畸形外科涉及的内容，增强脊柱畸形评估治疗的整体观，丰富颈椎畸形手术的理论储备，我们邀请了国内多位著名脊柱外科专家并集结多名优秀的中青年医生，秉承"信、达、雅"的翻译准则和精益求精的翻译态度，共同完成了该书的中文版翻译工作。由于译者工作繁忙，水平有限，书中难免存在疏忽和瑕疵，恳请广大读者批评指正。

天津市天津医院党委书记

序

由 Christopher P. Ames、K. Daniel Riew、Justin S. Smith 和 Kuniyoshi Abumi 主编的《颈椎畸形手术学》是一部具有里程碑意义的著作。颈椎畸形领域的发展和拓展十分迅速，但仍落后于胸腰椎畸形外科。过去数十年的精力集中在胸腰椎畸形是造成这一现象的主要原因。随着现在更多的医生关注颈椎，颈椎畸形外科领域的春天随之而来，其理论知识也相应地快速扩张。因此，迫切需要一本整合颈椎独有的基础理论和技术最新进展的著作。

《颈椎畸形手术学》以极佳的组织方式将相关知识呈现给读者。该书囊括了颈椎畸形外科需要知道的所有基础知识点，还阐述了一些非常复杂的问题。该书从讨论解剖、病理、影像、矢状面平衡、自然史和功能障碍的评估等方面着手，随后深入探讨了与治疗决策过程和确定手术策略相关的一系列广泛细节问题，最后以探讨并发症及手术细节等内容结尾。

总的来说，该书内容丰富，配图精美，涉及的知识均为最新观点甚至还富有一定前瞻性，既可以作为一本参考书，也可以作为一本综合入门教材。尤为重要的是，该书的编者均是这一领域的顶级专家，代表了脊柱外科的最高水平。该书应该成为所有治疗颈椎畸形的医生和研究人员的必备书籍。

我以强调该书非同寻常的价值来做一总结。该书是一部主题鲜明、全面深入的专著，版面美观，这部分要归功于 Thieme 出版社所坚持的高质量出版标准。最后，该书巧妙地将许多复杂的概念和技术变得简单易懂。衷心祝贺本书的编者完成了一项杰出的工作。

爱德华·C. 本泽尔（Edward C. Benzel，MD）
神经外科荣誉主任
克利夫兰诊所神经学研究所
美国俄亥俄州克利夫兰市

编者名单

Kuniyoshi Abumi, MD
Director
Sapporo Orthopaedic Hospital-Centre for Spinal Disorders
Professor Emeritus
Hokkaido University
Sapporo, Japan

Christopher P. Ames, MD
Professor
Clinical Neurological Surgery and Orthopaedic Surgery
University of California, San Francisco
Director of Spinal Deformity Surgery
UCSF Medical Center
San Francisco, California, USA

Philippe Bancel, MD
Orthopaedic Surgeon
Spine Department
Arago Institut
Paris, France

Shay Bess, MD
Denver International Spine Center
Presbyterian St. Luke's Hospital and Rocky Mountain
    Hospital for Children
Denver, Colorado, USA

Brandon B. Carlson, MD, MPH
Assistant Professor
Department of Orthopedic Surgery
Marc A. Asher, MD Comprehensive Spine Center
University of Kansas Medical Center
Kansas City, Kansas, USA

Winward Choy, MD
Resident
Department of Neurosurgery
University of California, San Francisco
San Francisco, California, USA

Bhargav D. Desai, MD
Resident
Department of Neurosurgery
University of Virginia
Charlottesville, Virginia, USA

Ananth S. Eleswarapu, MD
Assistant Professor
Department of Orthopaedic Surgery
University of Miami
Miami, Florida, USA

Juanita Garces, MD
Assistant Professor
Department of Neurosurgery
St. Mary's Medical Center
Huntington, West Virginia, USA

Jae Taek Hong, MD, PhD
Professor
Department of Neurosurgery
Eunpyeong St. Mary's Hospital
Catholic University of Korea
Seoul, South Korea

Sravisht Iyer, MD
Assistant Attending
Spine Surgery
Hospital for Special Surgery
New York, New York, USA

Deeptee Jain, MD
Spine Surgery Fellow
Department of Orthopaedic Surgery
New York University
New York, New York, USA

Hyung Suk Juh, MD
Clinical Fellow
Department of Orthopedic Surgery
Kyung Hee University
Seoul, South Korea

Khaled M. Kebaish, MD
Division Chief, Orthopaedic Spine Surgery
Professor of Orthopaedic Surgery
Department of Orthopaedic Surgery
The Johns Hopkins University
Baltimore, Maryland, USA

Cheung Kue Kim, MD, PhD
Clinical Fellow
Department of Orthopedic Surgery
Kyung Hee University
Seoul, South Korea

Han Jo Kim, MD
Associate Professor of Orthopaedic Surgery
Director of Spine Fellowship
Hospital for Special Surgery
New York, New York, USA

Ki-Tack Kim, MD, PhD
Professor
Orthopedic Surgery
Kyung Hee University
Seoul, South Korea

Yong-Chan Kim, MD, PhD
Professor
Department of Orthopedic Surgery
Kyung Hee University
Seoul, South Korea

Eric Klineberg, MD
Professor & Vice Chair of Administration
Co-Director of the UCD Spine Center
Adult and Pediatric Spinal Surgery
Department of Orthopaedic Surgery
University of California, Davis
Sacramento, California, USA

Heiko Koller, MD
Professor
Department of Neurosurgery
Technical University Munich (TUM)
Klinikum Rechts der Isar
Munich, Bavaria, Germany

Virginie Lafage, PhD
Senior Director Spine Research
Spine Service
Hospital for Special Surgery
New York, New York, USA

Darryl Lau, MD
Chief Resident
Department of Neurological Surgery
University of California, San Francisco
San Francisco, California, USA

Sang Hun Lee, MD, PhD
Assistant Professor
Department of Orthopedic Surgery
Johns Hopkins University
Baltimore, Maryland, USA

Marcus D. Mazur, MD
Assistant Professor
Department of Neurosurgery
University of Utah
Salt Lake City, Utah, USA

Emily K. Miller, MD
Resident
Department of Physical Medicine and Rehabilitation
Stanford University
Palo Alto, California, USA

Jeffrey P. Mullin, MD, MBA
Assistant Professor
Department of Neurosurgery
University at Buffalo
Buffalo, New York, USA

Cecilia L. Dalle Ore, MD
Resident
Department of Neurological Surgery
University of California, San Francisco
San Francisco, California, USA

Joshua M. Pahys, MD
Clinical Adjunct Associate Professor
Department of Orthopaedic Surgery
Sidney Kimmel College of Medicine at Thomas Jefferson
  University
Shriners Hospitals for Children
Philadelphia, Pennsylvania, USA

Tejbir S. Pannu, MD, MS
Spine Research Fellow
Orthopedic Surgery-Spine Service
Hospital for Special Surgery, Weill Cornell Medical College
New York, New York, USA

Peter G. Passias, MD, MS
Associate Professor of Orthopaedic and Neurosurgery
NYU School of Medicine
New York, New York, USA

Themistocles S. Protopsaltis, MD
Chief, Division of Spine Surgery
Associate Professor of Orthopaedic Surgery and
  Neurosurgery
Department of Orthopedic Surgery
NYU Langone Health
New York, New York, USA

Tina Raman, MD
Assistant Professor, Spine Surgery
Department of Orthopaedic Surgery
NYU Langone Orthopaedic Hospital
New York, New York, USA

K. Daniel Riew, MD
Professor of Orthopedic Surgery, Columbia University
Chief, Cervical Spine Surgery & Co-Director,
　Spine Division
Co-Director, Columbia University Spine Fellowship
Department of Orthopedic Surgery
Columbia University/ New York Presbyterian Hospital
New York, New York, USA

Flynn Andrew Rowan, MD
Assistant Professor
Department of Orthopedics
Indiana University
Indianapolis, Indiana, USA

Amanda N. Sacino, MD, PhD
Resident
Department of Neurosurgery
Johns Hopkins Hospital
Baltimore, Maryland, USA

Amer F. Samdani, MD
Chief of Surgery
Shriners Hospitals for Children
Philadelphia, Pennsylvania, USA

Frank J. Schwab, MD
Professor
Department of Orthopaedic Surgery
Weil Cornell Medical College
New York, New York, USA

Anand H. Segar, MBChB, DPhil(Oxon), FRACS
Spine Fellow
Department of Orthopedic Surgery
NYU Langone Orthopedic Hospital, NYU Langone Health
New York, New York, USA

Christopher I. Shaffrey, MD
Chief
Spine Division
Departments of Orthopaedic Surgery and Neurosurgery
Duke University
Durham, North Carolina, USA

Justin S. Smith, MD, PhD
Harrison Distinguished Professor
Chief of Spine Division
Department of Neurosurgery
University of Virginia
Charlottesville, Virginia, USA

Paul D. Sponseller, MD
Sponseller Professor and Head, Pediatric Orthopaedics
Johns Hopkins Medical Institutions
Baltimore, Maryland, USA

Nicholas D. Stekas, MS
Clinical Researcher
Department of Orthopedic Surgery
NYU Langone Orthopedic Hospital
New York, New York, USA

Lee A. Tan, MD
Assistant Professor
Department of Neurosurgery
UCSF Medical Center
San Francisco, California, USA

Davis G. Taylor, MD
Resident
Department of Neurosurgery
University of Virginia
Charlottesville, Virginia, USA

Vincent C. Traynelis, MD
Professor and Vice Chair
Department of Neurosurgery
Rush University Medical Center
Chicago, Illinois, USA

Corinna C. Zygourakis, MD
Assistant Professor
Department of Neurosurgery
Stanford University School of Medicine
Stanford, California, USA

目录

第一章　成人颈椎畸形和对健康的相对影响

Juanita Garces, Davis G. Taylor, Bhargav D. Desai, Christopher I. Shaffrey, Christopher P. Ames, Shay Bess, Justin S. Smith

摘要

颈椎畸形是一种复杂的病变，包括各种各样的骨骼肌肉系统畸形以及相关病变过程，终末期病变可能对健康相关生活质量（Health-Related Quality of Life，HRQOL）产生显著的负面影响，包括疼痛、功能障碍及神经功能缺陷。患者自我评估量表（Patient Reported Outcome Measure，PROM）可以用于评估比较颈椎畸形患者与普通人群健康状况及其他慢性疾病患者健康状况。HRQOL 的测量基于某些特定参数来评估总体健康状况，例如运动能力、自我护理、日常活动、疼痛 / 不适和焦虑 / 抑郁。基于 HRQOL 的标准化评估，有症状的成人颈椎畸形患者 HRQOL 评估值显著下降，类似于胸腰段畸形患者。本章以 HRQOL 为基础，就疾病的某些特定指标，如功能障碍、颈痛、神经根病、脊髓病以及普通人群基础健康指标评估，总结颈椎畸形对 HRQOL 的影响。

关键词：健康相关生活质量（Health-Related Quality of Life），颈椎畸形（Cervical Deformity），对健康的相对影响（Comparative Impact On Health），欧洲五维生活质量问卷（Euro-QOL Five Dimensions），功能障碍（Disability），健康影响（Health Impact）

1.1　前言

近年来，越来越多的证据表明胸腰段脊柱参数和整体力线与健康相关生活质量（Health-Related Quality of Life，HRQOL）之间的相关性。同样，成人颈椎畸形（Adult Cervical Spinal Deformity，ACSD）对脊柱的局部和整体力线、功能障碍及 HRQOL 的影响也越来越受到关注。

正常的颈椎在提供对颈脊髓必要的骨性保护同时，对于头颅负荷的轴向传递，正常的头、颈活动以及维持水平视野等至关重要。尽管 ACSD 病因多种多样，从医源性因素到退行性改变，但最终都会导致颈椎正常生理曲度改变从而对 HRQOL 造成极大影响。颈椎畸形可能与颈痛、神经根病、脊髓病、头颅姿势改变、水平视野、吞咽困难及呼吸道阻塞有关。按照欧洲五维生活质量问卷（Euro-QOL Five Dimensions，EQ-5D）和改良日本骨科协会（The Modified Japanese Orthopedic Association，MJOA）评分标准，与其他一些慢性疾病相比，上述病变表现对 ACSD 患者的功能状态有重要的作用，并对总体生活质量产生负面影响。本章将就 ACSD 及其疾病特异性和总体健康评估进行回顾，并对 ACSD 患者健康状况与正常人群及其他慢性疾病患者的数据进行比较总结。

1.2　颈椎畸形及疾病特异性评估

在过去的十年里，矢状位力线对于胸腰段病变患者疼痛和功能状态的影响受到大量的关注。一些局部参数常用来评估颈椎矢状位力线，例如 C2~C7 矢状位垂直轴（Sagittal Vertical Axis，SVA），以 C2~C7 Cobb 角评估的颈椎前凸（图 1.1）。同时也认识到，对脊柱骨盆力线，包括胸椎后凸、腰椎前凸、C7~S1 SVA、骨盆倾斜角，以及骨盆入射角和腰椎前凸差值（PI-LL）进行广泛的评估对评估颈椎力线特别是畸形患者的颈椎力线很有价值。

对于胸腰段矢状位力线较差的患者，可能需要代偿措施以保持直立姿势和水平视野。对应于脊柱整体力线和手术矫正后 C2~C7 SVA 的变化，颈椎正常曲度的范围很大（表 1.1）。随着对于脊柱整体力线和颈椎之间关系的认识越来越深刻，学者们对脊柱畸形治疗的兴趣越发提高。然而，目前尚无关于颈椎畸形的统一分型标准，从而导致了文献报道的复杂多样性。最近，Ames 提出了一个全面的颈椎畸形分型，包括 1 个主畸形描述和 5 个修正值（C2~C7 SVA、水平视野、T1 倾斜角与 C2~C7 前凸角度之差、MJOA 脊髓病评分、SRS-Schwab 成人胸腰段畸形分

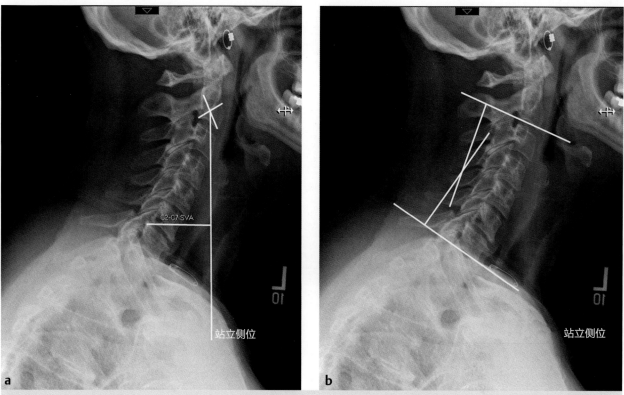

图1.1 （a）C2~C7矢状位垂直轴（C2~C7 SVA）测量方法和（b）C2~C7 Cobb角测量颈椎前凸度数。（a）C2椎体中心作铅垂线。从C7椎体后上缘至C2铅垂线的水平距离为C2~C7 SVA。（b）C2~C7 Cobb角评估颈椎前凸，为C2下终板、C7下终板平行线垂线相交所成角（α）

表1.1 正常颈椎单节段Cobb角和无症状成人SVA

A. 正常颈椎单节段Cobb角

	节段		度数（mean±SD）	
	C0~C1		2.1°±5.0°	
	C1~C2		−32.2°±7.0°	
	C2~C3		−1.9°±5.2°	
	C3~C4		−1.5°±5.0°	
	C4~C5		−0.6°±4.4°	
	C5~C6		−1.1°±5.1°	
	C6~C7		−4.5°±4.3°	
总计	C2~C7		−9.6°	
	C1~C7		−41.8	

负数表示前凸

B. 正常SVA值

	从 C2		（Mean±SD）(mm)	
	至 C7		15.6 ± 11.2	
	至骶骨		13.2 ± 29.5	

来源：：数据源自Hardacker等

型修正）。

经过多年的发展，有很多PROM可以用来量化评估颈椎畸形临床症状的严重程度。MJOA评分是最常用的颈脊髓病的评估标准，可以用来评估可能与颈椎畸形相关的脊髓病的严重程度。MJOA评分以问卷形式由医生评估患者四肢运动功能障碍、上肢感觉功能以及膀胱功能。

除了颈椎轴性痛，颈椎畸形可能与椎间孔狭窄或其他病变导致的神经根病相关。颈神经根病患者表现为患肢功能障碍和臂痛，高达38%的颈神经根病患者按照工作能力指数评分归于"差"的类别。视觉模拟评分（Visual Analog Scale，VAS）和颈椎功能障碍指数（Neck Disability Index，NDI）是评估颈痛及颈椎疾患所致功能障碍的其他标准化指标。图1.2汇总分析了一系列后路内固定融合的患者NDI评分和C2~C7 SVA之间的关系，结果显示二者之间总体呈正相关。

潜在的颈椎畸形可能对退行性颈椎病变患者的生活质量产生负面影响。最近，Bakhsheshian等报道，与正常人群相比，较严重的颈椎后凸畸形以及其他颈椎畸形患者出现脊髓型颈椎病的概率更高。Tang等的结论认为，基于NDI评估，C2~C7 SVA大于40mm的患者至少会出现中等程度的功能障碍。最近Ailon等在一项多中心前瞻性研究中评估了55例ACSD接受手术治疗的患者，与术前HRQOL评分基线相比较，ACSD患者术后1年的NDI（50.5~38.0，$P < 0.001$），颈痛VAS数字评分（6.9~4.3，$P < 0.001$），EQ-5D指数（0.51~0.66，$P < 0.001$），EQ-5D亚项：运动能力（1.9~1.7，$P = 0.019$），日常活动能力（2.2~1.9，$P = 0.007$），疼痛/不适感（2.4~2.1，$P < 0.001$），焦虑/抑郁（1.8~1.5，$P = 0.014$）均有显著改善。

1.3　颈椎畸形和人群总体健康

HRQOL的总体测量结果能够比较疾病相对于正常人群的影响，也可以比较ACSD和其他慢性疾病状态的影响。EQ-5D作为一项比较疾病状态常用的评估方法，可以提供患者功能状态的客观量化指标，包括运动能力、自我护理、日常活动能力、焦虑和抑郁、疼痛及不适感。这种评估的总分是一个反映质量调整生存年数（Quality-Adjusted Life Years，QALY）的单一指数得分。36项健康调查短量表（The 36-Item Short-Form Health Survey，SF-36）是另一项被用来比较不同疾病状态的常用健康调查手段。

ACSD可能合并神经压迫、神经根病和脊髓病。

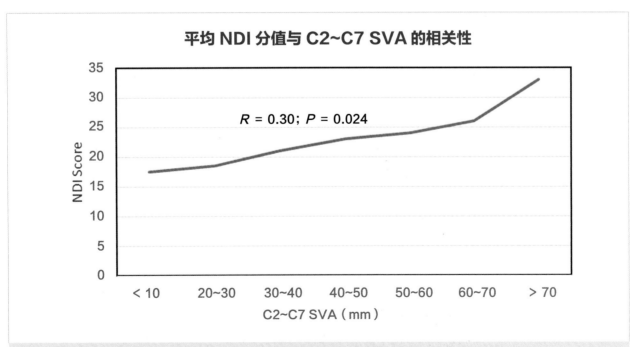

图1.2 C2~C7 SVA和NDI指数关联性分析每毫米SVA为单位NDI指数的变化。结果显示二者之间呈正相关（$R=0.30$，$P=0.024$），C2~C7 SVA数值升高伴以NDI指数下降，C2~C7 SVA等于40mm显示为中等程度功能障碍的临界值

重要的是，这些症状与工作状态、EQ-5D 评分、心理健康状态如焦虑、抑郁，以及患者自我评估总体生活质量恶化呈负相关。随着时间的推移，患者功能状态显著下降，这种关联对患者的生活质量有显著的负面影响。

随着颈椎畸形的加重，由于颌眉垂线角（Chin -

Brow Vertical Angle，CBVA）的变化从而导致水平视野障碍，随后为了维持正常的平视状态出现颈椎代偿性过伸。CBVA 异常的患者自我评估的功能状态及日常生活自理能力与 CBVA 正常人相比均下降。图 1.3 为一例 70 岁女性患者，既往有从颈椎至骶骨的广泛脊柱手术史。她表现为严重固定的下颌贴胸

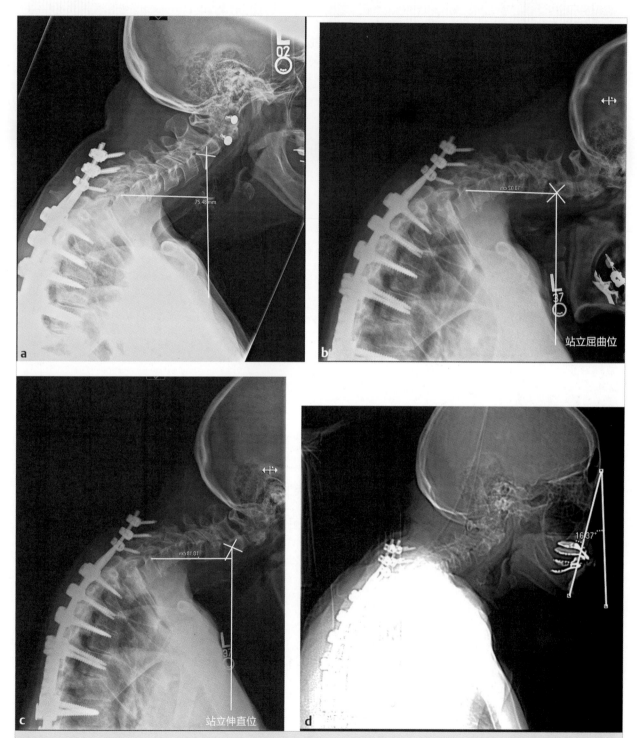

图1.3 颈椎畸形病例。70岁女性，既往曾接受颈、胸、腰、骶长节段内固定融合手术，目前表现为重度下颌贴胸，颈椎后凸畸形，融合近端螺钉拔出最终导致生活质量严重受影响。术前颈椎X线片分别位中立侧位（a）、过屈位（b）、过伸位（c）并伴以不同体位下C2~C7 SVA。（d）显示颌眉垂线角（CBVA）为16°

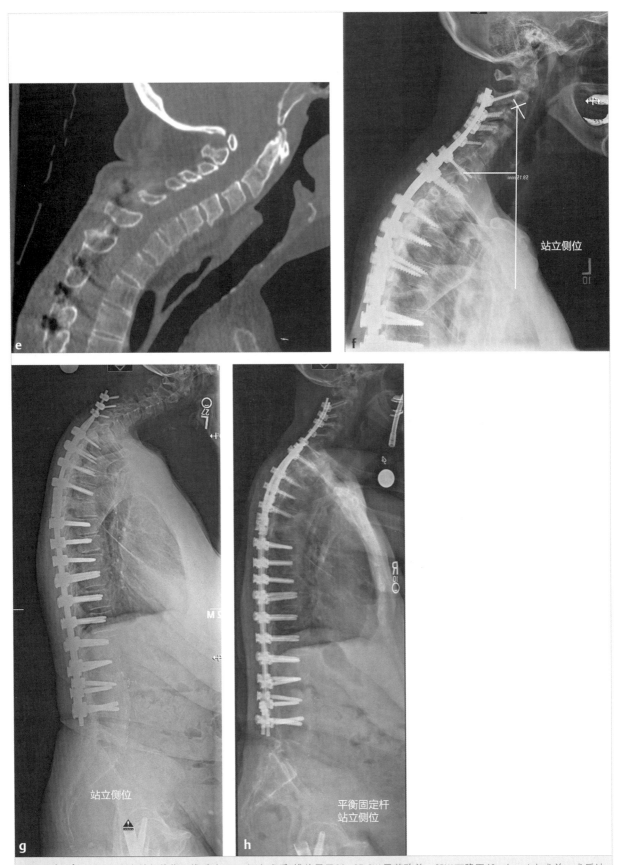

图1.3（续）　（e）为术前矢状位三维重建CT。（f）术后X线片显示C2~C7 SVA显著改善，CBVA下降至4°。（g，h）术前、术后站立位脊柱全长矢状位X线片

颈椎后凸畸形，固定近端拔钉从而导致整体生活质量低下。多篇研究报道，随着颈椎畸形加重，基于SF-36量表，NDI及ODI评分的HRQOL下降。Smith等研究报道，颈椎畸形患者总体平均EQ-5D指数为34%，为性别匹配的正常人群的倒数25%。如果把ACSD患者按照年龄分组，与美国年龄和性别均匹配的对照组人群比较，35~74岁患者EQ-5D指数显著降低，显示按照EQ-5D 5个标准评估颈椎畸形患者健康受显著影响（图1.4）。

需要手术治疗的ACSD患者平均EQ-5D指数的健康状态与其他慢性疾病（包括心力衰竭、中风、肾功能衰竭、肺气肿和失明/弱视）中处于倒数25%的患者相当（图1.5）。处于平均EQ-5D指数的ACSD患者其功能显著低于慢性充血性心力衰竭、乳腺癌、前列腺癌患者中处于倒数25%的患者（图1.5）。ACSD对健康的显著负面影响已在EQ-5D的所有领域得到证实，且畸形类型的不同对健康的影响没有显著差异。这些疾病表现可显著影响ACSD患者的功能状态，并对整体生活质量产生负面影响，与

许多其他公认的基于EQ-5D量表和MJOA评分的慢性疾病状态相当或更差。

与其他严重慢性病变相比，颈椎畸形不仅能导致患者功能状态下降，而且此类患者往往体弱易合并其他各类并发症。作为一项多中心前瞻性研究的一个部分，Smith等评估了120例接受手术治疗的ACSD患者。他们发现，每个患者平均有1.8个重大并发症，80%的患者至少有1种重大并发症。最常见的重大并发症包括现在或既往吸烟史（38.1%）、抑郁（31.7%）、高血压（16.7%）、骨量低下或骨质疏松（16.7%）、糖尿病（14.2%）、实性肿瘤病史（10.8%）、慢性肺部疾病（7.5%）和类风湿性关节炎（6.7%）。在他们的研究中，术后平均1.2年的全因死亡率为9.1%。死亡的原因大不相同，许多都与手术没有直接关系，但可能更多地反映了患者群体的整体健康状况。

根据一项利用医疗保健研究和质量机构Elixhauser并发症指数研究，评估87 042例行颈椎融合手术的患者资料，结果显示颈椎畸形最常见的

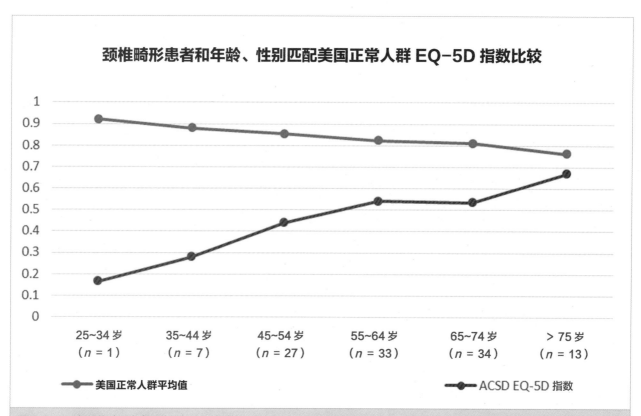

图 1.4 115例颈椎畸形患者和美国年龄、性别匹配正常人群EQ-5D指数比较。45~54岁年龄组、55~64岁年龄组、65~74岁年龄组畸形组和正常组人群比较P值有统计学差异（$P \leqslant 0.002$）。>75岁年龄组畸形组平均指数小于正常组，但无统计学差异（$P=0.055$）

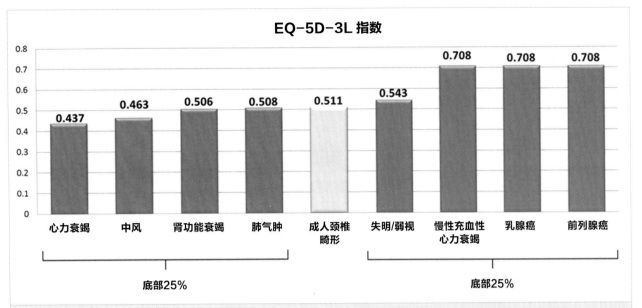

图1.5　成人颈椎畸形总人群指数（0.511）和慢性病功能状态处于最底部25%人群的平均EQ-5D指数比较。每种疾病所显示数值为该患者群最底部25%的EQ-5D值，颈椎畸形为全部患者EQ-5D值(经牛津大学出版社许可转载)

并发症为高血压（31.6%）、慢性肺部病变（12.5%）、糖尿病（10.8%）。一般来说，高龄患者和并发症较多的患者疗效均不太好。对于寰枢融合的患者，根据全国住院患者样本和Elixhauser并发症指数的数据，最常见的并发症为高血压（43.2%）、电解质紊乱（17.3%）、糖尿病（11.1%）。关于颈椎融合术式选择，前路融合更常见于单节段、相对年轻、健康的患者，而后路更常见于老龄、多节段以及并发症较多的患者。

在一组针对2742例颈椎后路融合术患者的研究中，结果发现住院时间延长最常见的并发症为酗酒、充血性心力衰竭、肥胖和缺铁性贫血。对于前后路联合择期手术的患者，意外的重症监护和住院时间延长与合并有肺部疾病、高血压、心血管疾病以及糖尿病有关。

1.4　结论

ACSD对患者的健康有显著影响，可导致疼痛、脊髓病与功能障碍、头部姿势改变和平视障碍、吞咽困难及呼吸道损害。ACSD的局部与整体脊柱力线、功能障碍、HRQOL和理想的治疗策略获得越来越多的关注。尽管颈椎畸形对生活质量的负面影响

及相关的手术风险与并发症的增加有关，但手术确实提供了一个改善生活质量的机会。

ACSD患者自我评估疗效的主要分类被描述为与生活质量、疼痛、残疾和一般情况有关。疾病特异性评估方法能够客观评价颈椎疾病的影响，而总体健康评定则可以对比畸形和正常人群以及其他慢性疾病状态的影响。尽管有多种PROM可用于ACSD的评估，但目前可用的ACSD疾病特异性评估方法主要是为颈椎退行性病变设计的。为了发展一套真正的ACSD疾病特异性PROM，未来需要努力明确对ACSD临床疗效产生影响的关键因素。

参考文献

[1] Smith JS, Shaffrey CI, Bess S, et al. Recent and emerging advances in spinal deformity. Neurosurgery. 2017; 80 3S:S70–S85.

[2] Scheer JK, Tang JA, Smith JS, et al. International Spine Study Group. Cervical spine alignment, sagittal deformity, and clinical implications: a review. J Neurosurg Spine. 2013; 19(2):141–159.

[3] Gusi N, Olivares PR, Rajendram R. The EQ-5D Health-Related Quality of Life Questionnaire. Handbook of Disease Burdens and Quality of Life Measures. 2010:87–99.

[4] Szende AJB, Cabases J, eds. Self-Reported Population Health: An International Perspective Based on EQ-5D. New York, NY: Springer; 2014.

[5] Sullivan PW, Ghushchyan V. Preference-based EQ-5D index scores for chronic conditions in the United States. Med Decis Making. 2006; 26(4):410–420.

[6] Champain S, Benchikh K, Nogier A, Mazel C, Guise JD, Skalli W. Validation of new clinical quantitative analysis software applicable in spine orthopaedic studies. Eur Spine J. 2006; 15(6):982–991.

[7] Bess S, Line B, Fu KM, et al. International Spine Study Group. The health impact of symptomatic adult spinal deformity: comparison of deformity types to United States population norms and chronic diseases. Spine. 2016; 41 (3):224–233.

[8] Ames CP, Smith JS, Eastlack R, et al. International Spine Study Group. Reliability assessment of a novel cervical spine deformity classification system. J Neurosurg Spine. 2015; 23(6):673–683.

[9] Glassman SD, Bridwell K, Dimar JR, Horton W, Berven S, Schwab F. The impact of positive sagittal balance in adult spinal deformity. Spine. 2005; 30 (18):2024–2029.

[10] Briggs AM, Wrigley TV, Tully EA, Adams PE, Greig AM, Bennell KL. Radiographic measures of thoracic kyphosis in osteoporosis: Cobb and vertebral centroid angles. Skeletal Radiol. 2007; 36(8):761–767.

[11] Jackson RP, McManus AC. Radiographic analysis of sagittal plane alignment and balance in standing volunteers and patients with low back pain matched for age, sex, and size. A prospective controlled clinical study. Spine. 1994; 19 (14):1611–1618.

[12] Schwab F, Lafage V, Boyce R, Skalli W, Farcy JP. Gravity line analysis in adult volunteers: age-related correlation with spinal parameters, pelvic parameters, and foot position. Spine. 2006; 31(25):E959–E967.

[13] Van Royen BJ, Toussaint HM, Kingma I, et al. Accuracy of the sagittal vertical axis in a standing lateral radiograph as a measurement of balance in spinal deformities. Eur Spine J. 1998; 7(5):408–412.

[14] Bridwell KH. Decision making regarding Smith-Petersen vs. pedicle subtraction osteotomy vs. vertebral column resection for spinal deformity. Spine. 2006; 31(19) Suppl:S171–S178.

[15] Neal CJ, McClendon J, Halpin R, Acosta FL, Koski T, Ondra SL. Predicting ideal spinopelvic balance in adult spinal deformity. J Neurosurg Spine. 2011; 15 (1):82–91.

[16] El Fegoun AB, Schwab F, Gamez L, Champain N, Skalli W, Farcy JP. Center of gravity and radiographic posture analysis: a preliminary review of adult volunteers and adult patients affected by scoliosis. Spine. 2005; 30(13):1535– 1540.

[17] Uchida K, Nakajima H, Sato R, et al. Cervical spondylotic myelopathy associated with kyphosis or sagittal sigmoid alignment: outcome after anterior or posterior decompression. J Neurosurg Spine. 2009; 11(5):521–528.

[18] Smith JS, Shaffrey CI, Lafage V, et al. International Spine Study Group. Spontaneous improvement of cervical alignment after correction of global sagittal balance following pedicle subtraction osteotomy. J Neurosurg Spine. 2012; 17 (4):300–307.

[19] Ha Y, Schwab F, Lafage V, et al. Reciprocal changes in cervical spine alignment after corrective thoracolumbar deformity surgery. Eur Spine J. 2014; 23 (3):552–559.

[20] Protopsaltis TS, Scheer JK, Terran JS, et al. International Spine Study Group. How the neck affects the back: changes in regional cervical sagittal alignment correlate to HRQOL improvement in adult thoracolumbar deformity patients at 2-year follow-up. J Neurosurg Spine. 2015; 23(2):153–158.

[21] Protopsaltis T, Bronsard N, Soroceanu A, et al. International Spine Study Group. Cervical sagittal deformity develops after PJK in adult thoracolumbar deformity correction: radiographic analysis utilizing a novel global sagittal angular parameter, the CTPA. Eur Spine J. 2017; 26(4):1111–1120.

[22] Day LM, Ramchandran S, Jalai CM, et al. Thoracolumbar realignment surgery results in simultaneous reciprocal changes in lower extremities and cervical spine. Spine. 2017; 42(11):799– 807.

[23] Ames CP, Blondel B, Scheer JK, et al. Cervical radiographical alignment: comprehensive assessment techniques and potential importance in cervical myelopathy. Spine. 2013; 38(22) Suppl 1:S149–S160.

[24] Oh T, Scheer JK, Smith JS, et al. International Spine Study Group. Potential of predictive computer models for preoperative patient selection to enhance overall quality-adjusted life years gained at 2-year follow-up: a simulation in 234 patients with adult spinal deformity. Neurosurg Focus. 2017; 43(6):E2.

[25] Tang JA, Scheer JK, Smith JS, et al. ISSG. The impact of standing regional cervical sagittal alignment on outcomes in posterior cervical fusion surgery. Neurosurgery. 2012; 71(3):662–669, discussion 669.

[26] Hardacker JW, Shuford RF, Capicotto PN, Pryor PW. Radiographic standing cervical segmental alignment in adult volunteers without neck symptoms. Spine. 1997; 22(13):1472–1480, discussion 1480.

[27] Benzel EC, Lancon J, Kesterson L, Hadden T. Cervical laminectomy and dentate ligament section for cervical spondylotic myelopathy. J Spinal Disord. 1991; 4 (3):286–295.

[28] Tan LA, Riew KD, Traynelis VC. Cervical spine deformity-Part 1: Biomechanics, radiographic parameters, and classification. Neurosurgery. 2017; 81 (2):197–203.

[29] Engquist M, Löfgren H, Öberg B, et al. Factors affecting the outcome of surgical versus nonsurgical treatment of cervical radiculopathy: a randomized, controlled study. Spine. 2015; 40(20):1553–1563.

[30] Ng E, Johnston V, Wibault J, et al. Factors associated with work ability in patients undergoing surgery for cervical radiculopathy. Spine. 2015; 40 (16):1270–1276.

[31] Sundseth J, Kolstad F, Johnsen LG, et al. The Neck Disability Index (NDI) and its correlation with quality of life and mental health measures among patients with single-level cervical disc disease scheduled for surgery. Acta Neurochir (Wien). 2015; 157(10):1807–1812.

[32] Bakhsheshian J, Mehta VA, Liu JC. Current diagnosis and management of cervical spondylotic myelopathy. Global Spine J. 2017; 7(6):572–586.

[33] Tang JA, Scheer JK, Smith JS, et al. ISSG. The impact of standing regional cervical sagittal alignment on outcomes in posterior cervical fusion surgery. Neurosurgery. 2015; 76 Suppl 1:S14–S21, discussion S21.

[34] Ailon TSJ, Shaffrey C, Kim HJ, et al. ISSG. Outcomes of operative treatment for adult cervical deformity: a prospective multicenter assessment with 1-year follow-up. Neurosurgery. 2018; 83(5):1031–1039.

[35] Song K, Su X, Zhang Y, et al. Optimal chin-brow vertical angle for sagittal visual fields in ankylosing spondylitis kyphosis. Eur Spine J. 2016; 25(8):2596– 2604.

[36] Smith JS, Line B, Bess S, et al. The health impact of adult cervical deformity in patients presenting for surgical treatment: comparison to United States population norms and chronic disease states based on the EuroQuol-5 Dimensions Questionnaire. Neurosurgery. 2017; 80(5):716–725.

[37] Smith JS, Kim HJ, Passias P, et al. ISSG. Prospective multicenter assessment of all-cause mortality following surgery for adult cervical deformity. Neurosurgery. 2018; 83(6):1277–1285.

[38] Derman PB, Lampe LP, Hughes AP, et al. Demographic, clinical, and operative factors affecting long-term revision rates after cervical spine arthrodesis. J Bone Joint Surg Am. 2016; 98(18):1533–1540.

[39] Tanenbaum JE, Lubelski D, Rosenbaum BP, Thompson NR, Benzel EC, Mroz TE. Predictors of outcomes and hospital charges following atlantoaxial fusion. Spine J. 2016; 16(5):608–618.

[40] Shamji MF, Cook C, Pietrobon R, Tackett S, Brown C, Isaacs RE. Impact of surgical approach on complications and resource utilization of cervical spine fusion: a nationwide perspective to the surgical treatment of diffuse cervical spondylosis. Spine J. 2009; 9(1):31–38.

[41] De la Garza-Ramos R, Goodwin CR, Abu-Bonsrah N, et al. Prolonged length of stay after posterior surgery for cervical spondylotic myelopathy in patients over 65years of age. J Clin Neurosci. 2016; 31:137–141.

[42] Harris OA, Runnels JB, Matz PG. Clinical factors associated with unexpected critical care management and prolonged hospitalization after elective cervical spine surgery. Crit Care Med. 2001; 29(10):1898–1902.

第二章　脊柱整体矢状位力线

Tejbir S. Pannu, Frank J. Schwab, Virginie Lafage

摘要

矢状位力线是脊柱外科手术最重要的参数之一。很多文献报道了脊柱矢状位力线和生活质量的相关性。随着对脊柱局部的认识越来越深入，在开展脊柱局部手术之前，系统分析脊柱矢状位力线以及各项参数及其意义就成为重中之重。本章将简要描述脊柱从头到脚相关性最高的矢状位参数，介绍其临床意义，并最终说明这些参数与颈椎的关系。

关键词： 骨盆参数，骨盆入射角，局部力线，腰椎前凸，整体力线，代偿

2.1　倾斜角到倾斜角（Sacral Slope）

2.1.1　骶骨倾斜角：骨盆参数

该角度具体定义为骶骨终板和水平线之间的夹角，是骶骨在矢状位倾斜度的空间量化参数。

平均值：无症状成人骶骨倾斜角（Sacral Slope，SS）的平均值为 $41° \pm 8°$。

SS 构成脊柱的基底并决定其形状。无症状人群的 SS 与腰椎前凸呈强烈关联性（$R = 0.76$）。

体位参数：SS 受患者体位影响，骨盆后倾时 SS 减小。此外，成人脊柱畸形（Adult Spinal Deformity，ASD）人群由于骨盆后倾，SS 无法被用来确定腰椎前凸多少才足够。

应使用形态学参数来确保 LL 的合理程度，而非体位参数。

2.1.2　骨盆入射角

骨盆入射角（Pelvic Incidence，PI）最早于 1992 年由 Duval-Beaupère 提出。PI 定义为股骨头中心线和骶骨终板中点连线与骶骨终板垂线之间的夹角。PI 是骶骨和髂骨方位关系的量化参数。

无症状成人 PI 平均值为 $52° \pm 10°$（范围：$35° \sim$ $85°$）。然而，10 岁以下人群，平均值为 $45°$，10 岁以上人群为 $49°$。

形态学参数：PI 数值不受患者体位影响。

骨盆入射角和年龄

儿童期增加：骨盆形态从胎儿期至新生儿期不断变化，在到达成人发育成熟稳定之前一直在变化。

成人期稳定：由于骶髂关节活动有限，因此并不受骨盆方向的影响。PI 会因长期的、较大的脊柱前方力线不良进行相应调整。

临床应用

低 PI：对于低 PI 的个体，股骨头位于骶骨终板下方（垂直骨盆）从而导致 SS 变小，最终使骨盆后倾受限。

高 PI：对于高 PI 的个体，股骨头位于骶骨终板前方，导致 SS 变大，骨盆后倾范围更大。

和骶骨倾斜角的关系：如前文所述，这 3 个参数之间存在如下几何关系（图 2.1）：

PI = 骨盆倾斜角（Pelvic Tilt，PT）+ SS。

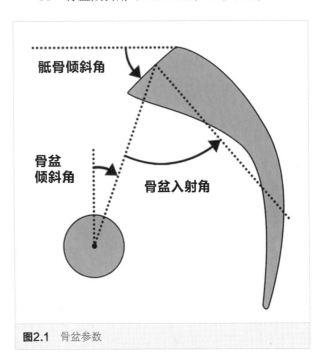

图2.1　骨盆参数

Vialle 等报道基于 PI 值预测理论上的 PT 和 SS 值的方程式。这些方程式显示（如下所示）随着 PI 值增大，PT 和 SS 值都增大。然而，SS 值相对于 PT 值变化较大（图 2.2）。

$$SS = 0.63 \times PI + 7；SS 约相当于 65\% 的 PI。$$

$$PT = 0.37 \times PI - 7；PT 约相当于 35\% 的 PI。$$

2.2　从骨盆到腰椎

如下所示，骨盆入射角决定着骶骨终板的方向。

低 PI：如果 PI 较小，S1 终板趋于水平。与之相应，为了维持矢状位平衡，腰椎前凸相应变小。

高 PI：如果 PI 较大，S1 终板倾斜度增大。因此，为了维持矢状位平衡，腰椎前凸相应变大。

有一简单的公式便于明确理解 PI 和 LL 之间的关系，即 LL 与 PI 之间的差异应在 10° 以内。也就是说，PI-LL 不应该大于 10°。这一公式的应用对于保证 ASD 治疗的成功非常重要。

这一简单规律的应用既能获得可接受的临床疗效，又可以降低术后邻近节段退变的风险。

然而，事实上，由于以下原因这一切并不像表面所显示的那么简单：

1. 腰椎不同节段前凸程度的变异：腰椎前凸并非平均分配于不同节段（图 2.3）。前凸大部分来源于腰椎远端（L4~S1 约占 65%）。

2. 真正的腰椎前凸并不总位于 L1~S1：这个论述基于 Roussouly 等有关 LL 几何结构的理论。LL 从几何学角度由一个圆的两个切线弧组成。上段切线弧较恒定约为 20°，下段切线弧变异较大。SS 等于下段切线弧的角度，决定着 LL。因此，大 PI 时，大 SS 总是对应着大 LL，主要集中在远端节段（L4~L5，L5~S1）。

3. 相对于 PI 值，非固定不变的 PI-LL 值：一方面，PI 值较大，LL 值可能比 PI 值小；另一方面，PI 值较小，LL 值可能大于 PI 值。

4. 胸椎后凸（Thoracic Kyphosis，TK）的影响：PI-LL 增加伴之以恒定的较大 TK。

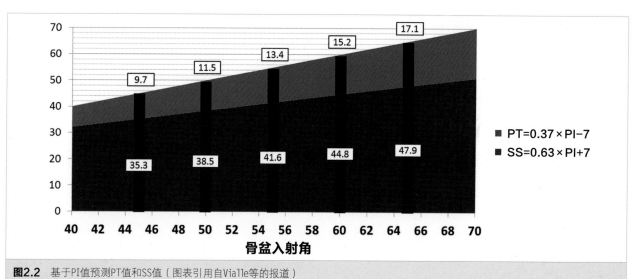

图2.2　基于PI值预测PT值和SS值（图表引用自Vialle等的报道）

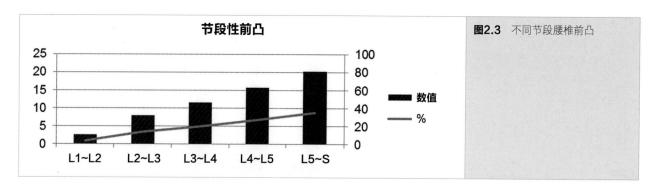

图2.3　不同节段腰椎前凸

5.年龄的影响：PI-LL 值随年龄而增加。

2.3 从腰椎到胸椎

腰椎曲度沿着脊柱上行构成胸椎的底座，被描述为 TK，通常以 T4 或 T2 椎体上终板和 T12 下终板之间的夹角来衡量。

无症状成人 T4~T12 的后凸角度为 34°~44°，范围为 0°~76°。由于胸廓和胸椎相接合，胸椎曲度相对较固定。

TK 和 LL：TK 影响着 LL。一方面，较大的固定的过度后凸将导致 LL 增大；另一方面，较小的固定的后凸减小将导致 LL 减小（图 2.4）。

ASD 患者可主动减小其 TK 作为 LL 丢失的一种

代偿机制。此类患者，尤其是年轻患者，常常通过集中背伸肌的力量使脊柱过伸。

2.4 颈椎曲度

颈椎曲度通常是指 C2 下终板和 C7 下终板的夹角。

无症状人群的颈椎曲度可能前凸、变直或后凸。正常人群存在颈椎后凸的比例高达 20%。

颈椎和胸腰椎（Thoracolumbar，TL）力线：颈椎生理曲度是对 TL 力线的响应。正如 LL 与 SS 相对应，颈椎曲度与 T1 倾斜角相对应。T1 倾斜角增大则颈椎前凸增大。另一方面，T1 倾斜角水平则颈椎曲度后凸。Protopsaltis 等报道，T1-CL 应该小于 17°，这与 LeHuec 等的报道相一致，后者报道 C7 倾斜度平均为 19.7°，而 CL 为 4.9°。

2.5 整体力线

2.5.1 矢状位垂直轴（Sagittal Vertical Axis，SVA）

这是目前最常用的评估脊柱矢状位力线的参数，最早于 1994 年由 Roger Jackson 和 McManus 报道。定义为 C7 椎体中心铅垂线和 S1 椎体后上角之间的水平偏移量。

2.5.2 解读

SVA 用于评估患者的矢状位力线是否处于中立位，还是阳性或阴性。

- 如果铅垂线落在骶骨前方，SVA 为阳性，脊柱位于力线前倾的位置上。
- 如果铅垂线落在骶骨后方，SVA 为阴性，脊柱位于力线后倾的位置上。

平均值：Jackson 和 McManus 等报道 SVA 平均值为（-0.05±2.5）cm。目前认为，SVA 正常值的界限为 +5cm。

SVA 代表了 TL 力线和骨盆代偿的最终结果。LL 减小、TK 增加导致 SVA 增大。骨盆后倾增加导致 SVA 减小。换句话说，尽管 SVA 对于脊柱力线的变化非常敏感，但其可能被骨盆代偿所掩盖。因此，

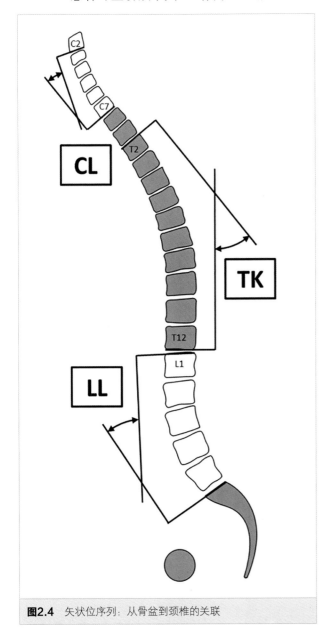

图2.4 矢状位序列：从骨盆到颈椎的关联

除了 LL 和 TK，在评估 SVA 时骨盆后倾也必须考虑在内。必须时刻牢记，SVA 最终取决于患者的体位和骨盆旋转程度。

研究已经证实，随着年龄增加 SVA 变化很大。在孩童时期，SVA 往往逐渐后移直至达到最大值；而在成人，随着年龄增加，SVA 逐渐前移，伴之以远端的 LL 减小。

2.6 从脊柱整体力线到颈椎力线

颈椎的作用

1. 维持平视，与 TL 力线无关。
2. 空间三维移动定向。

平视的评估方法如下（图 2.5）：

（1）颌眉垂线角（Chin–Brow Vertical Angle，CBVA）：经眉弓和下颌之间连线与垂线之间的夹角。

（2）麦格雷戈倾斜角（McGregor Slope，McGS）：硬腭后上缘和枕骨尾侧连线与水平线之间的夹角。

（3）视线倾斜角（Slope of Line of Sight，SLS）：Frankfurt 线和水平线之间的夹角 CBVA 在患者照片上测量，McGS 和 SLS 在侧位 X 线片上测量。

正常平视范围：CBVA（ –5°~17° ），McGS（ –6°~14° ），SLS（ –5.1°~18.5° ）。

颈椎曲度受 TL 力线的影响（图 2.6）：

• 力线前移增大（例如，阳性 SVA）需要相应的颈

椎生理曲度增大以维持平视。

• TK 增大使 T1 变得更为陡峭（T1 倾斜角增大）。作为调整平视的代偿机制，最终导致颈椎生理曲度增大。

强调一点，当人体维持平视的代偿功能饱和时，患者将不能向前平视，典型表现为 CBVA 增大。关于颈椎和 TL 力线之间关联性的进一步证据为当进行腰椎经椎弓根椎体截骨后，随着整体矢状位力线的矫正而出现颈椎力线的自发调整。

2.7 代偿链

脊柱在矢状位上力线不良时，将启动几种不同的代偿机制以维持平衡，称为"代偿链"。

随着局部力线的变化，相应出现脊柱整体级联代偿反应。局部力线变化如下所述：

1. 有症状的变化：包括疼痛和矢状位平衡变化所导致的各种不适。例如，脊柱畸形（特别是 ASD）和脊柱退行性病变（如退行性椎间盘病变、椎管狭窄以及椎体滑脱等）。

2. 无症状的变化：随着时间的延长、老化将给矢状面力线带来巨大的变化。随着年龄的增长，整体力线（SVA）越来越前移。此外，胸椎后凸也随着年龄的增加而增加。

矢状位力线不良有很多种代偿机制。这些代偿机制起源范围可从邻近节段至骨盆或下肢。所有这些代偿机制的目的很单一，那就是以最小的能量维持直立位（能量圆锥范围内）。

2.7.1 曲度代偿

腰椎曲度：退变节段以上水平椎间盘过伸。

胸椎曲度：过伸，需要背部肌肉和力量维持（常见于年轻患者）。

颈椎曲度：过度前凸以维持平视（远近端颈椎均参与）。

2.7.2 骨盆代偿

骨盆倾斜角

PT 为骨盆相对于股骨头旋转度的量化参数。定义为双侧股骨头中心连线的中点和骶骨终板中点连

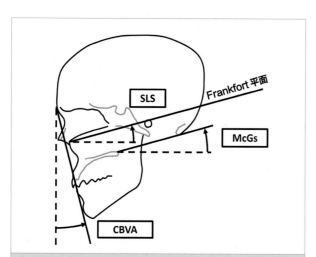

图2.5 平视功能评估：麦格雷戈倾斜角（McGregor Slope，McGS）、视线倾斜角（Slope of Line of Sight，SLS）、颌眉垂线角（Chin-Brow Vertical Angle，CBVA）。

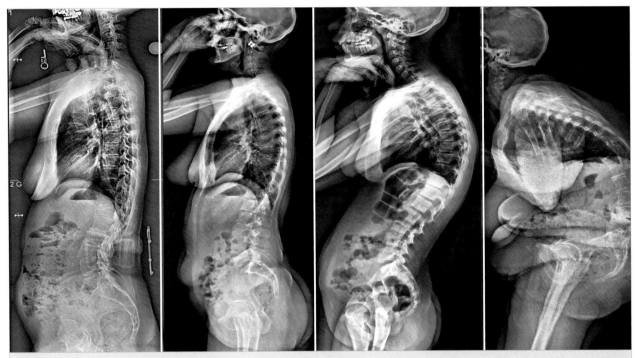

图2.6 胸腰椎力线：颈椎曲度的决定因素

线与垂线之间的夹角。

平均值：无症状人群 PT 平均值为 13°±6°，与 PI 类似，PT 值在孩童时期随着生长发育增大。

研究证实，PT 是矢状面力线不良时最强有力的代偿机制之一。对于矢状位失衡的患者，LL 丢失是畸形最常见的促进因素。为了恢复脊柱的平衡，身体需要骨盆进行代偿，通过增加 PT 进而加大 LL，然后其他部位的曲度就会随之调整。

解释

PT 增大（骨盆后倾）体现为骨盆围绕股骨头向后旋转。如前文所述，PT 增大伴之以矢状位力线前移。骨盆向后旋转使得脊柱从前倾的不良力线位置调整至向后力线较好的位置。

PT 减小（骨盆前倾）指骨盆围绕股骨头向前旋转。与后倾相反，其常见于向后的矢状位力线不良。骨盆前倾发挥将脊柱向前调整的功能。

2.7.3 下肢代偿

骨盆平移

骨盆平移是骨盆位移的量化指标（定义为矢状面上骶骨后上角和胫骨远端前方皮质之间的距离），骨盆平移是 PT、屈膝和踝背伸的结果体现。骨盆平移是人体调节重力线最有力的代偿机制，与足紧密关联。力线前移时骨盆相对于重力线有向后平移的现象（图 2.7）。

必须要理解前文所述的代偿级联效应。为了维持正常的矢状位力线以及相应的平视，需要启动的机制不仅限于脊柱（腰椎、胸椎或颈椎），还包括骨盆和下肢。

2.8 整体力线的临床关联性

2.8.1 与患者主观疗效之间的关联性

大量的研究发现，脊柱向前力线不良与疼痛和功能障碍的增加有关。

1. 局部力线不良（LL 减小）：Schwab 等最先报道矢状位力线不良的主要驱动因素——LL 减小，和患者主观疗效的视觉模拟评分（Visual Analog Scale，VAS）之间存在关联性。随后该研究团队的报道又证实了 LL 与 SRS-22 以及 Oswestry 残疾指数（Oswestry Disability Index，ODI）之间的关联性。不久之后，Glassman 等报道患者对腰椎后凸的耐受性较差。随后，Schwab 等阐明，PI-LL 所代表的 PI 和 LL 不匹配与疼痛及功能障碍显著相关。

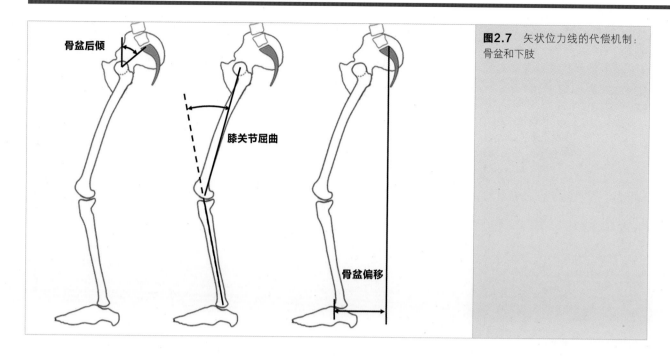

图2.7 矢状位力线的代偿机制：骨盆和下肢

骨盆后倾

膝关节屈曲

骨盆偏移

2. 代偿增加（PT）：Lafage 等报道了 PT 和 HRQOL 评分结果之间的显著关联。Schwab 等进一步报道了一个新的阈值，即脊柱畸形手术后 PT 要在 20° 以内才能获得最佳疗效，并明确了 PT 值增大与行走耐力和生活质量下降之间存在的关联。

3. 脊柱整体力线不良（SVA）：强调整体力线，Glassman 等报道，进行性的脊柱矢状位力线不良所致功能障碍呈线性增加。Lafage 等随后报道 SVA 和 HRQOL 之间存在高度关联性。该团队又进一步报道 SVA 和 ODI 之间的关联性最强（$R=0.469$）。

2.8.2 畸形矫正与功能改善

Fakurnejad 等报道，大部分或全部矫正 SVA 可以显著增加 ODI 和 PCS 评分达到最小临床重要差异的可能性。

影像学结果

据观察，脊柱骨盆参数矫正不充分（例如，畸形矫正术后 PI–LL 不匹配）可导致以下结果：

1. 增加邻近节段病变的风险［近端交界性后凸（Proximal Junctional Kyphosis，PJK）］。

2. 翻修手术的风险高达对照组的 10 倍。

3. 不理想的术后 HRQOL 评分。

与之相反，脊柱骨盆参数的过度矫正将增加内固定失败的风险

患者个体化时代

以往，每个脊柱矢状位力线参数都有比较宽泛的"正常"值。然而，随着新概念的引入，脊柱外科界开始发现"一刀切"难以适于现状。这种认识催生了为矫正手术制定指导原则或考虑的需要，目的则是让患者的手术更个体化。

回顾历史，基于脊柱骨盆参数的 SRS–Schwab 分型标志着患者个体化治疗方案时代的开启。

基于矢状位力线不良和 ASD 之间的强烈关联性，Schwab 等报道了一种新的 ASD 分型（图 2.8）。该分型系统以多中心数据为依据，明确了临床意义最大的矢状位参数——SVA、PI–LL 和 PT——的阈值。除了这些矢状位参数，还对冠状位进行描述分型。手术效果满意的 3 个阈值为：（1）SVA ＜ 50mm；（2）PT ＜ 20°；（3）PI–LL = ± 10°。该分型系统与 HRQOL 评分标准有非常显著的临床关联性，并具有非常理想的组内和组间可信度。该分型系统已成为脊柱专业医师沟通的共同语言。

该分型系统在美国国内外的几项研究中均得到了证实。

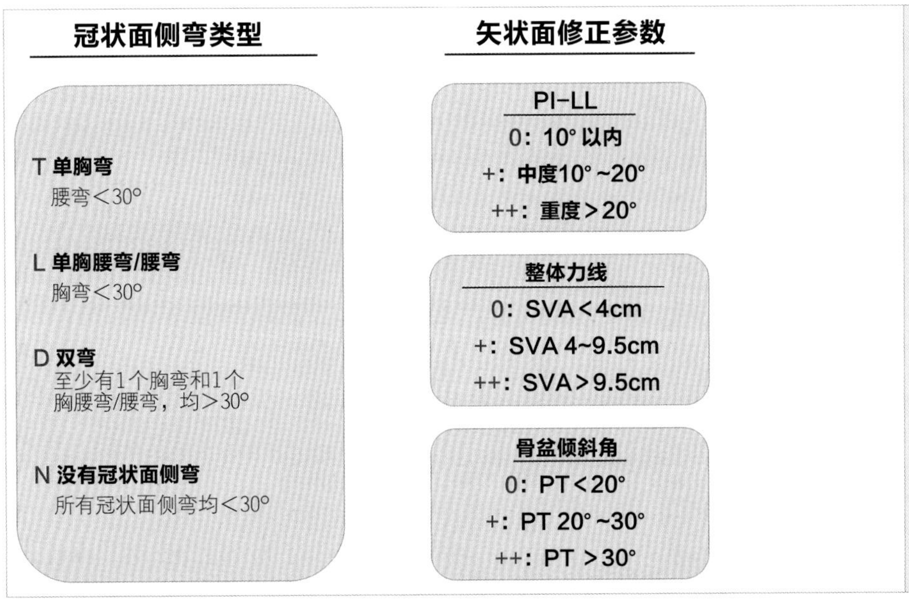

冠状面侧弯类型	矢状面修正参数	**图2.8** SRS - Schwab成人脊柱畸形分型

冠状面侧弯类型

T 单胸弯
腰弯<30°

L 单胸腰弯/腰弯
胸弯<30°

D 双弯
至少有1个胸弯和1个胸腰弯/腰弯，均>30°

N 没有冠状面侧弯
所有冠状面侧弯均<30°

矢状面修正参数

PI-LL
0: 10°以内
+: 中度10°~20°
++: 重度>20°

整体力线
0: SVA<4cm
+: SVA 4~9.5cm
++: SVA>9.5cm

骨盆倾斜角
0: PT<20°
+: PT 20°~30°
++: PT>30°

表2.1 脊柱矢状位参数年龄相关矫正

年龄组（岁）	PT	PI - LL	SVA
<35	11.0	−10.5	−30.5
35~44	15.4	−4.6	−5.5
45~54	18.8	0.5	15.1
55~64	22.0	5.8	35.8
65~74	25.1	10.5	54.5
≥74	28.8	17.0	79.3

缩写: LL: 腰椎前凸; PI: 骨盆入射角; PT: 骨盆倾斜角; SVA: 矢状位垂直轴

美国国内研究

Terran 等的研究显示，SRS-Schwab 分型为 ASD 的描述和分类提供了一种有效的方法。它反映了疾病的严重程度，并与决定手术与否显著相关。

参照这一分型，Smith 等报道 PI-LL 修正型可以单独作为手术的主要指征。与参照两个修正型的手术组患者比较，SVA 正常但单纯按照 PI-LL 作为参照进行手术的患者术后影像学和 HRQOL 改善的程度相似。

美国之外的研究

Liu 等报道了一项中国 ASD 患者的研究，结果显示组内和组间可信度为良好到优秀。

一年之后，Nielson 等报道一项丹麦脊柱畸形患者的研究结果。研究显示 ODI 在 SVA 修正型之间显著变化。在这项非美国 ASD 患者的连续研究中，按照 SF-36 量表，所有患者均可按修正型进行分类。最近，Kyrölä 等在一个芬兰退变性脊柱疾患人群中测试了该分型的应用。结果发现矢状位修正参数值的变化与 SRS-Schwab 分型相匹配，意味着该分型系统同样适用于该人群。研究显示，这一分型是一个很实用的工具，可在未被发现 ASD 的人群中检测出畸形。

年龄特异性参数

随着研究的进一步深入，Lafage 等的结论认为 SRS-Schwab 分型的矢状位修正型力线目标应该按照患者年龄进行调整，如表 2.1 所示。

较年轻 ASD 患者力线调整的阈值应比老年患者更加严格。对于老年患者如果过度矫正不仅无助于临床症状的改善，反而有可能导致邻近节段退行性病变，如近端交界性失败（Proximal Junctional Failure，PJF）或 PJK。脊柱骨盆参数的年龄校正阈值对 PJK 的发生和患者主观临床疗效产生积极影响。

2.9 结论

脊柱整体力线的概念丰富了我们对于正常脊柱和畸形脊柱的理解。矢状位平衡从骨盆向上直至颈椎，以维持平视功能。ASD 的评估应该从整体到局部，直至其代偿机制。几个几何参数例如 SVA 旨在评估整体矢状位平衡。这些参数是制订手术方案和达到预设力线目标的方向性原则。SRS–Schwab 分型的引入及其后续的改进版是脊柱畸形治疗中患者个体化治疗方案的有力保证。

参考文献

[1] Vialle R, Levassor N, Rillardon L, Templier A, Skalli W, Guigui P. Radiographic analysis of the sagittal alignment and balance of the spine in asymptomatic subjects. J Bone Joint Surg Am. 2005; 87(2):260–267

[2] Duval-Beaupère G, Schmidt C, Cosson P. A Barycentremetric study of the sagittal shape of spine and pelvis: the conditions required for an economic standing position. Ann Biomed Eng. 1992; 20(4):451–462

[3] Legaye J, Duval-Beaupère G, Hecquet J, Marty C. Pelvic incidence: a fundamental pelvic parameter for three-dimensional regulation of spinal sagittal curves. Eur Spine J. 1998; 7(2):99–103

[4] Mac-Thiong JM, Berthonnaud E, Dimar JR, II, Betz RR, Labelle H. Sagittal alignment of the spine and pelvis during growth. Spine. 2004; 29(15):1642–1647

[5] Berge C. Heterochronic processes in human evolution: an ontogenetic analysis of the hominid pelvis. Am J Phys Anthropol. 1998; 105(4):441–459

[6] Mangione P, Gomez D, Senegas J. Study of the course of the incidence angle during growth. Eur Spine J. 1997; 6(3):163–167

[7] Bao H, Liabaud B, Varghese J, et al. Lumbosacral stress and age may contribute to increased pelvic incidence: an analysis of 1625 adults. Eur Spine J. 2018; 27(2):482–488

[8] Le Huec J-CC, Aunoble S, Philippe L, Nicolas P. Pelvic parameters: origin and significance. Eur Spine J. 2011; 20 Suppl 5:564–571

[9] Schwab FJ, Blondel B, Bess S, et al. International Spine Study Group (ISSG). Radiographical spinopelvic parameters and disability in the setting of adult spinal deformity: a prospective multicenter analysis. Spine. 2013; 38(13):E803– E812

[10] Terran J, Schwab F, Shaffrey CI, et al. International Spine Study Group. The SRS-Schwab adult spinal deformity classification: assessment and clinical correlations based on a prospective operative and nonoperative cohort. Neurosurgery. 2013; 73(4):559–568

[11] Rothenfluh DA, Mueller DA, Rothenfluh E, Min K. Pelvic incidence-lumbar lordosis mismatch predisposes to adjacent segment disease after lumbar spinal fusion. Eur Spine J. 2015; 24(6):1251–1258

[12] Been E, Barash A, Marom A, et al. Vertebral bodies or discs: which contributes more to human-like lumbar lordosis? Clin Orthop Relat Res. 2010; 468 (7):1822–1829

[13] Roussouly P, Gollogly S, Berthonnaud E, et al. Classification of the normal variation in the sagittal alignment of the human lumbar spine and pelvis in the standing position. Spine (Phila Pa 1976). 2005; 30(3):346–53

[14] Schwab FJ, Diebo BG, Smith JS, et al. Fine-tuned surgical planning in adult spinal deformity: determining the lumbar lordosis necessary by accounting for both thoracic kyphosis and pelvic incidence. Spine J. San Francisco, California: Elsevier Inc; 2014 Nov [cited 2015 May 6];14(11):S73. Available at: http:// linkinghub.elsevier.com/retrieve/pii/S1529943014010572. Accessed February 7, 2019

[15] Lafage R, Schwab F, Challier V, et al. International Spine Study Group. Defining spino-pelvic alignment thresholds: should operative goals in adult spinal deformity surgery account for age? Spine. 2016; 41(1):62–68

[16] Liabaud B, Liu S, Vital J, et al. Recruitment of compensatory mechanisms. 2015; 40(9):642–649

[17] Barrey C, Roussouly P, Le Huec JC, D'Acunzi G, Perrin G. Compensatory mechanisms contributing to keep the sagittal balance of the spine. Eur Spine J. 2013; 22 Suppl 6:S834–S841

[18] Ames CP, Blondel B, Scheer JK, et al. Cervical radiographical alignment: comprehensive assessment techniques and potential importance in cervical myelopathy. Spine. 2013; 38(22) Suppl 1:S149–S160

[19] Grob D, Frauenfelder H, Mannion AF. The association between cervical spine curvature and neck pain. Eur Spine J. 2007; 16(5):669–678

[20] Marnay T. Equilibre du rachis et du bassin. Cah d'enseignement la SOFCOT Masson ed. 1988:281–313

[21] Berthonnaud E, Dimnet J, Roussouly P, Labelle H. Analysis of the sagittal balance of the spine and pelvis using shape and orientation parameters. J Spinal Disord Tech. 2005; 18(1):40–47

[22] Protopsaltis T, Schwab F, Bronsard N, et al. International Spine Study Group. TheT1 pelvic angle, a novel radiographic measure of global sagittal deformity, accounts for both spinal inclination and pelvic tilt and correlates with healthrelated quality of life. J Bone Joint Surg Am. 2014; 96(19):1631–1640

[23] Le Huec J-C, Demezon H, Aunoble S. L ' équilibre sagittal du rachis cervical sur une population asymptomatique : Nouveaux paramètres et valeurs standards. (Sagittal parameters of cervical global balance. Normative values from a prospective cohort of asymptomatic volunteers). e-mémoires l'Académie Natl Chir. 2013; 12(2):18–24

[24] Jackson RP, McManus AC. Radiographic analysis of sagittal plane alignment and balance in standing volunteers and patients with low back pain matched for age, sex, and size. A prospective controlled clinical study. Spine (Phila Pa 1976). 1994; 19(14):1611–1618

[25] Cil A, Yazici M, Uzumcugil A, et al. The evolution of sagittal segmental alignment of the spine during childhood. Spine. 2005; 30(1):93–100

[26] Gelb DE, Lenke LG, Bridwell KH, Blanke K, McEnery KW. An analysis of sagittal spinal alignment in 100 asymptomatic middle and older aged volunteers. Spine. 1995; 20(12):1351–1358

[27] Diebo BG, Challier V, Henry JK, et al. Predicting cervical alignment required to maintain horizontal gaze based on global spinal alignment. Spine. 2016; 41 (23):1795–1800

[28] Smith JS, Shaffrey CI, Lafage V, et al. Spontaneous improvement of cervical alignment after correction of global sagittal balance following pedicle subtraction osteotomy. J Neurosurg Spine. 2012; 17(4):300–307

[29] Glassman SD, Bridwell KM, Dimar JR, et al. The impact of positive sagittal balance in adult spinal deformity. Spine (Phila Pa 1976). 2005; 30(18):2024– 2029

[30] Barrey C, Roussouly P, Perrin G, Le Huec JC. Sagittal balance disorders in severe degenerative spine. Can we identify the compensatory mechanisms? Eur Spine J. 2011; 20 Suppl 5:626–633

[31] Mendoza-Lattes S, Ries Z, Gao Y, Weinstein SL. Natural history of spinopelvic alignment differs from symptomatic deformity of the spine. Spine. 2010; 35 (16):E792–E798

[32] Hasegawa K, Okamoto M, Hatsushikano S, Shimoda H, Ono M, Watanabe K. Normative values of spino-pelvic sagittal alignment, balance, age, and healthrelated quality of life in a cohort of healthy adult subjects. Eur Spine J. 2016; 25(11):3675–3686

[33] Diebo BG, Ferrero E, Lafage R, et al. Recruitment of compensatory mechanisms in sagittal spinal malalignment is age and regional deformity dependent: a full-standing axis analysis of key radiographical parameters. Spine. 2015; 40(9):642–649

[34] Ferrero E, Liabaud B, Challier V, et al. Role of pelvic translation and lower-extremity compensation to maintain gravity line position in spinal deformity. J Neurosurg Spine. 2016; 24(3):436–446

[35] Schwab FJ, Smith VA, Biserni M, Gamez L, Farcy JP, Pagala M. Adult scoliosis: a quantitative radiographic and clinical analysis. Spine. 2002; 27(4):387–392

[36] Schwab FJ, Lafage V, Farcy JP, Bridwell KH, Glassman S, Shainline MR. Predicting outcome and complications in the surgical treatment of adult scoliosis. Spine. 2008; 33(20):2243–2247

[37] Lafage V, Schwab F, Patel A, Hawkinson N, Farcy JP. Pelvic tilt and truncal inclination: two key radiographic parameters in the setting of adults with spinal deformity. Spine. 2009; 34(17):E599–E606

[38] Schwab F, Patel A, Ungar B, Farcy JP, Lafage V. Adult spinal deformity-postoperative standing imbalance: how much can you tolerate? An overview of key parameters in assessing alignment and planning corrective surgery. Spine. 2010; 35(25):2224–2231

[39] Fakurnejad S, Scheer JK, Lafage V, et al. International Spine Study Group. The likelihood of reaching minimum clinically important difference and substantial clinical benefit at 2 years following a 3-column osteotomy: analysis of 140 patients. J Neurosurg Spine. 2015; 23(3):340–348

[40] Scheer JK, Lafage R, Schwab FJ, et al. Under-correction of sagittal deformities based on age-adjusted alignment thresholds leads to worse health-related quality of life whereas over correction provides no additional benefit. Spine (Phila Pa 1976). 2018; 43(6):388–393

[41] Lafage R, Bess S, Glassman S, et al. International Spine Study Group. Virtual modeling of postoperative alignment after adult spinal deformity surgery helps predict associations between compensatory spinopelvic alignment changes, overcorrection, and proximal junctional kyphosis. Spine. 2017; 42 (19):E1119–E1125

[42] Nielsen D, Hansen L, Dragsted C, et al. Clinical correlation of SRS-Schwab Classification with HRQOL Measures in a Prospective Non-US Cohort of ASD Patients. International Meeting on Advanced Spine Techniques (IMAST); July 16–19, 2014; Valencia, Spain

[43] Smith JS, Singh M, Klineberg E, et al. International Spine Study Group. Surgical treatment of pathological loss of lumbar lordosis (flatback) in patients with normal sagittal vertical axis achieves similar clinical improvement as surgical treatment of elevated sagittal vertical axis: clinical article. J Neurosurg Spine. 2014; 21(2):160–170

[44] Liu Y, Liu Z, Zhu F, et al. Validation and reliability analysis of the new SRSSchwab classification for adult spinal deformity. Spine. 2013; 38(11):902–908

[45] Kyrölä K, Repo J, Mecklin JP, Ylinen J, Kautiainen H, Häkkinen A. Spinopelvic changes based on the simplified SRS-Schwab adult spinal deformity classification: relationships with disability and health-related quality of life in adult patients with prolonged degenerative spinal disorders. Spine (Phila Pa 1976). 2018; 43(7):497–502

[46] Lafage R, Schwab F, Glassman S, et al. International Spine Study Group. Ageadjusted alignment goals have the potential to reduce PJK. Spine. 2017; 42 (17):1275–1282

第三章　颈椎力线

Lee A. Tan, K. Daniel Riew, Vincent C. Traynelis, Christopher P. Ames

摘要

近年来，颈椎力线在各种颈椎病的术前评估、手术计划和治疗中发挥着越来越重要的作用。越来越多的证据表明颈椎力线不良与颈椎病术后临床疗效差和术后患者生活质量下降有关。精准的术前颈椎力线评估有助于脊柱外科医生明确手术目标，确定合适的手术入路，并进一步恢复生物力学稳定的脊柱结构，最终优化临床疗效。在本章中，我们将对各种颈椎力线参数进行全面的回顾，并对相关文献进行讨论。在颈椎病的评估和治疗中，熟悉这些颈椎参数对脊柱外科医生来说是非常重要的。

关键词： 颈椎力线、颈椎后凸、颈椎前凸、矢状位垂直轴、T1倾斜角、颌眉垂线角、K线、下颌贴胸畸形

3.1　前言

颈椎的基本功能包括支撑头颅，完成头颈部的正常运动，保持平视以及保护重要的神经血管结构，如脊髓、椎动脉。近年来，颈椎力线在各种颈椎病的评估和手术治疗中发挥着越来越重要的作用。越来越多的证据表明，颈椎力线不良与临床疗效差和生活质量下降有关。要了解颈椎力线的重要性，必须熟悉颈椎解剖学和生物力学的一些基本概念。

颈椎是一种高活动度的机械结构，具有6种活动形式。颈椎的主要运动形式包括轴向旋转、屈伸、侧弯以及少量的前后平移。由于其独特的解剖特征，颈椎是脊柱活动度最大的部分。寰枕关节是由枕骨髁和寰椎两侧侧块的上关节凹形成的，允许大幅度的屈伸运动，而在侧弯或轴向旋转时几乎没有运动，约占颈椎屈伸运动的50%。相比之下，寰枢关节允许较大程度的轴向旋转（可完成正常颈椎中约50%的轴向旋转，而对于下位颈椎相对僵硬的老年患者，可负责高达90%的轴向旋转），但寰枢关节屈伸和侧弯有限。

颈椎的总的生理活动范围（Range Of Motion，ROM）允许每侧旋转90°、屈曲90°、伸展70°、侧向弯曲45°。Panjabi等发现寰枕关节的平均活动范围为轴向旋转7.2°、屈曲3.5°、伸展21.0°和侧向弯曲5.5°。相比之下，在相同的参数下，寰枢关节的平均活动度分别为轴向旋转38.9°、屈曲11.5°、伸展10.9°和侧向弯曲6.7°。下位颈椎（C3~C7）负责颈椎剩余的活动度。

颅骨的质心（Center Of Mass，COM）位于下颌骨上方约1cm的颅前凹处。颅骨的重量首先从枕髁转移到C1侧块，然后转移到C1~C2小关节，C2侧块，然后通过颈椎间盘和小关节转移到下位颈椎。颈椎关节突关节承受约2/3的轴向载荷，其余1/3的轴向载荷通过椎间盘传递。在正常力线的前凸的颈椎中，椎旁肌和后韧带张力带抵消了头部重量产生的向前弯曲运动的力量，从而保持了自然的颈椎前凸力线。当颈椎后凸时，颈椎的质心向前移动，力矩增加，进而产生更大的弯曲力矩。而由此产生的更大的弯曲力矩需要更多的能量消耗，椎旁肌为保持头部直立需要更多的能量消耗，这可能导致肌肉疲劳和疼痛。颈椎后凸也可导致脊髓腹侧压迫和过伸导致的张力增加及微循环受损，最终导致脊髓病。此外，当颈椎后凸将轴向负荷前移时，会加速椎间盘退变，导致椎间盘高度降低，进而导致更多的颈椎产生后凸，从而产生"后凸导致后凸"的概念。

颈椎的冠状面力线不良相比矢状面力线不良少很多。然而，颈椎病、外伤、感染、肿瘤、医源性疾病等许多疾病过程都会导致冠状位畸形，从而诱发颈部疼痛和功能障碍。最近的研究还表明，在颈椎关节成形术中，正常的冠状位力线对于减少邻近节段退行性变和优化长期临床疗效很重要。

在这一章中，我们概述了各种颈椎力线参数，

并讨论各种相关文献。重要的是要记住，每个患者可能有他或她自己的"最佳"颈椎参数，这取决于患者的具体情况，如年龄、脊柱骨盆形态和胸椎后凸的程度。总的目标应该是达到一个平衡的颈椎曲度，与脊柱的其他部分构成一个"和谐"的生物力学关系，而不是达到一个特定的参数值。

3.2 影像学参数

有几个影像学参数经常被用来评估颈椎的力线。常见的整体矢状位参数包括颈椎前凸角（Cervical Lordosis，CL）、颈 2 至颈 7 矢状位垂直轴（C2~C7 Sagittal Vertical Axis，C2~C7 SVA）、T1 倾斜角（T1 Slope，T1S）、胸廓入口角（Thoracic Inlet Angle，TIA）、颈倾角以及颌眉垂线角（Chin-Brow Vertical Angle，CBVA）。值得注意的是，每一单节段力线都很重要，因为即使在正常的整体参数设置下，一个单独的后凸节段也可能导致相邻节段退化。"K 线"是被许多脊柱外科医生用来预测颈椎椎板减压成形术治疗颈椎椎管狭窄疗效的参数。颈椎的冠状面力线通常采用著名的 Cobb 角法进行评估。尽管这些参数没有普遍接受的"正常值"，但现有证据表明，T1S-C2-C7 前凸度小于 15°，C2~C7 SVA 小于 40mm，CBVA 为 -10°~20° 通常是可接受的范围。当然，每个患者都是独立的，手术矫正的最佳量应根据个人情况确定。以下各节将详细讨论每一个颈椎力线参数。

3.2.1 颈椎前凸

颈椎前凸是颈椎的自然曲度。研究表明，CL 在子宫内开始形成，随着婴儿学会支撑头颅的重量而变得更为明显，并随着站立和行走而进一步增加。CL 也随着年龄的增长而增加，作为一种代偿机制，可以通过减少腰椎前凸和增加胸椎后凸，以保持平视。体位和姿势也会影响 CL。Hey 等证明 CL 从站立位到坐姿平均增加了 3.45°。值得注意的是，根据惯例，前凸力线通常报告为负角度，而后凸力线通常报告为正值。

测量 CL 的 4 种最常用方法包括修正 Cobb 角法（The Modified Cobb Method，MCM）、Jackson 生理应力（Jackson Physiological Stress，JPS）线、Harrison 后切线法（Hrrison Posterior Tangent，HPT）和 Ishihara 指数（图 3.1）。使用 MCM，首先沿着 C2 和 C7 下终板画两条线，然后分别画与前两条线垂直的附加线，附加线所对的角等于 CL。通过沿着 C2 和 C7 椎体后壁画线可以得到 JPS，这两条线之间的角将给出 CL 的估计值。HPT 法是通过在 C2~C7 椎体后壁上画线来测量椎体中心线的，将节段角求和得到整个椎体的曲率角。首先画一条连接 C2 和 C7 椎体下缘的线，然后从 C3 到 C6 椎体后下缘画 4 条额外的水平线，沿垂线画连接 C2 和 C7 的线，从而得到 Ishihara 指数。Ishihara 指数是 4 个水平段的总长度除以连接 C2 和 C7 的线路长度的比率。较高的

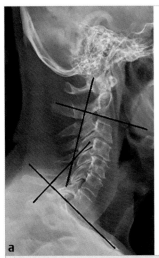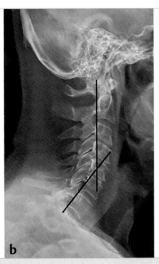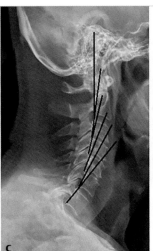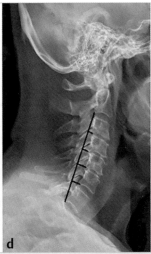

图3.1 侧位X线片显示4种测量颈椎前凸的常用方法：修正Cobb角法（a）、Jackson生理应力线（b）、Harrison后切线法（c）和 Ishihara指数（d）

比率与脊柱前凸增加有关，而较低的比率与脊柱前凸减少有关（如果脊柱是完全直的，Ishihara 指数＝0）。在临床实践中，MCM 是迄今为止应用最广泛的方法，因为它简单，且在文献中有很高的参考价值。大多数现代数字成像软件都具有内置的 Cobb 角测量功能，通过简单地画出与感兴趣椎体终板相切的线来获得前凸角度。

Hardacker 等对 100 名无症状志愿者进行了评估，发现大部分 CL（77%）产生在 C1~C2 水平，而下位颈椎占颈椎前凸的 23%，研究中 C1~C7 的平均前凸角度为 –39.4°，标准差为 9.5°。Lyer 等研究了 120 名无症状成年人，发现 C2~C7 的平均前凸角度为 –12.2°（用 HPT 法测量）。这个结果与 Lee 等报告的 C2~C7 平均前凸角度 –9° 相似。

3.2.2　C2~C7 矢状位垂直轴

C2~C7 SVA 是用于测量颈椎的区域矢状位力线的方法，与健康相关生活质量的相关性较弱。C2~C7 SVA 是通过测量 C2 垂直线与 C7 终板后上缘之间的距离获得的（图 3.2）。Tang 等回顾性分析了 113 例接受多节段颈椎后路融合的患者，发现 C2~C7

SVA 大于 40mm 与颈部功能障碍增加相关。有趣的是，Lee 等最近的另一项研究调查了 50 名椎板成形术治疗的后纵韧带骨化症（Ossification of Posterior Ligament，OPLL）患者，他们并未发现 C2~C7 SVA 增加与更差的临床疗效之间的相关性。Iyer 等报道了 120 名无症状患者从 EOS 成像系统获得的站立位片中 C2~C7 SVA 的平均值为 21.3mm。

然而，从生物力学角度来看，C2~C7 SVA 增加会增加颈椎的弯曲力矩，进而增加保持头部直立所需的肌肉能量消耗量；因此，随着时间的推移，它可能导致肌肉疲劳、疼痛和功能下降。然而，仍缺乏可以明确证明 C2~C7 SVA 增加与颈椎功能障碍增加之间的相关性的直接证据，因此需要对此进行进一步研究。

3.2.3　胸廓入口角、T1 倾斜角和颈倾角

TIA 的概念最早是由 Lee 等于 2012 年根据骨盆旋转 – 骨盆参数模拟骨盆发病率的概念提出的。作者将 TIA 定义为胸骨至 T1 椎体上终板中点的连线与 T1 椎体上终板垂线所形成的角度（图 3.3）。虽然 TIA 最初是在侧位 X 线片上测量的，其他编者也曾建

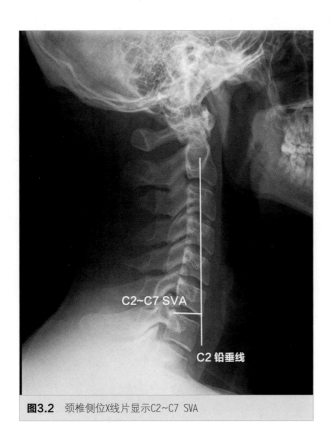

图3.2　颈椎侧位X线片显示C2~C7 SVA

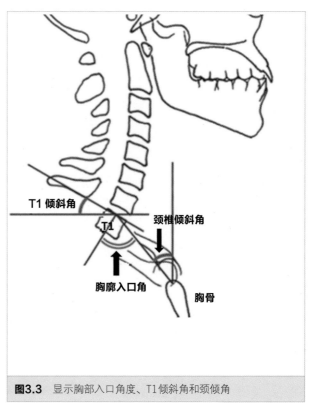

图3.3　显示胸部入口角度、T1倾斜角和颈倾角

议使用 CT 或 MRI 可以更好地显示参考解剖结构，并提高可靠性。Lee 等将 TIA 作为一个固定参数引入，因为胸骨、T1 肋骨和 T1 椎体之间的关节导致胸腔入口相对固定。然而，其他作者已经证明，TIA 可能会随着颈部位置的不同而发生改变（中立位、弯曲和伸展），站立位和坐位，以及当患者睡在不同高度的枕头上时均会导致其发生改变。因此，在仰卧位行 CT 检查时测量的 T1S 相对于站立位 X 线片可能会产生不同的测量结果。因此，TIA 随各种因素的改变而改变，其在临床应用中的作用尚待证实。T1S 被定义为 T1 椎体上终板与水平面形成的角度，类似于骶骨倾斜角。颈倾角是指连接胸骨到 T1 椎体上终板中点的线和垂直轴之间形成的角度，类似于骨盆倾斜角。Oe 等对 656 名年龄在 50~89 岁的志愿者进行了研究。他们发现，每十年患者的平均 T1S 分别为男性 32°、31°、33° 和 36°，女性 28°、29°、32° 和 37°。他们还发现 C2~C7 SVA 大于 40mm，T1S 大于 40°，T1S-CL 大于 20° 与 EQ-5D 健康状况评分较差相关。

3.2.4　颌眉垂线角

CVBA 是指患者的下颌（下颌骨前缘）与眉毛（上眼眶）之间的连线与从眉弓画出的垂直线之间的夹角。它经常用于颈椎后凸畸形的病例中，帮助脊柱外科医生确定矫正程度，以恢复平视和优化日常生活功能。CBVA 可以从临床大体照片（图 3.4）或全身 EOS X 线片测量。患者必须站立，臀部和膝盖伸展，颈椎处于中立位置。当头部向下倾斜时，CBVA 为正角度；当头部向上倾斜时，CBVA 为负值。完美的平视会产生一个 0° CBVA。

Iyer 等 15 人在分析了 120 名无症状成年人后发现平均 CBVA 为 -1.7°。Lafage 等在研究了 303 名患者后发现 -4.7° ~ +17.7° 的 CBVA 与最低的 Oswestry 残疾指数（Oswestry Disability Index，ODI）相关。Suk 等进行了一项前瞻性研究，其中包括 34 例强直性脊柱炎患者，他们接受了经椎弓根椎体截骨术以矫正后凸畸形，并提出了 -10° ~ +10° 的 CBVA 范围以优化平视。有趣的是，Song 等最近的一项研究表明，术后 CBVA 为 +10° ~ +20°（轻微屈曲）的强直性脊柱炎患者在室内和室外活动中的总体效果最好。

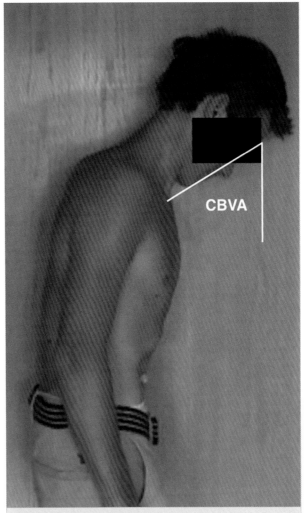

图3.4　下颌胸畸形患者临床照片中颌眉角的测量

根据我们的经验，颈椎后凸矫形过度对患者的日常活动（如做饭、散步和如厕）极为不利，这些活动需要向下的视力。外观和功能平衡的中立位或轻微的头部向下倾斜位最有可能达到最佳临床效果。

3.2.5　"K 线"和"改良 K 线"

椎板成形术是治疗多节段颈椎管狭窄的常用方法，特别是在前路手术难度大和并发症高的 OPLL 病例中。对于前凸型颈椎，椎板成形术是最有效的实现脊髓减压的方法，前凸曲度使脊髓向背侧漂移，来消除或减少腹侧间接的压迫。然而，如果存在颈椎后凸或明显的腹侧压迫，椎板成形术可能不能充分减压脊髓，导致临床疗效欠佳。Suda 等对 114 例患者进行了一系列的回顾性研究，发现当颈椎后凸大于 13° 时，椎板成形术后患者的临床效果较差。后

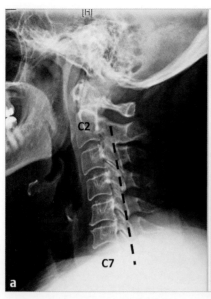
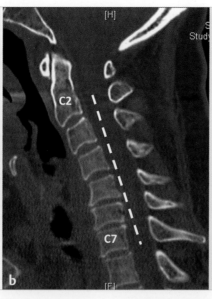

图3.5 在颈椎侧位X线片和CT上显示的"K线"（a）与"改良K线"（b）

路椎板切除融合是另一种常用于治疗 OPLL 的手术技术，它除了脊髓减压外，还可提供一些后凸矫正，使 K 线向背侧移位更明显，并可改善某些患者的预后。

Fujiyosh 等使用 K 线来预测 OPLL 患者椎板成形术后的临床结果，K 线是在站立位颈椎侧位 X 线 C2 和 C7 的椎管中点的连线（图 3.5）。他们发现前方压迫超过 K 线的患者神经恢复率较低。Taniyama 等研究发现，在椎板成形术后，前方压迫与改良的 K 线（在矢状位 MRI 上画出的 K 线，而不是在站立侧位 X 线片上画出的）之间的距离小于 4mm 时，患者发生持续性前方脊髓压迫的风险更高。因此，K 线和改良 K 线可以帮助脊柱外科医生预测椎板成形术能否实现充分的脊髓减压。

3.2.6 颈椎冠状位畸形

颈椎冠状位畸形（颈椎或颈胸椎侧凸）的发生率要比矢状面畸形低得多。它通常发生在颈部或颈胸交接区，从而导致头部和颈部在冠状位的异常。颈椎冠状位畸形通常由半椎体和（或）阻滞椎等发育异常引起，与各种先天性综合征相关，如 Klippel-Feil 综合征、Larsen 综合征、Goldenhar 综合征、Jarcho-Levin 综合征、先天性神经肌肉斜颈和 NF-1。

颈椎冠状位畸形患者可出现头部位置异常、疼痛和神经功能障碍。最佳的治疗措施由畸形的位置和程度决定，依赖于局部骨及神经血管的解剖，也

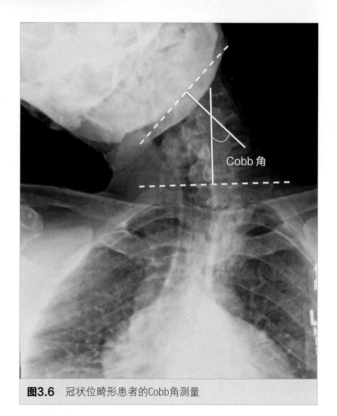

图3.6 冠状位畸形患者的Cobb角测量

取决于患者是否适合手术。手术的总体目标包括预防侧弯的进展和恢复脊柱的力线，同时解除神经压迫及保留神经功能。

当颈椎存在冠状位畸形时，畸形的大小可以通过冠状位 Cobb 角来测量和量化，类似于胸腰椎侧凸。在脊柱侧弯上、下端终板上分别画两条线，然后分别画出相对于两条终板线的垂线，相交垂线对应的角度为冠状位 Cobb 角。在大多数现代成像软件中，其角度通常在画好终板线后自动测量（图

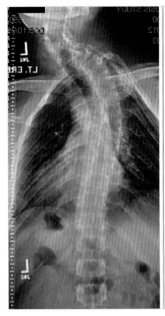
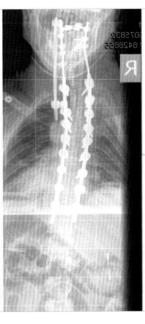
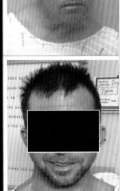

图3.7　颈胸侧凸畸形患者术前、术后颈椎X线片及临床照片显示手术矫形

3.6）。冠状位 Cobb 角可以帮助脊柱外科医生确定需要矫正颈椎冠状位畸形的程度，并为不对称颈椎椎体次全切术或椎弓根椎体截骨术（Pedicle Subtraction Osteotomy，PSO）等具体手术技术制订计划。通过精准的计划和细致的手术技巧，颈胸椎侧凸患者可以获得显著畸形矫正，保留神经功能，提高生活质量（图3.7）。

3.3　结论

脊柱外科医生在评估和治疗颈椎病变时，熟练掌握常见的颈椎力线参数是非常重要的。术前对颈椎力线的精准评估可以帮助脊柱外科医生明确手术目标，选取合适的手术入路，实现生物力学上稳固的脊柱结构，最终改善患者临床疗效。

参考文献

[1] Tang JA, Scheer JK, Smith JS, et al. ISSG. The impact of standing regional cervicalsagittal alignment on outcomes in posterior cervical fusion surgery. Neurosurgery.2012; 71(3):662–669, discussion 669.

[2] Scheer JK, Tang JA, Smith JS, et al. International Spine Study Group. Cervicalspine alignment, sagittal deformity, and clinical implications: a review. J Neurosurg Spine. 2013; 19(2):141–159.

[3] Song K, Su X, Zhang Y, et al. Optimal chin-brow vertical angle for sagittal visualfields in ankylosing spondylitis kyphosis. Eur Spine J. 2016; 25(8):2596– 2604.

[4] Ames CP, Blondel B, Scheer JK, et al. Cervical radiographical alignment: comprehensive assessment techniques and potential importance in cervical myelopathy. Spine. 2013; 38(22) Suppl 1:S149–S160.

[5] Tan LA, Riew KD, Traynelis VC. Cervical spine deformity - Part 1: Biomechanics, radiographic parameters, and classification. Neurosurgery. 2017; 81 (2):197–203.

[6] Yuan W, Zhu Y, Zhu H, Cui C, Pei L, Huang Z. Preoperative cervical sagittal alignment parameters and their impacts on myelopathy in patients with cervical spondylotic myelopathy: a retrospective study. PeerJ. 2017; 5:e4027.

[7] Kim SW, Paik SH, Oh JK, Kwak YH, Lee HW, You KH. The impact of coronal alignment of device on radiographic degeneration in the case of total disc replacement. Spine J. 2016; 16(4):470–479.

[8] Oe S, Togawa D, Yoshida G, et al. Difference in spinal sagittal alignment and health-related quality of life between males and females with cervical deformity. Asian Spine J. 2017; 11(6):959–967.

[9] Bogduk N, Mercer S. Biomechanics of the cervical spine. I: Normal kinematics. Clin Biomech (Bristol, Avon). 2000; 15(9):633–648.

[10] Koebke J, Brade H. Morphological and functional studies on the lateral joints of the first and second cervical vertebrae in man. Anat Embryol (Berl). 1982; 164(2):265–275.

[11] Mercer S, Bogduk N. Intra-articular inclusions of the cervical synovial joints. Br J Rheumatol. 1993; 32(8):705–710.

[12] Swartz EE, Floyd RT, Cendoma M. Cervical spine functional anatomy and the biomechanics of injury due to compressive loading. J Athl Train. 2005; 40 (3):155–161.

[13] Panjabi M, Dvorak J, Duranceau J, et al. Three-dimensional movements of the upper cervical spine. Spine. 1988; 13(7):726–730.

[14] Ames CP, Smith JS, Eastlack R, et al. International Spine Study Group. Reliability assessment of a novel cervical spine deformity classification system. J Neurosurg Spine. 2015; 23(6):673–683.

[15] Iyer S, Lenke LG, Nemani VM, et al. Variations in occipitocervical and cervicothoracic alignment parameters based on age: a prospective study of asymptomatic volunteers using full-body radiographs. Spine. 2016; 41(23):1837– 1844.

[16] Suk K-S, Kim K-T, Lee S-H, Kim J-M. Significance of chin-brow vertical angle in correction of kyphotic deformity of ankylosing spondylitis patients. Spine. 2003; 28(17):2001–2005.

[17] Bagnall KM, Harris PF, Jones PR. A radiographic study of the human fetal spine. 1. The development of the secondary cervical curvature. J Anat. 1977; 123(Pt 3):777–782.

[18] Endo K, Suzuki H, Sawaji Y, et al. Relationship among cervical, thoracic, and lumbopelvic sagittal alignment in healthy adults. J

Orthop Surg (Hong Kong). 2016; 24(1):92–96.

[19] Hey HWD, Teo AQA, Tan K-A, et al. How the spine differs in standing and in sitting-important considerations for correction of spinal deformity. Spine J. 2017; 17(6):799–806.

[20] Tan LA, Straus DC, Traynelis VC. Cervical interfacet spacers and maintenance of cervical lordosis. J Neurosurg Spine. 2015; 22(5):466–469.

[21] Drexler L. Röntgen Anatomische Untersuchungen Über Krumming Der Halswirbelsäule in Der Verschiedenen Lebensaltern. Stuttgart: Hippokrates; 1962.

[22] Hardacker JW, Shuford RF, Capicotto PN, Pryor PW. Radiographic standing cervical segmental alignment in adult volunteers without neck symptoms. Spine. 1997; 22(13):1472–1480, discussion 1480.

[23] Lee SH, Kim KT, Seo EM, Suk KS, Kwack YH, Son ES. The influence of thoracic inlet alignment on the craniocervical sagittal balance in asymptomatic adults. J Spinal Disord Tech. 2012; 25(2):E41–E47.

[24] Lee CK, Shin DA, Yi S, et al. Correlation between cervical spine sagittal alignment and clinical outcome after cervical laminoplasty for ossification of the posterior longitudinal ligament. J Neurosurg Spine. 2016; 24(1):100–107.

[25] Qiao J, Zhu F, Liu Z, et al. Measurement of thoracic inlet alignment on MRI: reliability and the influence of body position. Clin Spine Surg. 2017; 30(4): E377–E380.

[26] Jun HS, Chang IB, Song JH, et al. Is it possible to evaluate the parameters of cervical sagittal alignment on cervical computed tomographic scans? Spine. 2014; 39(10):E630–E636.

[27] Janusz P, Tyrakowski M, Yu H, Siemionow K. Reliability of cervical lordosis measurement techniques on long-cassette radiographs. Eur Spine. 2016; 25 (11):3596–3601.

[28] Kim HC, Jun HS, Kim JH, et al. The effect of different pillow heights on the parameters of cervicothoracic spine segments. Korean J Spine. 2015; 12(3):135–138.

[29] Oe S, Togawa D, Nakai K, et al. The influence of age and sex on cervical spinal alignment among volunteers aged over 50. Spine. 2015; 40(19):1487–1494.

[30] Lafage R, Challier V, Liabaud B, et al. Natural head posture in the setting of sagittal spinal deformity: validation of chin-brow vertical angle, slope of line of sight, and McGregor's slope with health-related quality of life. Neurosurgery. 2016; 79(1):108–115.

[31] Suda K, Abumi K, Ito M, Shono Y, Kaneda K, Fujiya M. Local kyphosis reduces surgical outcomes of expansive open-door laminoplasty for cervical spondylotic myelopathy. Spine. 2003; 28(12):1258–1262.

[32] Fujiyoshi T, Yamazaki M, Kawabe J, et al. A new concept for making decisions regarding the surgical approach for cervical ossification of the posterior longitudinal ligament: the K-line. Spine. 2008; 33(26):E990–E993.

[33] Taniyama T, Hirai T, Yamada T, et al. Modified K-line in magnetic resonance imaging predicts insufficient decompression of cervical laminoplasty. Spine. 2013; 38(6):496–501.

[34] Smith MD. Congenital scoliosis of the cervical or cervicothoracic spine. Orthop Clin North Am. 1994; 25(2):301–310.

第四章　影像学测量

Nicholas D. Stekas, Themistocles S. Protopsaltis

摘要

　　长期以来，胸腰段脊柱矢状位力线不良一直被认为是导致严重功能障碍和死亡的重要因素。最近的文献旨在描述颈椎矢状位力线不良与预后及生活质量损害的关系。然而，颈椎力线不良与患者主观疗效之间的关系仍存在争议，而且不像胸腰椎力线与预后的关系那么明确。在过去十年中，虽然我们对如何更好地测量临床上颈椎力线不良有了很大的提高，但还需要更多的研究来进一步明确如何更好地描述颈椎力线并以此来预测颈椎畸形患者的预后。

　　关键词：颈椎畸形，颈椎前凸，颈椎矢状位垂直轴，T1 倾斜角减颈椎前凸，代偿性畸形，平视，区域力线，整体力线

4.1　颈椎的解剖

　　颈椎通常由 7 个椎体组成，解剖复杂。颈椎允许颈部各关节活动和维持平视。颈部大部分活动度来自头端颈椎及颅骨形成的关节。寰枕关节、枕骨和第一颈椎之间的关节，承担约占颈部 1/3 的屈伸活动和 1/2 的侧弯活动。第一、第二颈椎关节承担颈部约 50% 的旋转运动。

　　尸体研究表明，头部的重心位于枕髁前 1.8cm、上方 6.0cm 处。颈椎生理前凸是由于直立时支撑头部的重量的生理需要，其前凸曲度自婴儿期开始变得明显。颈椎区的楔形椎体造成颈椎前凸，起到代偿胸椎后凸的作用。椎间盘前后高度的差异也是前凸形成的原因之一。

　　传统上，颈椎被分为一个包括椎体和椎间盘的前柱，以及两个由关节突关节构成的后柱。据估计，前柱承载高达 82% 的头部重量，而后柱最多承载 33% 的头部重量。当颈椎力线不良时，力量将改变头部的重心，导致肌肉能量消耗增加，并可能导致功能障碍。

4.2　正常颈椎力线

　　颈椎极大的活动度使得颈椎区标准角度测量变得困难。虽然站立位颈椎的整体和区域角度的正常范围已被描述，但异常或病理的力线角度仍存在争议。Kuntz 等进行了一项系统回顾，认为颈椎前凸力线正常时，C1~C2 节段为 –29°，C2~C7 节段为 –17°。

4.3　颈椎畸形

　　迄今为止对颈椎畸形的定义尚无定论。尽管胸腰椎矢状位畸形与临床预后之间的关系已在文献中得到充分确立，但颈椎矢状位力线不良与预后指标之间的关系仍不清楚。最近的研究旨在量化与颈椎力线不良相关的功能障碍程度，并描述对颈椎畸形分类的最佳方法。

　　Ames 等开发了一种描述颈椎畸形的标准化分型系统，该系统融合了矢状位、区域和整体的脊柱骨盆力线及神经系统状况。这种经过验证的分型系统为研究和临床工作提供了标准化的命名方法，进一步加深了利用颈椎力线参数进行手术计划和临床预后预测的理解。

　　然而，迄今为止，对颈椎畸形普遍接受的定义仍难以确定。定义颈椎畸形的复杂因素之一是如何区分原发颈椎畸形和因胸腰椎畸形诱发的颈椎力线继发性代偿性改变。由于难以创建一个全面的颈椎畸形定义来描述颈椎的原发性和继发性力线不良，目前公认的颈椎畸形定义尚不充分。

　　原发性颈椎畸形可能由脊柱关节病、特发性颈椎椎旁肌病和医源性颈椎后凸引起，并可能导致严重的下颌贴胸（Chin On Chest）畸形，从而影响平视、吞咽甚至呼吸。然而，脊柱下方邻近节段的力线不良可引起颈椎区的代偿性力线改变，以保持直立时整体力线。实际上，矫正胸廓畸形可使颈椎力

线不良自发解决。

虽然在颈椎文献中已经描述了多种用于描述临床相关畸形的力线参数，但它们的临床价值仍待商榷。近年来，关于如何更好地描述和分类颈椎畸形已取得了长足进步，但仍需要更多的研究来阐明临床相关颈椎矢状位力线不良的最佳参数。

4.4 区域力线参数

4.4.1 颈椎前凸

通过测量 C2 下终板和 C7 下终板之间的夹角可以很容易地量化颈椎前凸曲度（图 4.1）。20~25 岁无症状受试者的颈椎前凸角（Cervical Lordosis，CL）正常范围为：男性平均 –16°±16°，女性 –15°±10°。老年患者的颈椎前凸角增加，60~65 岁患者的 CL 正常范围为男性 –22°±13°，女性 –25°±16°。

4.4.2 颈椎矢状位垂直轴

颈椎矢状位力线的经典方法是颈椎矢状位垂直轴（Cervical Sagittal Vertical Axis，CSVA）。CSVA 的测量值是从 C2 中心的铅垂线与 C7 后上方之间的距离（图 4.2）。

Hardacker 等将 CSVA 的标准值定义为 0.5~2.5cm。Tang 及其同事报道了接受颈椎融合术的患者，术后 CSVA 值较高与术后效果差相关。在同一研究中，采用了线性回归来确定 CSVA 大于 4cm 对应于中等程度的功能障碍。最近，CSVA 还显示出与胸腰椎畸形患者的预后指标及脊髓病的严重程度相关。

这些发现代表了颈椎文献中颈椎力线不良与颈椎手术预后相关的罕见例子，并为脊柱外科医生对颈椎畸形进行分类和定义提供了有价值的信息。因此，大于 4cm 的 CSVA 和颈椎后凸增加便成为文献中颈椎畸形最常见的描述词。然而，最近的研究表明，目前颈椎畸形的定义并不能充分描述临床相关的力线不良。

例如，颈椎后凸存在于高达 34% 的无症状患者中，可能是年轻患者站立位的正常力线特征。此外，在休息位站立状态时，为了保持整体力线而产生胸腰椎畸形的代偿性改变可能会导致颈椎力线不良。迄今为止，CSVA 仍是颈椎畸形的普遍接受的定义，但是为了弥补以上缺点，通常将其与其他力线不良的数据结合起来考量。

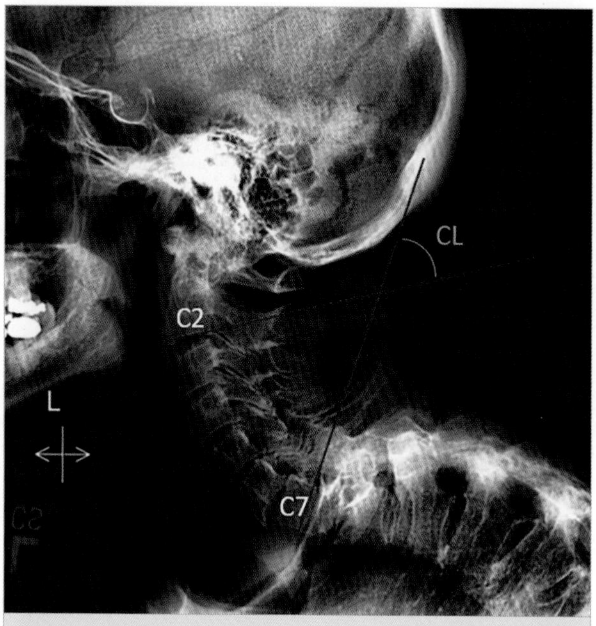

图4.1 颈椎前凸角。颈椎前凸角量为 C2 的下（尾端）终板与 C7 的下终板之间的夹角

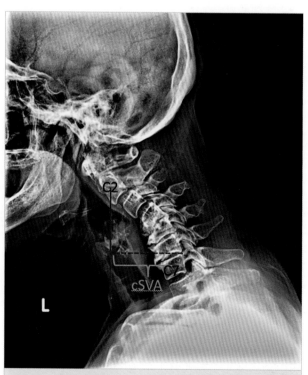

图4.2 颈椎矢状位垂直轴。颈椎矢状位垂直轴（Cervical Sagittal Vertical Axis，CSVA）是从 C2 中心的铅垂线和 C7 终板后上角水平线之间的距离

4.4.3 T1倾斜角减去颈椎前凸角

鉴于使用 CSVA 和颈椎后凸角作为定义颈椎畸形的指标存在局限性，因此，有人试图说明这些参数无法解决的胸腰椎畸形和代偿性颈椎力线不良的混杂效应。最近的文献已经开始关注描述颈椎力线不良中 T1 倾斜角与颈椎前凸角之间关系的重要性。

骨盆指数与腰椎前凸之间的关系已被用于描述腰椎骨盆力线，并已被证明是矫正腰椎后凸畸形的有效工具。类似地，T1 倾斜角减去颈椎前凸角（T1 Slope Minus Cervical Lordosis，TS-CL）试图量化矢状位颈椎力线不良的程度，同时兼顾下方胸腰椎力线。TS-CL 可以用 T1 上终板的倾斜角减去 C2 与 C7 下终板之间的夹角（CL）来测量（图 4.3）。

T1 倾斜角已被证明与颈椎前凸相关。假设随着胸椎后凸的增加，颈椎前凸也相应增加以维持整体轴向力线代偿。但是，过大的 T1 倾斜角可能会使颈椎丧失代偿过度胸椎后凸的能力。因此，当下位胸椎畸形时，为进一步了解颈椎力线不良，必须考虑 T1 倾斜角与颈椎前凸（TS-CL）之间的不匹配程度。当 T1 倾斜角与颈椎前凸角之间不匹配时，要么颈椎力线不足以代偿严重胸腰椎畸形，要么就是已经存在潜在的颈椎畸形。然而，对于存在下位胸椎畸形的颈椎畸形，重要的是要确定 TS-CL 值哪些对应于颈椎畸形而不是颈椎代偿，以及哪些值对应于病理力线。

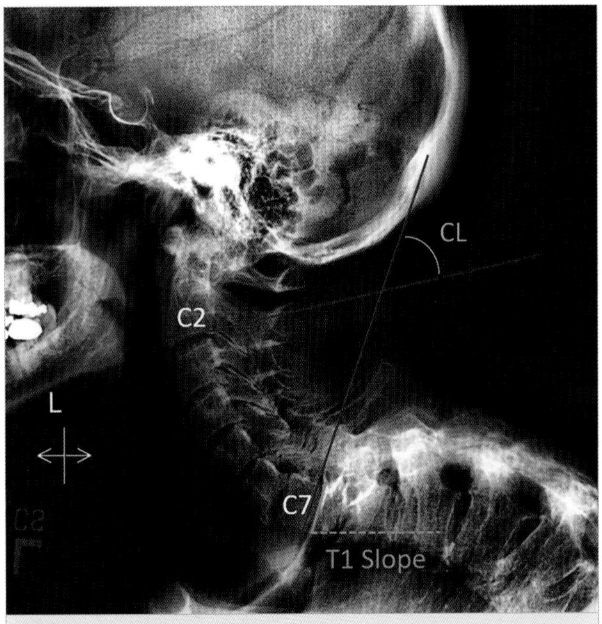

Protopsaltis 等证明，即使存在下位胸腰椎畸形，如果 T1 倾斜角与颈椎前凸角之间的失匹配大于 17°，也会出现颈椎畸形。一项针对 31 例多节段后路颈椎融合患者的研究表明，TS-CL 失匹配大于 22.2° 对应严重功能障碍，伴有 CSVA 大于 4.35cm。

最近，TS-CL 还被用于外科手术规划，来确定颈椎前凸差值以补偿畸形。通过从测得的 TS-CL 中减去标准值，来获得脊柱前凸差值。脊柱外科医生可以利用脊柱前凸差值来规划颈椎畸形手术患者的矫正目标。

4.4.4 C2倾斜角

像 TS-CL 一样，C2 倾斜角可用于测量既往存在胸腰椎畸形的颈椎畸形。C2 倾斜角是 TS-CL 的数学近似值，可将其作为颈椎畸形的简化、独有的测量方法。假设 T1 上终板的倾斜角与 C7 上终板的倾斜角接近，则 TS-CL 可以简化为 C2 倾斜角。C2 倾斜角为 C2 下终板的斜线与水平方向之间的夹角（图 4.4）。最近的研究表明，C2 倾斜角与 TS-CL 高度相关，可作为整体颈椎力线的有效标记，是枕颈及颈胸椎力线之间的纽带。尽管初步研究令人鼓舞，还

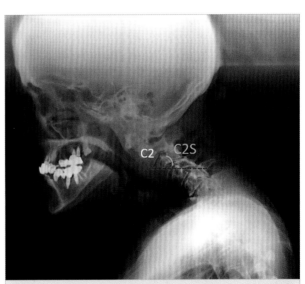

图4.4 C2倾斜角。C2倾斜角计算为C2上终板与水平面之间的角度

图4.3 T1倾斜角减去颈椎前凸角。T1倾斜角减去颈椎前凸角是T1上终板倾斜角减去颈椎前凸角（C2的下终板和C7的下终板之间的角度）

需要做更多的研究来确定 C2 倾斜角在预测术后结果和确定手术矫正目标的有效性。

4.4.5 颌眉垂线角

颌眉垂线角（Chin-Brow Vertical Angle，CBVA）是评估颈椎力线不良患者平视的常用参数。CBVA 通过下颌到眉毛的连线与垂直线之间的角度来测量。Kuntz 等报道 CBVA 的正常中性值为 –1°。但是，最近一项研究分析了 25 例强直性脊柱炎患者的矢状位视野，发现当 CBVA 下降 10° ~20° 时满意度最高。低于 –10° 的 CBVA 测量结果与预后不良相关。

传统上，CBVA 是使用患者视线的临床照片来描述的，而在传统的矢状位 X 线片上并不易获得。因此，平视的替代指标，包括 McGregor 倾斜角（McGregor's Slope，McGS）和视线倾斜角（Slope of Line of Sight，SLS），用传统的 X 线片易于获取。SLS 定义为从眼眶前下缘到外耳道顶部的连线与水平线之间的夹角。McGS 为从硬腭后上缘到枕骨尾侧连线与水平线之间的夹角。最近的研究表明，McGS 和

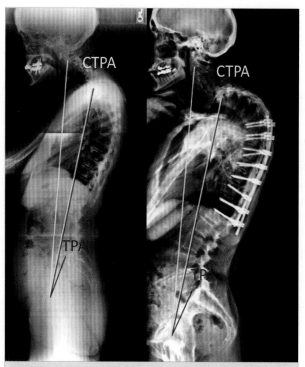

图4.5 C2~T1 骨盆角（CTPA）和T1骨盆角。T1骨盆角是股骨头到T1椎体中心连线与股骨头到骶骨终板连线之间的夹角。在颈椎，与之对应的是C2~T1骨盆角，是股骨头到C2椎体中心连线与股骨头到T1椎体中心连线之间的夹角

SLS 与 CBVA 密切相关，并且与类似的功能障碍评分相关。

4.5 整体力线参数

在评估颈椎畸形时，必须区分原发性颈椎畸形与下位邻近脊柱区域畸形而导致的力线代偿改变。研究表明，胸腰椎畸形可引起颈椎代偿性变化以保持整体力线。

近年来，在评估颈椎畸形中已经认识到了脊柱全长 X 线片的重要性。脊柱全长 X 线片可以识别导致颈椎代偿性畸形的胸椎和腰椎畸形。因此，对整体力线和代偿机制的深入理解对于颈椎畸形的外科手术规划至关重要。

Ramchandran 等报告说，由于存在胸腰椎力线不良，脊柱全长 X 线片可能会改变多达 30% 病例的手术计划。虽然使用脊柱全长 X 线片的临床方案尚未得到很好的建立，Klineberg 研究表明，当 T1 倾斜角超过 32° 时，伴发胸腰椎畸形的敏感性和特异性为 69%。Knott 等建议当 T1 倾斜角超过 13° ~25° 时，使用脊柱全长 X 线片。

C2~T1 骨盆角

使用 T1 骨盆角（T1 Pelvic Angle，TPA）来评估胸腰椎的整体力线，即股骨头到 T1 椎体中心的连线与股骨头到骶骨终板中心连线之间的夹角。同样，C2~T1 骨盆角（C2~T1 Pelvic Angle，CTPA）也已被认为是确定颈椎畸形程度的一种手段。CTPA 可以用股骨头到 C2 椎体中心的连线与股骨头到 T1 椎体中心连线之间的夹角来描述（图 4.5）。

颈椎区域力线参数（例如 C2 倾斜角）和颈胸段区域力线参数（例如 T1 倾斜角）之间的关系可用于区分颈椎原发性畸形和胸腰椎畸形引起的颈椎代偿性力线不良。当 C2 倾斜角小而 T1 倾斜角大时，可能存在胸腰椎畸形，应拍摄脊柱全长 X 线片以评估 CTPA 和整体力线（图 4.6）。

4.6 颈椎力线研究的未来

虽然已经确定了几个有用的力线参数来描述颈椎的矢状位畸形，但它们的临床应用仍然存在争议。

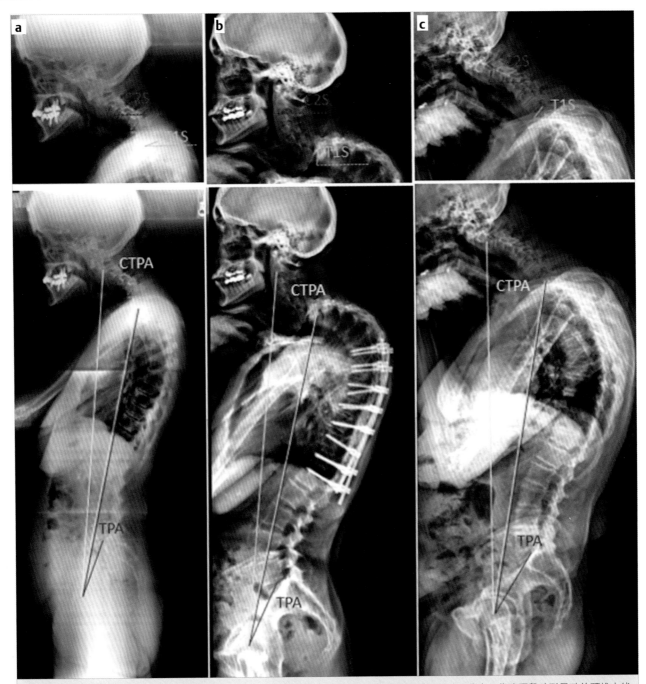

图4.6　颈胸段的C2倾斜角和C2~T1骨盆角（CTPA）。C2倾斜角和T1倾斜角之间的关系可以帮助区分由下位胸腰段畸形导致的颈椎力线不良和原发性颈椎畸形。当T1倾斜角大而C2倾斜角小时，胸腰椎畸形很可能已经存在，其可由轴向脊柱全长像来显示。但是，当C2倾斜角大而T1倾斜角小时，更可能是原发性颈椎畸形。（a）患者伴有高C2倾斜角和低T1倾斜角意味着原发性脊柱畸形。在这种情况下，可能不需要脊柱全长像。（b）患者伴有低C2倾斜角和高T1倾斜角暗示胸腰椎畸形且颈椎有适当代偿。脊柱全长像对于评估胸腰椎畸形是必要的。（c）患者伴有高C2倾斜角和高T1倾斜角意味着颈椎和胸腰椎均存在畸形且不伴有颈椎代偿。脊柱全长像对于评估胸腰椎畸形是必要的。T1骨盆角（TPA）评估胸腰椎力线，CTPA评估颈椎力线

到目前为止，很少有研究能够显示各种力学参数和临床结果之间的明显联系。因此，设计颈椎畸形的手术计划是困难的，而且不是仅仅基于力线平衡，更需要依靠每个病例相关的临床图像。

由于颈椎病变存在各种各样的病因和临床影响，颈椎畸形不适于一刀切的定义。但是，颈椎文献的许多最新进展加深了我们对颈椎畸形的理解，并在改善手术疗效方面发挥了重要作用。技术上的改进，包括全长脊柱成像和测量软件的广泛使用来量化力线不良参数，这使得颈椎畸形的研究变得更加可行。但是，我们需要更多的研究来确定哪些力线参数对外科手术计划和预测疗效更有价值。

参考文献

[1] Nguyen NM, Baluch DA, Patel AA. Cervical sagittal balance: a review. Contemporary Spine Surgery. 2014; 15(1):1–8.

[2] Scheer JK, Tang JA, Smith JS, et al. International Spine Study Group. Cervical spine alignment, sagittal deformity, and clinical implications: a review. J Neurosurg Spine. 2013; 19(2):141–159.

[3] Monahan JJ, Waite RJ. Orthopaedics in primary care. In: Steinberg GG, Akins CM, eds. Orthopaedics in Primary Care. Baltimore, MD: Lippincott Williams & Wilkins; 1999.

[4] Beier G, Schuck M, Schuller E, Spann W. Determination of Physical Data of the Head. I. Center of Gravity and Moments of Inertia of Human Heads. 1979. Available at: http://oai.dtic.mil/oai/oai?verb=getRecord&metadataPrefix= html&identifier=ADA080333. Accessed April 19, 2014.

[5] Gay RE. The curve of the cervical spine: variations and significance. J Manipulative Physiol Ther. 1993; 16(9):591–594.

[6] Broberg KB. On the mechanical behaviour of intervertebral discs. Spine. 1983; 8(2):151–165.

[7] Louis R. Spinal stability as defined by the three-column spine concept. Anat Clin. 1985; 7(1):33–42.

[8] Pal GP, Sherk HH. The vertical stability of the cervical spine. Spine. 1988; 13 (5):447–449.

[9] Kuntz C, IV, Levin LS, Ondra SL, Shaffrey CI, Morgan CJ. Neutral upright sagittal spinal alignment from the occiput to the pelvis in asymptomatic adults: a reviewand resynthesis of the literature. J Neurosurg Spine. 2007; 6(2):104–112.

[10] Gore DR, Sepic SB, Gardner GM. Roentgenographic findings of the cervical spine in asymptomatic people. Spine. 1986; 11(6):521–524.

[11] Hardacker JW, Shuford RF, Capicotto PN, Pryor PW. Radiographic standing cervical segmental alignment in adult volunteers without neck symptoms. Spine. 1997; 22(13):1472–1480, discussion 1480.

[12] Glassman SD, Bridwell K, Dimar JR, Horton W, Berven S, Schwab F. The impact of positive sagittal balance in adult spinal deformity. Spine. 2005; 30(18):2024–2029.

[13] Lafage V, Schwab F, Patel A, Hawkinson N, Farcy JP. Pelvic tilt and truncal inclination: two key radiographic parameters in the setting of adults with spinal deformity. Spine. 2009; 34(17):E599–E606.

[14] Protopsaltis TS, Schwab FJ, Smith JS, et al. The T1 pelvic angle (TPA), a novel radiographic parameter of sagittal deformity, correlates strongly with clinical measures of disability. Spine J. 2013; 13(9):S61.

[15] Schwab FJ, Lafage V, Farcy JP, Bridwell KH, Glassman S, Shainline MR. Predicting outcome and complications in the surgical treatment of adult scoliosis. Spine. 2008; 33(20):2243–2247.

[16] Ames CP, Smith JS, Eastlack R, et al. International Spine Study Group. Reliability assessment of a novel cervical spine deformity classification system. J Neurosurg Spine. 2015; 23(6):673–683.

[17] Moore RE, Dormans JP, Drummond DS, Shore EM, Kaplan FS, Auerbach JD. Chin-on-chest deformity in patients with fibrodysplasia ossificans progressiva. A case series. J Bone Joint Surg Am. 2009; 91(6):1497–1502.

[18] Lee JS, Youn MS, Shin JK, Goh TS, Kang SS. Relationship between cervical sagittal alignment and quality of life in ankylosing spondylitis. Eur Spine J. 2015; 24(6):1199–1203.

[19] Gerling MC, Bohlman HH. Dropped head deformity due to cervical myopathy: surgical treatment outcomes and complications spanning twenty years. Spine. 2008; 33(20):E739–E745.

[20] Protopsaltis TS, Scheer JK, Terran JS, et al. International Spine Study Group. How the neck affects the back: changes in regional cervical sagittal alignment correlate to HRQOL improvement in adult thoracolumbar deformity patients at 2-year follow-up. J Neurosurg Spine. 2015; 23(2):153–158.

[21] Oh T, Scheer JK, Eastlack R, et al. International Spine Study Group. Cervical compensatory alignment changes following correction of adult thoracic deformity: a multicenter experience in 57 patients with a 2-year follow-up. J Neurosurg Spine. 2015; 22(6):658–665.

[22] Smith JS, Shaffrey CI, Lafage V, et al. International Spine Study Group. Spontaneous improvement of cervical alignment after correction of global sagittal balance following pedicle subtraction osteotomy. J Neurosurg Spine. 2012; 17(4):300–307.

[23] Lafage V, Diebo BSF. Sagittal Spino-Pelvic Alignment: From Theory to Clinical Application. (Quintanilla, ed.). Madrid, Spain: Editorial Medica Panamericana; 2015.

[24] Gore DR. Roentgenographic findings in the cervical spine in asymptomatic persons: a ten-year follow-up. Spine. 2001; 26(22):2463–2466.

[25] Tang JA, Scheer JK, Smith JS, et al. ISSG. The impact of standing regional cervical sagittal alignment on outcomes in posterior cervical fusion surgery. Neurosurgery. 2015; 76 Suppl 1:S14–S21, discussion S21.

[26] Smith JS, Lafage V, Ryan DJ, et al. Association of myelopathy scores with cervical sagittal balance and normalized spinal cord volume: analysis of 56 preoperative cases from the AOSpine North America Myelopathy study. Spine. 2013; 38(22) Suppl 1:S161–S170.

[27] Le Huec JC, Demezon H, Aunoble S. Sagittal parameters of global cervical balance using EOS imaging: normative values from a prospective cohort of asymptomatic volunteers. Eur Spine J. 2015; 24(1):63–71.

[28] Protopsaltis TS, Terran J, Bronsard N, et al. T1 slope minus cervical lordosis (TS-CL), the cervical answer to PI-LL, defines cervical sagittal deformity in patients undergoing thoracolumbar osteotomy. In: Cervical Spine Research Society (CSRS) Annual Meeting; December 5–7, 2013.

[29] Kim T-H, Lee SY, Kim YC, Park MS, Kim SW. T1 slope as a predictor of kyphotic alignment change after laminoplasty in patients with cervical myelopathy. Spine. 2013; 38(16):E992–E997.

[30] Legaye J, Duval-Beaupère G, Hecquet J, Marty C. Pelvic incidence: a fundamental pelvic parameter for three-dimensional regulation of spinal sagittal curves. Eur Spine J. 1998; 7(2):99–103.

[31] Blondel BSF, Ames CP, LeHuec JC, et al. The crucial role of cervical alignment in regulating sagittal spino-pelvic alignment in human standing posture. In: Podium Presented at 19th International Meeting on Advanced Spine Techniques. Istanbul, Turkey; 2012.

[32] Hyun SJ, Kim KJ, Jahng TA, Kim HJ. Clinical impact of T1 slope minus cervical lordosis after multilevel posterior cervical fusion surgery: a minimum 2-year follow up data. Spine. 2017; 42(24):1859–1864.

[33] Protopsaltis TS, Ramchandran S, Lafage R, et al. The importance of C2-Slope as a singular marker of cervical deformity and the link between upper- cervical and cervico-thoracic alignment among cervical deformity patients. Cervical Spine Research Society Annual Meeting (CSRS). Toronto, Canada; 2016.

[34] Song K, Su X, Zhang Y, et al. Optimal chin-brow vertical angle for sagittal visual fields in ankylosing spondylitis kyphosis. Eur Spine J. 2016; 25(8):2596–2604.

[35] Suk KS, Kim KT, Lee S-HS, Kim JM. Significance of chin-brow vertical angle in correction of kyphotic deformity of ankylosing spondylitis patients. Spine. 2003; 28(17):2001–2005.

[36] Lafage R, Challier V, Liabaud B, et al. Natural head posture in the setting of sagittal spinal deformity: validation of chin-brow vertical angle, slope of line of sight, and McGregor's slope with health-related quality of life. Neurosurgery. 2016; 79(1):108–115.

[37] Ramchandran S, Smith JS, Ailon T, et al. AOSpine North America, International Spine Study Group. Assessment of impact of long-cassette standing X-rays on surgical planning for cervical pathology: an International Survey of Spine Surgeons. Neurosurgery. 2016; 78(5):717–724.

[38] Klineberg Eric O, Carlson Brandon B, Protopsaltis Themistocles S, et al; International Spine Study Group. Can Measurements on Cervical Radiographs Predict Concurrent Thoracolumbar Deformity and Provide a Threshold for Acquiring Full-Length Spine Radiographs? Chicago; 2015.

[39] Knott PT, Mardjetko SM, Techy F. The use of the T1 sagittal angle in predicting overall sagittal balance of the spine. Spine J. 2010; 10(11):994–998

第五章　颈椎功能障碍评估

Nicholas D. Stekas, Themistocles S. Protopsaltis

摘要

随着美国医疗环境继续向着强调医疗质量而非成本的模式转变，患者自我评估量表作为量化疗效和评估基线功能障碍的一种方式，变得越来越重要。在颈椎畸形患者中确定功能障碍程度极具挑战性。虽然已经证明颈椎畸形患者存在严重功能障碍，但很少有研究显示矢状位力线不良与功能障碍之间存在明确的关系。随着我们对患者自我评估量表和颈椎畸形的理解不断深入，我们需要进一步的研究来探求颈椎畸形患者临床症状相关的预后测量方法。

关键字：颈椎畸形，患者自我评估量表，生活质量评估，数字评分量表，视觉模拟评分，颈部功能障碍指数，Oswestry 功能障碍指数，改良的日本骨科协会量表

5.1　前言

胸腰椎畸形对功能障碍的影响已经获得了很好的研究，但最近的研究旨在描述颈椎畸形对健康状况的影响。与胸腰椎文献中描述的相比，对颈椎畸形患者的预后和功能障碍的分析尚无定论，尽管接受颈椎畸形矫正的患者症状有显著改善。然而，与颈椎力线不良相关的残疾最佳描述方法尚未完全阐明。鉴于最近在美国医疗系统中对预后和功能障碍评估的重视，确定探求先天的和特定于颈椎畸形的功能障碍的最佳方法，并量化矫形好处至关重要。

在最近的几十年中，美国的医疗环境已经从关注数量转变为强调质量的模式。在当前的医疗环境中，医疗的价值取决于干预后相对于成本获得的结果。在过去，以死亡率的形式来衡量预后指标，但是最近与健康相关生活质量指标作为量化患者预后的方法而广受欢迎。健康相关生活质量指标调查患者整体健康相关问题以及患者的生活如何受到其病理症状的限制。

自那以后，在临床研究中已经开发出了许多工具来测量脊柱外科以及其他医学专业领域的疼痛、功能障碍和治疗后的改善情况。预后评估的目标是确定基线功能障碍水准，评估各种治疗方案的有效性，并指导患者手术或药物干预后的预期康复。

在脊柱外科文献中，许多预后指标被成功用于评估功能障碍和术后改善程度。在颈椎和胸腰椎文献中，脊柱手术后的预后指标均得到了改善。然而，胸腰椎畸形和颈椎畸形患者的先天残疾是多种原因导致的，包括全身虚弱、神经系统受损以及脊柱力线不良。因此，尚未确定针对矢状位力线不良的最佳预后指标。

在胸腰椎文献中，各种健康相关生活质量（Health-Related Quality-Of-Life，HRQOL）参数已显示出与脊柱矢状位力线不良导致的功能障碍相关。描述胸腰椎力线不良的影像学参数已显示与各种 HRQOL 评分相关，公布的相关系数为 0.3~0.5。虽然一些预后指标与胸腰椎矢状位力线不良有显著相关性，但将矢状位力线不良与颈椎功能障碍联系起来的研究要罕见得多，且相关性较弱。

在一项对 113 例接受颈椎后路融合术患者的研究中，Tang 等表示颈部功能障碍指数（Neck Disability Index，NDI）和健康调查简表 SF-36 表明颈椎矢状位力线大于 40mm 与更严重的功能障碍相关。此外，在 122 例接受颈椎前路减压融合术（Anterior Cervical Decompression and Fusion，ACDF）的患者中，Villavicencio 等证明，改善或维持颈椎矢状位力线与 SF-36 和 NDI 的优良结果相关。尽管如此，预后指标与颈椎矢状位力线不良之间的关联仍然难以捉摸，还没有一个全面的预后指标来描述颈椎畸形。

5.2　从颈椎畸形探求功能障碍的挑战

颈椎畸形的手术矫正与潜在残疾率和神经损伤

有关。因此，对颈椎畸形患者进行预后功能评估的需求非常大。使颈椎畸形功能障碍评估变得复杂的因素之一是颈部疼痛本身的性质。虽然颈部疼痛在全国范围内是最普遍的主诉之一，也是我们当前医疗体系最大的社会经济负担之一，但有些因素使评估颈部疼痛变得困难。颈部疼痛通常是一种多因素共同作用的结果，可能会受到颈部自身以外的许多因素的影响。实际上，大多数常见颈部疼痛的病因尚不清楚。许多原发性颈部疼痛的主诉都有非器官性原因，这可能与社会心理因素有关。

虽然用现代的功能障碍指标很难确诊颈部疼痛，但事实证明确诊因颈椎畸形引起的功能障碍更加困难。原发性颈椎畸形可以由多种原因引起，包括退行性原因、先天性原因或医源性原因。另外，颈椎畸形还可以导致多种症状，例如脊髓病、吞咽困难、呼吸困难或影响平视的严重下颌 – 胸畸形。颈椎畸形的复杂症状增加了制定一种描述与虚弱状态相关的功能障碍的全覆盖预后指标的困难。

最后，颈椎文献中目前使用的功能障碍评估方法在颈椎畸形人群中的适用性尚未进行充分调查。尽管已经研究了许多预后评估工具与各种颈椎病变和颈椎畸形的相关性，但现有的问卷并未专门用来确诊颈椎畸形。现有问卷的局限性在于，它们目前并未解决特定于颈椎畸形患者的独特功能障碍症状，包括诸如平视受限或吞咽困难之类的症状。

有人建议，最终可能需要针对颈椎畸形的特定预后问卷来评估功能障碍基准和矫正手术的成功与否。颈椎问题的预后研究利用了多种不同的指标，以尽力获取患者的疼痛和功能障碍。一般来说，接受颈椎畸形矫正的患者的预后指标应该包括颈部疼痛、手臂疼痛和代偿性背部疼痛及生活质量的限制，直至开发出更为具体的预后指标来反映颈椎畸形固有的功能障碍。

5.3 描述预后指标的重要术语

预后指标的效用和适用性通常基于有效性、可靠性和检测健康变化的能力来评估。有效性是指预后指标与先前报告的预后指标的一致性。与其他已发布的指标高度相关（Pearson 相关性 > 0.8）的评估

工具被认为具有很强的有效性。

可靠性是一个术语，用于描述在同一研究对象中获取给定病理情况时预后指标的可重复性。具有良好可靠性的预后指标代表同一对象在两个不同时间点的问卷得分或由两个不同的观察者进行测量时结果高度一致。传统上，皮尔森系数大于等于 0.75 表示可接受的可靠性。

使用临床最小重要性差值（Minimum Clinically Important Different，MCID）来衡量预后指标，检测健康状况变化的能力。从技术意义上讲，MCID 由 Jaeschke 等在 1989 年定义为"患者认为有益的感兴趣领域得分差异最小的……"。虽然有几种计算预后指标 MCID 的方法，但计算时试图使用有问题的指标来衡量患者的内在价值并预测医疗管理的变化。

5.4 当前使用的颈椎畸形预后指标

5.4.1 疼痛预后指标

数值评分量表和视觉模拟量表

数字评分量表（Numeric Rating Scale，NRS）是临床上获取疼痛的最常用预后指标之一。使用 NRS 颈部量表，要求患者将颈部疼痛用 0~10 的评分分级，其中 0 为无疼痛，10 为能想到的最严重的疼痛。视觉模拟评分（Visual Analog Scale，VAS）与 NRS 颈部量表相似，但使用视觉提示而非数字量表来对疼痛进行评分。最常见的是，患者被要求在连续的 10cm 线上标记疼痛，然后评估者将对其进行测量以获得 1~100mm 的 VAS 评分。

由于易用性和获取疼痛的成功率，NRS 和 VAS 是当今临床上最常用的疼痛指标。VAS 显示出强大的重测可靠性，估计准确率为 0.95。然而，更多最近的研究表明，VAS 颈部疼痛评分和 VAS 手臂疼痛评分的可靠性分别接近 0.874 和 0.810。总的来说，在评估颈部疼痛强度方面，VAS 颈部疼痛评分被认为既有效又可靠，且经常在比较新评级方法时被用作"金标准"。但是，它仍有一些局限性。

众所周知，由颈椎病变引起的症状，如颈椎神经根病或脊髓病，可能表现为手臂或下位脊柱节段的症状。因此，在研究颈部病变时，重要的是要尽

可能分别获取颈部、背部和四肢的疼痛。尽管易于使用且具有良好的可靠性和有效性，NRS 和 VAS 疼痛量表受以下情况的限制：它们不能获取除疼痛以外的功能障碍或其他症状。对于更全面的功能障碍评估，重要的是要评估运动病变、感觉病变、自主神经功能不全以及症状如何影响日常生活。

5.4.2 功能障碍预后指标

颈部功能障碍指数

颈部功能障碍指数（Neck Disability Index，NDI）于 1991 年制定，是最古老的用于测量颈部病变导致功能障碍的问卷。截至 2008 年，该指数已被翻译成 22 种语言，并被 300 多种出版物引用。与 NRS 和 VAS 颈部疼痛评估指标不同，NDI 的优势在于可以测量累积的功能障碍，而不仅是简单的疼痛强度。NDI 是根据 Oswestry 功能障碍指数（Oswestry Disability Index，ODI）为原型的，该指数是一种经过验证的可靠预后指标，被广泛认为是衡量背痛功能障碍的"金标准"。自从其制定以来，NDI 成为最广泛用于描述颈部功能障碍的量表，被认为是最可靠的颈部功能障碍指标之一。

NDI 最初设计时采用 ODI 量表中的 6 项内容，包括疼痛强度、抬举、睡眠、驾驶、个人护理和性生活，之后又增加了 4 项内容：头痛、专注度、阅读和工作，成了完整的 10 项问卷。然后，NDI 问卷专门针对遭受颈椎挥鞭样损伤的患者量身定做而最终敲定。NDI 的 10 个问题中的每一个都以 0~5 的等级进行评估，其中 0 为无障碍，5 为最大障碍。总分为 0~50，然后可以加倍以计算功能障碍百分比，该百分比已用于帮助解决尚未回答的遗漏问题。NDI 分数 0~4 表示没有障碍，5~24 分表示轻度障碍，15~25 分被认为是中度障碍，25~34 分被认为是严重障碍，而大于 35 分则被视为完全障碍。

尽管与 VAS 和 NRS 颈部疼痛评分相比，NDI 更适合总体功能障碍评估，在完成调查表的难度方面，NDI 显示出相对较小的负担。目前的文献表明，完成问卷所需的时间少于 10min，而分析问卷所需的时间仅约为 5min。

除了易于理解和易于完成之外，NDI 还具有很高

的有效性。Macdermid 等进行的系统评估发现，NDI 与 VAS 急性疼痛评分密切相关，与 SF-36 问卷和 VAS 慢性疼痛评分之间呈中等相关性。但是，NDI 重测可靠性的稍有含糊。尽管有几项研究报告其可靠性系数大于 0.9，但最近的高级研究却显示出较低的可靠性。据推测，NDI 适用于特定病变，可能对慢性疼痛比急性疼痛更可靠。

鉴于使用 NDI 进行的功能障碍评估显示出基于不同病理状态的差异性，需要更多的研究来分析 NDI 在颈椎畸形情况下如何更好地获取功能障碍情况。NDI 已在进行脊柱治疗的患者中得到验证，并已被经典地用于描述挥鞭样损伤造成的功能障碍。不幸的是，NDI 并未说明与颈椎畸形相关的几种关键病理症状，包括手臂疼痛、无力感、疼痛感、平视或吞咽困难。但是近年来，人们尝试将 NDI 应用于颈椎畸形文献，结果喜忧参半。

尽管 HRQOL 结果通常与颈椎力线不良没有实质相关性，但严重畸形患者的 NDI 基线评分降低，特别是颈椎矢状位垂直轴增加与低 NDI 评分有关。Tang 等使用 NDI 定义了 CSVA 大于 4 cm 的功能障碍阈值。Iyer 等报告说，T1 倾斜角减去颈椎前凸角不匹配（TS-CL）和 CSVA 增加都是 NDI 基线降低的独立危险因素。另一项最新研究发现，影响结局指标（包括 NDI 评分）的最重要的颈椎力线参数是 CSVA、C0~C2 角和 C2~C7 角。

尽管当前的颈椎畸形文献尚无关于颈椎力线参数与预后指标之间直接相关性的结论，但是在理解颈椎力线不良和颈椎畸形矫正手术如何影响生活质量方面已经取得了相当大的进步。尽管 NDI 仍然是衡量因颈椎畸形而功能障碍的关键指标，但它在描述颈椎矢状位不平衡如何影响健康方面确实存在局限性。

改良日本骨科协会量表

日本骨科协会（Japanese Orthopaedic Association，JOA）量表于 1975 年开发，用于测度与颈椎疾病相关的功能障碍，且在此后对其进行了修改以更适用于西方文化。改良日本骨科协会（Modified Japanese Orthopaedic Association，MJOA）量表评估四肢、躯干和自主神经功能的运动和感觉神经功能障碍，试图

对与颈椎疾病严重程度进行分级。该量表的评分为最低 0（表示最大功能障碍）~18（正常功能）。MJOA 评分大于或等于 15 被认为是轻度脊髓病，12~14 分为中度脊髓病，低于 12 分被认为是严重脊髓病。

由于 MJOA 是专门为评估脊髓病症状而设计的，因此 MJOA 作为一种功能障碍工具在一定程度上受到了限制，但 MJOA 与其他颈椎预后指标有相似的得分。在一项针对 757 例脊髓型颈椎病患者的研究中，MJOA 评分低于 11 分与 NDI 和 SF-36 量表测得的生活质量降低相关。在颈椎畸形文献中，Liu 等进行的一项研究表明，MJOA 评分与脊髓型颈椎病患者的脊柱滑脱、节段最大后凸成角和运动圆锥相关。随着颈椎畸形预后评估的不断改善，发现颈椎畸形如何影响人的整体健康以及如何最好地预测术后状况变得越来越重要。

5.4.3 生活质量预后指标

健康调查量表 -36（Short-Form 36 Survey, SF-36）是 Rand Health Insurance 研究的一部分，旨在量化不同保险计划对健康结果的影响。从那时起，SF-36 调查被用于量化许多不同疾病的健康状况，包括各种颈椎和胸腰椎疾病。与传统的功能障碍评估指标（如 NDI 和 MJOA）不同，SF-36 调查旨在测量所有疾病状态下标准化的总体健康状况，而非特定于某些疾病。迄今为止，SF-36 已被数千种期刊文章引用。

这项调查衡量的是一般功能障碍，因为它涉及 8 个主要类别：精力、生理机能、躯体疼痛、一般健康状况、躯体角色功能、情感角色功能、社会角色功能以及精神健康。与 ODI 和 NDI 不同，SF-36 问卷的得分是总得分，而不是原始分，它可以直接与从普通人群中获得的答案的标准差进行比较。

SF-36 是现代医学中最常用的预后指标之一，并已成功地用作颈椎和胸腰椎文献中的预后指标。SF-36 在获得颈椎病中功能障碍的能力与 NDI 和 MJOA 相似。但是，SF-36 问卷对于这些预后指标而言是独特的，因为它具有将颈部病变与其他疾病状态进行比较的通用性，并且能够同时说明脊柱疾病相关的躯体和精神疾病。

像 NDI 一样，SF-36 在获取因颈椎畸形引起的功能障碍方面效用有限。在最近一项对 757 名接受颈椎融合术患者的研究中，术后颈椎畸形与显著降低的 SF-36 评分相关。使用 SF-36 问卷对颈椎畸形文献的最重要贡献之一是定义了年龄调整后的力线参数。Lafage 等使用 SF-36 的标准值来定义胸腰椎畸形患者的年龄调整后的力线排列阈值，并得出结论：老年患者可从不太严格的畸形矫正中受益。

欧洲五维生活质量问卷

欧洲五维生活质量问卷（EuroQuol-5 Dimension, EQ-5D）是由 Euro-QOL 小组于 1990 年首次开发的，旨在通过简洁、易于访问的问卷来了解一般健康状况。与 SF-36 一样，EQ-5D 尝试量化独立于特定病变的总体健康状况。这样，两个问卷都可以用来比较不同疾病状态下的整体健康状况。在当前医疗保健环境更注重成本有效治疗的情况下，调查表已成为评估生活质量年限的重要预后指标，这是美国卫生与医学成本效益小组用来定义成本效益护理的标准指标。EQ-5D 评估了整体健康状况的 5 个方面，包括活动能力、自我护理、日常活动、疼痛 / 不适和焦虑 / 抑郁。

除了获得整体健康状况外，EQ-5D 还具有其他优势，包括广泛的适用性和简便性。迄今为止，EQ-5D 已被翻译成 171 种语言，其仅包含 5 个问题和 3 个回答类别，仅需几分钟即可完成。

尽管 EQ-5D 已在许多专业领域获得普及，但其在颈椎病理中的验证和实用性仍需进一步研究。一项针对 3732 例退行性颈椎疾病患者的高级别研究发现，使用 NDI 评分、颈部疼痛评分和手臂疼痛评分来预测 EQ-5D 仅为适度回归模型。另一项研究发现在评测接受择期颈椎手术患者的生活质量时，EQ-5D 评分低于 SF-6D（SF-36 的简化版）评分。

虽然 EQ-5D 与先前在颈椎文献中描述的预后指标没有显示出良好的相关性，但它已被有效地用于描述颈椎畸形患者的总体健康状况。Smith 等最近的一项研究表明，EQ-5D 在面对严重功能障碍的患者时，其健康评分类似于失明、肺气肿、肾衰竭和中风等病理状况。

5.4.4　患者自我评估信息系统

美国国立卫生研究院于 2004 年开发了患者自我评估信息系统（Patient-Reported Outcomes Measurement Information System，PROMIS），以解决以往建立的预后指标的缺陷，并建立一个更可靠、有效和通用的临床预后指标。PROMIS 调查最近获得流行的部分原因是计算机自适应测试（Computer Adaptive Testing，CAT）。CAT 利用反应理论可根据患者先前的回答来定制问卷。

PROMIS CAT 问卷在 3 个主要领域中测量总体健康状况：身体健康、心理健康和社会健康。问卷中的得分根据平均值为 50、标准偏差为 10 的普通人群结果标准化后以 T 分数报告。PROMIS CAT 算法对问卷管理者和患者都有许多优势，包括易于完成问卷调查、更高的准确性以及直观的评分标准。

鉴于 PROMIS 问卷相对新颖，需要更多的研究来阐明其在颈椎病中的作用。一项针对 148 例接受颈椎手术患者的研究发现，PROMIS 评分与 NDI 和 SF-12v2（SF-36 量表的修订版）之间存在中等至强相关性。另一项针对 59 例颈椎退变性疾病患者的近期研究发现：PROMIS 对包括 NDI 和 SF-12 在内的先前描述的预后指标具有很强的有效性和可比性。尽管有关 PROMIS 如何很好地获取颈椎畸形的结论性数据尚未发表，但未来的研究可能旨在调查 PROMIS 评分与颈椎矢状位不平衡的相关性。

5.5　成人颈椎畸形功能障碍评估的未来

虽然已经证明颈椎畸形具有严重的致残率和不良健康状况，但量化预后指标却具有挑战性。功能障碍的几种预后指标已全部用于颈椎畸形文献中并取得了部分成功，包括 NRS 颈部评分、VAS 颈部评分、NDI、MJOA、SF-36、EQ-5D 和 PROMIS。但是，这些指标都具有其局限性。与胸腰椎文献相比，预后和功能障碍评估对颈椎畸形构成巨大挑战。迄今为止，很少有研究能够将预后指标与颈椎矢状位不平衡相关联，或使用当前可用的预后指标来预测手术结果。

颈椎畸形文献中使用的现有预后指标未能获取颈椎畸形患者通常发现的某些关键症状，包括平视障碍和吞咽困难。因此，重要的是使用多种功能障碍评估指标来评估颈椎畸形患者的疼痛、功能障碍和健康状况，以最大限度地了解其健康状况。但是，随着文献的发展，将来特定于颈椎畸形的预后指标的建立将对全面理解这种复杂病情发挥重要作用。

参考文献

[1] Protopsaltis TS, Schwab FJ, Smith JS, et al. The T1 pelvic angle (TPA), a novel radiographic parameter of sagittal deformity, correlates strongly with clinical measures of disability. Spine J. 2013; 13:S61.

[2] Lafage V, Schwab F, Patel A, Hawkinson N, Farcy JP. Pelvic tilt and truncal inclination: two key radiographic parameters in the setting of adults with spinal deformity. Spine. 2009; 34(17):E599–E606.

[3] Glassman SD, Bridwell K, Dimar JR, Horton W, Berven S, Schwab F. The impact of positive sagittal balance in adult spinal deformity. Spine. 2005; 30 (18):2024–2029.

[4] Lee JS, Youn MS, Shin JK, Goh TS, Kang SS. Relationship between cervical sagittal alignment and quality of life in ankylosing spondylitis. Eur Spine J. 2015; 24(6):1199–1203.

[5] Scheer JK, Tang JA, Smith JS, et al. International Spine Study Group. Cervical spine alignment, sagittal deformity, and clinical implications: a review. J Neurosurg Spine. 2013; 19(2):141–159.

[6] Smith JS, Shaffrey CI, Kim HJ, et al. Outcomes of operative treatment for adult cervical deformity: a prospective multicenter assessment with one-year follow- up. Spine J. 2016; 16:S351–S352.

[7] Porter ME. What is value in health care? N Engl J Med. 2010; 363(26):2477– 2481.

[8] Porter ME, Larsson S, Lee TH. Standardizing patient outcomes measurement. N Engl J Med. 2016; 374(6):504–506.

[9] Misailidou V, Malliou P, Beneka A, Karagiannidis A, Godolias G. Assessment of patients with neck pain: a review of definitions, selection criteria, and measurement tools. J Chiropr Med. 2010; 9(2):49–59.

[10] Liebenson C, Yeomans S. Outcomes assessment in musculoskeletal medicine. Man Ther. 1997; 2(2):67–74.

[11] Mokhtar SA, McCombe PF, Williamson OD, Morgan MK, White GJ, Sears WR. Health-related quality of life: a comparison of outcomes after lumbar fusion for degenerative spondylolisthesis with large joint replacement surgery and population norms. Spine J. 2010; 10(4):306–312.

[12] Bohtz C, Meyer-Heim A, Min K. Changes in health-related quality of life after spinal fusion and scoliosis correction in patients with cerebral palsy. J Pediatr Orthop. 2011; 31(6):668–673.

[13] Schroeder GD, Boody BS, Kepler CK, et al. Comparing health-related quality of life outcomes in patients undergoing either primary or revision anterior cervical discectomy and fusion. Spine. 2018; 43(13):E752–E757.

[14] Poorman GW, Passias PG, Horn SR, et al. International Spine Study Group. Despite worse baseline status depressed patients achieved outcomes similar to those in nondepressed patients after surgery for cervical deformity. Neurosurg Focus. 2017; 43(6):E10.

[15] Protopsaltis T, Schwab F, Bronsard N, et al. International Spine Study Group. TheT1 pelvic angle, a novel radiographic measure of global sagittal deformity, accounts for both spinal inclination and pelvic tilt and correlates with healthrelated quality of life. J Bone Joint Surg Am. 2014; 96(19):1631–1640.

[16] Legaye J, Duval-Beaupère G, Hecquet J, Marty C. Pelvic incidence: a fundamental pelvic parameter for three-dimensional regulation of spinal sagittal curves. Eur Spine J. 1998; 7(2):99–

103.

[17] Terran J, Schwab F, Shaffrey CI, et al. International Spine Study Group. The SRS-Schwab adult spinal deformity classification: assessment and clinical correlations based on a prospective operative and nonoperative cohort. Neurosurgery. 2013; 73(4):559–568.

[18] Tang JA, Scheer JK, Smith JS, et al. ISSG. The impact of standing regional cervical sagittal alignment on outcomes in posterior cervical fusion surgery. Neurosurgery. 2015; 76 Suppl 1:S14–S21, discussion S21.

[19] Villavicencio AT, Babuska JM, Ashton A, et al. Prospective, randomized, double- blind clinical study evaluating the correlation of clinical outcomes and cervical sagittal alignment. Neurosurgery. 2011; 68(5):1309–1316, discussion 1316.

[20] Protopsaltis TS, Terran J, Bronsard N, et al. T1 slope minus cervical lordosis (TS-CL), the cervical answer to PI-LL, defines cervical sagittal deformity in patients undergoing thoracolumbar osteotomy. In: Cervical Spine Research Society (CSRS) Annual Meeting; December 5–7, 2013.

[21] Etame AB, Wang AC, Than KD, La Marca F, Park P. Outcomes after surgery for cervical spine deformity: review of the literature. Neurosurg Focus. 2010; 28 (3):E14.

[22] Hoy D, March L, Woolf A, et al. The global burden of neck pain: estimates from the global burden of disease 2010 study. Ann Rheum Dis. 2014; 73 (7):1309–1315.

[23] MacDermid JC, Walton DM, Bobos P, Lomotan M, Carlesso L. A qualitative description of chronic neck pain has implications for outcome assessment and classification. Open Orthop J. 2016; 10:746–756 .

[24] Guzman J, Hurwitz EL, Carroll LJ, et al. Bone and Joint Decade 2000–2010 Task Force on Neck Pain and Its Associated Disorders. A new conceptual model of neck pain: linking onset, course, and care: the Bone and Joint Decade 2000–2010 Task Force on neck pain and its associated disorders. Spine. 2008; 33(4) Suppl:S14–S23.

[25] Bogduk NMB. Management of acute and chronic neck pain: an evidence based approach. 2006.

[26] Ariëns GA, van Mechelen W, Bongers PM, Bouter LM, van der Wal G. Psychosocial risk factors for neck pain: a systematic review. Am J Ind Med. 2001; 39 (2):180–193.

[27] Moore RE, Dormans JP, Drummond DS, Shore EM, Kaplan FS, Auerbach JD. Chin-on-chest deformity in patients with fibrodysplasia ossificans progressiva. A case series. J Bone Joint Surg Am. 2009; 91(6):1497–1502.

[28] Gerling MC, Bohlman HH. Dropped head deformity due to cervical myopathy: surgical treatment outcomes and complications spanning twenty years. Spine. 2008; 33(20):E739–E745.

[29] Hawkins RJ. Recommendations for evaluating and selecting appropriately valued outcome measures. Instr Course Lect. 2016;

65:587–591.

[30] Fidai MS, Saltzman BM, Meta F, et al. Patient-reported outcomes measurement information system and legacy patient-reported outcome measures in the field of orthopaedics: a systematic review. Arthroscopy. 2018; 34(2):605–614.

[31] Alrubaiy L, Hutchings HA, Williams JG. Assessing patient reported outcome measures: A practical guide for gastroenterologists. United European Gastroenterol J. 2014; 2(6):463–470.

[32] Health measurement scales: a practical guide to their development and use (5th edition). Aust N Z J Public Health. 2016; 40(3):294–295.

[33] Cook CE. Clinimetrics Corner: the Minimal Clinically Important Change Score (MCID): a necessary pretense. J Manual Manip Ther. 2008; 16(4):E82–E83.

[34] Jaeschke R, Singer J, Guyatt GH. Measurement of health status. Ascertaining the minimal clinically important difference. Control Clin Trials. 1989; 10 (4):407–415.

[35] Teles AR, Khoshhal KI, Falavigna A. Why and how should we measure outcomes in spine surgery? J Taibah Univ Med Sci. 2016; 11(2):91–97.

[36] MacDowall A, Skeppholm M, Robinson Y, et al. Validation of the visual analog scale in the cervical spine. J Neurosurg Spine. 2018; 28(3):227–235.

[37] McDowell INC. Measuring Health. A Guide to Rating Scales and Questionnaires. New York, NY: Oxford University Press; 1996.

[38] Nordin M, Carragee EJ, Hogg-Johnson S, et al. Assessment of neck pain and its associated disorders: results of the Bone and Joint Decade 2000–2010 Task Force on neck pain and its associated disorders. J Manipulative Physiol Ther. 2009; 32(2) Suppl:S117–S140.

[39] MacDermid JC, Walton DM, Avery S, et al. Measurement properties of the neck disability index: a systematic review. J Orthop Sports Phys Ther. 2009; 39(5):400–417.

[40] Fairbank JC, Pynsent PB. The Oswestry Disability Index. Spine. 2000; 25 (22):2940–2952, discussion 2952.

[41] Maughan EF, Lewis JS. Outcome measures in chronic low back pain. Eur Spine J. 2010; 19(9):1484–1494.

[42] Vernon H, Mior S. The Neck Disability Index: a study of reliability and validity. J Manipulative Physiol Ther. 1991; 14(7):409–415.

[43] Vernon H. The Neck Disability Index: state-of-the-art, 1991–2008. J Manipulative Physiol Ther. 2008; 31(7):491–502.

[44] Howell ER. The association between neck pain, the Neck Disability Index and cervical ranges of motion: a narrative review. J Can Chiropr Assoc. 2011; 55 (3):211–221.

[45] Cleland JA, Fritz JM, Whitman JM, Palmer JA. The reliability and construct validity of the Neck Disability Index and patient specific functional scale in patients with cervical radiculopathy. Spine. 2006; 31(5):598–602.

第六章　颈椎力线不良和功能障碍评分

Sravisht Iyer, Han Jo Kim, K. Daniel Riew

摘要

在过去几年里，随着对颈椎畸形研究的不断深入，我们对这些畸形可能导致的严重功能障碍也有了更多的认识。本章探讨了颈椎畸形这一方面的相关进展。我们回顾了目前用于评估功能障碍、颈部残疾指数和SF-36躯体健康评分量表的疾病转归测量方法。我们讨论了这些测量方法在颈椎畸形中应用的局限性，并讨论了理想疾病转归测量的特征。最后我们探讨了颈椎力线的3个区域，包括枕颈交界区、下颈椎和颈胸交界区，其作为功能障碍的驱动因素越来越受到重视。在脊柱生理曲度下，讨论了视线参数、C0~C2角、C2~C7角、C2~C7矢状位垂直轴和T1倾斜角减去颈椎前凸的重要性。最后我们讨论了成人颈椎畸形患者术前吞咽困难的情况。

关键词： 颈椎力线，功能障碍评分，颈椎前凸，C2~C7 SVA，TS-CL，视线，NDI，SF-36

6.1　前言

颈椎畸形和力线不良是近年来越来越受到关注的话题。现在已明确的是，相当多的胸腰段畸形成人患者往往伴有颈椎畸形。随着脊柱外科对脊柱代偿性改变的重视，越来越多的人认识到颈椎曲度的变化与胸腰段畸形手术的相互影响。越来越多的人认识到这些力线的变化与患者的功能障碍程度有确切的关联。

考虑到水平注视在日常生活中的极度重要性，颈椎力线的重要性并不出人意料。成人畸形文献中描述的许多代偿机制的目的是以下两个其中之一：（1）使站立保持在能量圆锥范围内；（2）维持水平注视。当胸腰椎对第一个目标做出反应时，颈椎必须经常进行相应改变才能实现第二个目标。然而，这些相互变化有时会引起颈部疼痛、吞咽困难或其他可能导致严重残疾的疾病。本章试图整理现

有的文献，以健康相关生活质量（Health-Related Quality of Life，HRQOL）评分来量化颈椎畸形及其对残疾的影响。

6.2　评估颈椎功能障碍的难度

毫无疑问，颈椎畸形会导致严重的残疾，评估残疾的程度往往具有挑战性。这种困难代表了本章讨论的许多文献的一个关键限制。

目前，颈椎病变引起的功能障碍使用一些疾病特异性的患者主观疗效（Patient-Reported Outcome，PRO）评分或外科医生管理的工具来评估功能状态。然而，这些措施都没有证明其是颈椎病变的"金标准"。广泛使用的PRO包括颈部残疾指数（Neck Disability Index，NDI）、颈部和手臂疼痛视觉模拟量表（Visual Analog Scale，VAS）以及36项健康调查简表（36-Item Short-Form Health Survey，SF-36）。研究者应用的工具包括改良日本骨科协会（Modified Japanese Orthopedic Association，MJOA）和Nurick评分量表。

NDI作为最常用的PRO，暴露了目前版本PRO的许多局限性。由于NDI最初是作为一种评估颈部疼痛和挥鞭样疾患而开发的工具，因此NDI的大多数验证都集中在这类患者群体上。虽然NDI已被用于描述脊髓病患者的疗效，但作者无法确定任何证实NDI在脊髓病患者中的心理测量特性的研究。此外，关于神经根型颈椎病患者NDI的文献也有不同的结果。例如，Young等已经证明NDI在颈神经根病患者中具有较差的效度，并且可能受到有限的重测信度的限制［组内相关系数（ICC）= 0.55］。其他作者认为，NDI可能是一种多维的工具，使得用NDI数据计算分数变化和其他参数统计变得困难。虽然研究显示NDI对颈椎手术有回应，但对最小临床重要性差值（Minimum Clinically Important Difference，MCID）没有明确的界定；在0~50，文献中计算的值

为 3.5~9.5。计算 MCID 和较大 MCID 的困难是由于 NDI 的设计没有考虑到颈神经根病患者。NDI 对颈椎疾患患者也有显著的地板效应。

据我们所知，还没有研究已证实或尝试验证 NDI 在颈椎畸形患者中的效用。NDI 作为疼痛干扰（Pain-Interference，PI）量表起作用；也就是说，它试图研究颈部疼痛如何影响日常生活的功能。因此，它可用于测量颈部畸形如何影响颈部疼痛。然而，它并未直接关注颈椎畸形的重要后果（例如，无法保持水平注视和吞咽困难）。

通用疗效评估手段如 SF-36 也有潜在的缺点。在一项对 147 名患者的调查中，Baron 和同事发现，颈椎患者的 SF-36 评分并没有遵循与普通人群相同的模式。此外，在颈椎患者人群中，SF-36 评分的两个组成部分（心理和生理）并不能解释 SF-36 量表中所需的差异。这些作者还发现了 SF-36 的多个量表具有显著的地板 / 天花板效应，因此得出结论认为 SF-36 总评分在颈部疾病患者中是不适当的并且具有误导性。

PRO 的替代品是由外科医生操作的一些工具，例如 MJOA 和 Nurick 量表。这些方法只进行了有限的心理测量评估，而只有最近一篇发表的研究对 MJOA 进行了验证。尽管该研究认为 MJOA 是评估脊髓病患者功能状态方面的一个有用的工具，但疗效的评估仅有中度的内部一致性（Cronbach α =0.63），且是多维度的。作者还发现，这种功能障碍的测量与患者相关的疗效评估如 NDI 和 SF-36 相关性较差。此外，作者也无法评估这种外科医生操作工具的组间和组内可靠性。尽管如此，JOA 和 MJOA 目前仍被用于评估颈椎的残疾程度。

较新的患者主观疗效评估如国立卫生研究院（National Institutes of Health，NIH）患者主观疗效评估信息系统（Patient Reported Outcomes Measurement Information System，PROMIS）可能具有克服上述缺点的潜力。PROMIS 的开发是为了让从业者能够确定总体和特定领域的疗效；此外，它还使用诸如计算机自适应测试（Computer Adaptive Testing，CAT）等工具来最小化地板效应和天花板效应的影响，并减少问卷负担。虽然 NIH 对颈椎疾患患者的 PROMIS 已经进行了一些初步的工作，但目前还没有针对颈椎畸形患者的研究。

除了 NIH 的 PROMIS 外，设计一种针对颈椎畸形患者的疾病特异性测量也可能是有用的。理想的测量方法是测量由于水平注视、运动范围和吞咽困难而造成的损害。目前没有单一的疗效评估方法关注上述方面的每一个问题，所有的都与颈椎畸形患者存在着特殊的关联性。

虽然研究制定此类残疾评估方法可能代表未来的一个令人感兴趣的研究领域，但最近已经有几篇出版物开始报道了颈椎力线不良对残疾的影响。颈椎力线不良可分为 3 个不同的区域：枕颈区与上颈椎力线、下颈椎力线和颈胸交界区力线。

6.3 枕颈区及上颈椎力线和水平注视测量

如前所述，水平注视是大多数日常生活活动的一项重要需求。枕骨和颈椎之间的力线是保持这一功能的重要调节机制。与残疾相关的第一个枕颈参数是颌眉垂线角（Chin-Brow Vertical Angle，CBVA）。Suk 等描述了 CBVA 在一个强直性脊柱炎患者系列中的重要性。他们表明 CBVA 升高的患者与 CBVA 矫正的患者相比，水平注视得分明显较低。几位学者后来评论了水平注视的重要性，并描述了与 CBVA 密切相关的其他类似参数，其中包括视线倾斜角（Slope Line of Sight，SLS）和 McGregor 倾角（McGregor slope，McGS）。虽然 Suk 等在改良关节炎评分中发现 CBVA 和 HRQOL 之间没有相关性，但是其他作者使用回归分析给出了颈椎畸形患者 CBVA、SLS 和 McGS 的最佳矫形目标。Lafage 等对 303 例就诊于畸形诊所的患者进行了回归分析，确定 CBVA 为 -4.7°~17.7°，SLS 为 -5.1°~18.5°，McGS 为 -5.7°~14.3° 与 Oswestry 残疾指数（Oswestry Disability Index，ODI）较低的患者功能障碍评分相关。然而，值得注意的是，ODI 测量的是下腰部功能障碍，可能不能广泛适用于颈椎畸形患者。

Bao 等最近发表了一篇关于所有颈椎畸形患者的主成分分析的研究。他们的目的是确定颈椎力线的哪些成分与残疾最相关。他们比较了 171 名无症状患者和 107 名有症状的患者，尝试确定哪一种颈椎力线参数最能把两组患者区分开来。在他们的分析中，有症状组和无症状组的 SLS 和 McGS 存在差异，SLS 是颈椎功能障碍的独立预测因子。主成分分析显示有 3 个主成分：头颅方位（SLS、McGS、CBVA）、枕颈区方位（C0~C2）、下颈椎力线（C2~C7 Cobb、C2~C7 SVA）。C0~C2 角是一个附加的枕颈区参数，与颈椎畸形患者的残疾有关。如前所述，C0~C2 是颈部不适患者颈椎力线的重要组成部分。Izeki 等展示了 C0~C2 角在决定口咽间隙中的重要性。根据他们的经验，融合且 C0~C2 角明显后凸的患者口咽间隙变窄的可能性更大，更有可能出现吞咽困难和功能障碍。

6.4　下颈椎力线

下颈椎"力线不良"过去一直被认为仅仅是指颈椎后凸。这种对颈椎后凸的关注部分源于椎板切除术后脊柱后凸患者的功能障碍。然而，最近的数据显示颈椎后凸不一定代表"不正常"的力线。Diebo 和他的同事们发现，颈椎后凸可能代表了相当多患者的一种正常的力线，尤其是胸椎后凸（Thoracic Kyphosis，TK）小的患者。对无症状患者的研究也表明，有相当数量（高达 35%）的患者会存在颈椎后凸，此后的其他研究表明，颈椎曲度与术后患者的功能障碍评估之间的相关性很差。

也就是说，在颈椎功能障碍患者中考虑 C2~C7 曲度是很重要的。在 Bao 等的主成分分析中，当同时考虑上颈椎力线和 C2~C7 SVA 时，C2~C7 角是功能障碍的重要成分。

同样，Iyer 等报道了被送到颈椎诊所接受手术的 90 例术前患者的一个系列研究，在这个系列中，通过 NDI 评估发现，C2~C7 前凸增加与功能障碍加重相关。这一发现后来在一个术后患者系列中也得到证实。

C2~C7 SVA 已成为颈椎畸形患者功能障碍的重要预测因子。C7~S1 SVA 是胸腰椎畸形患者中描述最清楚的残疾预测因子之一，而 C2~C7 SVA 很可能是颈椎的类似指标。Tang 等在一系列颈椎后路融合术后患者中首次描述了这种关系。他们对接受长节段颈椎后路手术的患者进行回顾性研究，评估了不同

的影像学参数［C1~C2 角、C2~C7 角、C2~C7 SVA、头部重心（CGH）–C7 SVA］在 2 个月和 1 年时与 HRQOL 的关系。在他们的 113 名患者中，C2~C7 SVA 和 CGH–C7 SVA 的升高与 NDI 和 SF–36 躯体成分评分（Physical Component Score，PCS）的升高显著相关。这一发现首次揭示了 C2~C7 SVA 的潜在影响。此后的几项研究证实了这一发现。Iyer 等在一系列术前患者中得出了与 Tang 等同样的结果。在他们的系列研究中，他们研究了放射学参数如何影响手术前患者报告的 NDI 评分。与 Tang 等一样，他们发现 C2~C7 SVA 的增加是 NDI 评分增加（功能障碍加重）的独立预测因子。这一发现结合术后患者的数据表明，C2~C7 SVA 的增加可能是导致功能障碍的一个重要原因。Bao 等在其主成分分析研究中发现 C2~C7 SVA 是功能障碍的一个重要因素时，再次强调了这一重要性。Hyun 等已经证明 C2~C7 SVA 大于 45mm 可能对应严重功能障碍（NDI > 25）。总的来说，目前的文献表明 C2~C7 SVA 大于 4cm 可被认为是异常的颈椎参数。

6.5　颈胸交界区力线

由于 C2~C7 SVA 平行于 C7~S1 SVA，最近的文献开始关注 T1 倾斜角（T1 Slope，TS）–颈椎前凸（Cervical Lordosis，CL）不匹配（TS–CL mismatch），就如同胸腰椎畸形中骨盆入射角 – 腰椎前凸（PI–LL）不匹配一样。与骨盆一样，T1 椎体是一个相对不活动的脊柱节段。T1 的方向受 TK 和胸廓入口（Thoracic Inlet，TI）的影响，后者是一个由胸骨、肋骨及颈部的肌肉附件组成的环。由于 TS 是由这些不同的因素决定的，越来越多的证据表明，T1 椎体的方向可能是一个重要的颈椎力线局部调节因素。TS 与 TK、CL 和 C0~C2 角有很强的相关性。从功能上讲，大的 TS 需要较大的 CL 才能提供协调的力线并允许水平注视。在这种情况下，较低的 CL 会产生较高的 TS–CL，这反过来又会损害水平注视，并对功能障碍评分产生负面影响。

除了 C2~C7 SVA 外，许多类似的研究表明 TS–CL 与颈椎功能障碍评分有重要关系。

Iyer 等率先展示了 TS–CL 对功能障碍评分的影

响。在对术前患者的分析中，他们发现较高的 TS-CL（除了 C2~C7 SVA）是功能障碍加重的独立预测因子。Hyun 等发现在接受多节段后路手术的患者中有相似的关系。在他们的分析中，TS-CL 超过大约 20°对应严重功能障碍。一般来说，TS-CL 超过 16.5° 被认为是一个异常的颈椎参数。

6.6 颈椎畸形及吞咽困难

吞咽困难可能是颈椎畸形患者功能障碍的一个重要原因，但尚未经过严格的研究。截至目前，很少有研究评估这类患者的吞咽困难。国际脊柱研究小组（International Spine Study Group）的一项研究试图确定矫正颈椎畸形的手术是否会对术后吞咽困难产生影响。在这个系列中，研究者使用了吞咽障碍患者的生活质量量表（Quality of Life in Swallowing Disorders，SWAL-QoL）。SWAL-QoL 是一个经过验证的量化吞咽困难的疗效评估工具，使用 11 个方面的 44 个问题。该评分已在口咽性吞咽困难患者中得到验证，既往的颈椎文献中也有使用。有趣的是，虽然这些作者在 3 个月的随访中没有发现 SWAL-QoL 评分的变化，但他们发现颈椎畸形患者在术前大量存在吞咽困难。该研究中患者的 SWAL-QoL 基线值（78）与一组接受化疗和放疗的口咽癌患者的 SWAL-QoL 基线值相似。事实上，颈椎畸形患者术前功能障碍程度与 ACDF 术后患者相同。

某些颈椎畸形（如下颌贴胸）对吞咽困难有显著影响这样的结论虽然合理，但单个力线参数对吞咽困难的影响尚不完全清楚。颈椎力线和吞咽困难关系研究最完善的是 C0~C2 角与口咽狭窄之间的联系。最近对融合患者的一些研究表明，咽入口角可能能够预测枕颈融合患者的吞咽困难。这些作者提出了一条吞咽线（S 线），这可能有助于预测术后患者的吞咽功能。CL 矫正过度被认为会增加术后吞咽困难的风险；然而，术前颈椎力线和吞咽困难的影响仍然没有被很好地理解。

6.7 结论

颈椎力线不良对功能障碍评分有显著影响。虽然评估颈椎畸形导致功能障碍的方法有限，但有几种

力线评估方法如 C2~C7 SVA、TS~CL、SLS 和 C2~C7 角已被证明与术前和术后患者的功能障碍程度相关。这些发现有助于增强颈椎畸形和和谐的脊柱力线之间的临床关联性。

参考文献

[1] Scheer JK, Tang JA, Smith JS, et al. International Spine Study Group. Cervical spine alignment, sagittal deformity, and clinical implications: a review. J Neurosurg Spine. 2013; 19(2):141–159.

[2] Passias PG, Jalai CM, Lafage V, et al. Primary drivers of adult cervical deformity: prevalence, variations in presentation, and effect of surgical treatment strategies on early postoperative alignment. Neurosurgery. 2018; 83(4): 651–659.

[3] Jalai CM, Passias PG, Lafage V, et al. International Spine Study Group (ISSG). A comparative analysis of the prevalence and characteristics of cervical malalignment in adults presenting with thoracolumbar spine deformity based on variations in treatment approach over 2 years. Eur Spine J. 2016; 25(8): 2423–2432.

[4] Passias PG, Soroceanu A, Smith J, et al. International Spine Study Group. Postoperative cervical deformity in 215 thoracolumbar patients with adult spinal deformity: prevalence, risk factors, and impact on patient-reported outcome and satisfaction at 2-year follow-up. Spine. 2015; 40(5):283–291.

[5] Ha Y, Schwab F, Lafage V, et al. Reciprocal changes in cervical spine alignment after corrective thoracolumbar deformity surgery. Eur Spine J. 2014; 23 (3):552–559.

[6] Smith JS, Shaffrey CI, Lafage V, et al. International Spine Study Group. Spontaneous improvement of cervical alignment after correction of global sagittal balance following pedicle subtraction osteotomy. J Neurosurg Spine. 2012; 17 (4):300–307.

[7] Dubousset J. Three-dimensional analysis of the scoliotic deformity. Pediatr Spine. 1994; 1994:479–496.

[8] Diebo BG, Challier V, Henry JK, et al. Predicting cervical alignment required to maintain horizontal gaze based on global spinal alignment. Spine. 2016; 41 (23):1795–1800.

[9] Cleland J, Gillani R, Bienen EJ, Sadosky A. Assessing dimensionality and responsiveness of outcomes measures for patients with low back pain. Pain Pract. 2011; 11(1):57–69.

[10] Singh A, Tetreault L, Casey A, Laing R, Statham P, Fehlings MG. A summary of assessment tools for patients suffering from cervical spondylotic myelopathy: a systematic review on validity, reliability and responsiveness. Eur Spine J. 2015; 24 Suppl 2:209–228.

[11] Schellingerhout JM, Verhagen AP, Heymans MW, Koes BW, de Vet HC, Terwee CB. Measurement properties of disease-specific questionnaires in patients with neck pain: a systematic review. Qual Life Res. 2012; 21(4):659–670.

[12] Pietrobon R, Coeytaux RR, Carey TS, Richardson WJ, DeVellis RF. Standard scales for measurement of functional outcome for cervical pain or dysfunction: a systematic review. Spine. 2002; 27(5):515–522.

[13] Vernon H. The Neck Disability Index: state-of-the-art, 1991–2008. J Manipulative Physiol Ther. 2008; 31(7):491–502.

[14] Sasso RC, Smucker JD, Hacker RJ, Heller JG. Clinical outcomes of BRYAN cervical disc arthroplasty: a prospective, randomized, controlled, multicenter trial with 24-month follow-up. J Spinal Disord Tech. 2007; 20(7):481–491.

[15] Heller JG, Sasso RC, Papadopoulos SM, et al. Comparison of BRYAN cervical disc arthroplasty with anterior cervical decompression and fusion: clinical and radiographic results of a randomized, controlled, clinical trial. Spine. 2009; 34(2):101–107.

[16] Davis RJ, Nunley PD, Kim KD, et al. Two-level total disc replacement with Mobi- C cervical artificial disc versus anterior discectomy and fusion: a prospective, randomized, controlled

multicenter clinical trial with 4-year follow-up results. J Neurosurg Spine. 2015; 22(1):15–25.

[17] Young IA, Michener LA, Cleland JA, Aguilera AJ, Snyder AR. Manual therapy, exercise, and traction for patients with cervical radiculopathy: a randomized clinical trial. Phys Ther. 2009; 89(7):632–642.

[18] Cleland JA, Childs JD, Whitman JM. Psychometric properties of the Neck Disability Index and Numeric Pain Rating Scale in patients with mechanical neck pain. Arch Phys Med Rehabil. 2008; 89(1):69–74.

[19] Cleland JA, Fritz JM, Whitman JM, Palmer JA. The reliability and construct validity of the Neck Disability Index and patient specific functional scale in patients with cervical radiculopathy. Spine. 2006; 31(5):598–602.

[20] van der Velde G, Beaton D, Hogg-Johnston S, Hurwitz E, Tennant A. Rasch analysis provides new insights into the measurement properties of the neck disability index. Arthritis Rheum. 2009; 61(4):544–551.

[21] Young IA, Cleland JA, Michener LA, Brown C. Reliability, construct validity, and responsiveness of the neck disability index, patient-specific functional scale, and numeric pain rating scale in patients with cervical radiculopathy. Am J Phys Med Rehabil. 2010; 89(10):831–839.

[22] Young BA, Walker MJ, Strunce JB, Boyles RE, Whitman JM, Childs JD. Responsiveness of the Neck Disability Index in patients with mechanical neck disorders. Spine J. 2009; 9(10):802–808.

[23] Hung M, Cheng C, Hon SD, et al. Challenging the norm: further psychometric investigation of the neck disability index. Spine J. 2015; 15(11):2440–2445.

[24] Baron R, Elashaal A, Germon T, Hobart J. Measuring outcomes in cervical spine surgery: think twice before using the SF-36. Spine. 2006; 31(22): 2575–2584.

[25] Kopjar B, Tetreault L, Kalsi-Ryan S, Fehlings M. Psychometric properties of the modified Japanese Orthopaedic Association scale in patients with cervical spondylotic myelopathy. Spine. 2015; 40(1):E23–E28.

[26] Suk K-S, Kim K-T, Lee S-H, Kim J-M. Significance of chin-brow vertical angle in correction of kyphotic deformity of ankylosing spondylitis patients. Spine. 2003; 28(17):2001–2005.

[27] Lafage R, Challier V, Liabaud B, et al. Natural head posture in the setting of sagittal spinal deformity: validation of chin-brow vertical angle, slope of line of sight, and McGregor's slope with health-related quality of life. Neurosurgery. 2016; 79(1):108–115.

[28] Song K, Su X, Zhang Y, et al. Optimal chin-brow vertical angle for sagittal visual fields in ankylosing spondylitis kyphosis. Eur Spine J. 2016; 25(8): 2596–2604.

[29] Lee S-HH, Son E-SS, Seo E-MM, Suk K-SS, Kim K-TT. Factors determining cervical spine sagittal balance in asymptomatic adults: correlation with spinopelvic balance and thoracic inlet alignment. Spine J. 2015; 15(4):705–712.

[30] Bao H, Varghese J, Lafage R, et al. Principal radiographic characteristics for cervical spinal deformity: a health-related quality-of-life analysis. Spine. 2017; 42(18):1375–1382.

[31] Izeki M, Neo M, Takemoto M, et al. The O-C2 angle established at occipitocervical fusion dictates the patient's destiny in terms of postoperative dyspnea and/or dysphagia. Eur Spine J. 2014; 23(2):328–336.

[32] Albert TJ, Vacarro A. Postlaminectomy kyphosis. Spine. 1998; 23(24): 2738–2745.

[33] Deutsch H, Haid RW, Rodts GE, Mummaneni PV. Postlaminectomy cervical deformity. Neurosurg Focus. 2003; 15(3):E5.

[34] Park DK, An HS. Problems related to cervical fusion: malalignment and nonunion. Instr Course Lect. 2009; 58:737–745.

[35] Butler JC, Whitecloud TS, III. Postlaminectomy kyphosis. Causes and surgical management. Orthop Clin North Am. 1992; 23(3):505–511.

[36] Iyer S, Lenke LG, Nemani VM, et al. Variations in occipitocervical and cervicothoracic alignment parameters based on age: a prospective study of asymptomatic volunteers using full-body radiographs. Spine. 2016; 41(23): 1837–1844.

[37] Hyun S-J, Kim K-J, Jahng T-A, Kim HJ. Relationship between T1 slope and cervical alignment following multilevel posterior cervical fusion surgery: impact of T1 slope minus cervical lordosis. Spine. 2016; 41(7):E396–E402.

[38] Hyun S-J, Kim K-J, Jahng T-A, Kim H-J. Clinical impact of T1 slope minus cervical lordosis after multilevel posterior cervical fusion surgery: a minimum 2-year follow up data. Spine. 2017; 42(24):1859–1864.

[39] Tang JA, Scheer JK, Smith JS, et al. ISSG. The impact of standing regional cervical sagittal alignment on outcomes in posterior cervical fusion surgery. Neurosurgery. 2012; 71(3):662–669, discussion 669.

[40] Iyer S, Nemani VM, Nguyen J, et al. Impact of cervical sagittal alignment parameters on neck disability. Spine. 2016; 41(5):371–377.

[41] Glassman SD, Bridwell K, Dimar JR, Horton W, Berven S, Schwab F. The impact of positive sagittal balance in adult spinal deformity. Spine (Phila Pa 1976). 2005; 30(18):2024–2029.

[42] Glassman SD, Carreon L, Dimar JR. Outcome of lumbar arthrodesis in patients sixty-five years of age or older. Surgical technique. J Bone Joint Surg Am. 2010; 92 Suppl 1, Pt 1:77–84.

[43] Schwab F, Lafage V, Patel A, Farcy J-PP. Sagittal plane considerations and the pelvis in the adult patient. Spine. 2009; 34(17):1828–1833.

[44] Gum JL, Glassman SD, Douglas LR, Carreon LY. Correlation between cervical spine sagittal alignment and clinical outcome after anterior cervical discectomy and fusion. Am J Orthop. 2012; 41(6):E81–E84.

[45] Glassman SD, Berven S, Bridwell K, Horton W, Dimar JR. Correlation of radiographic parameters and clinical symptoms in adult scoliosis. Spine (Phila Pa 1976). 2005; 30(6):682–688.

[46] Ames CP, Smith JS, Scheer JK, et al. Impact of spinopelvic alignment on decision making in deformity surgery in adults: a review. J Neurosurg Spine. 2012; 16(6):547–564.

[47] Lee SH, Kim KT, Seo EM, Suk KS, Kwack Y-HH, Son E-SS. The influence of thoracic inlet alignment on the craniocervical sagittal balance in asymptomatic adults. J Spinal Disord Tech. 2012; 25(2):E41–E47.

[48] Protopsaltis TS, Terran JS, Bronsard N, et al. T1 Slope Minus Cervical Lordosis (TS-CL), the Cervical Analog of PI-LL Defines Cervical Sagittal Deformity in Patients Undergoing Thoracolumbar Osteotomy. In: Cervical Spine Research Society, 41st Annual Meeting; 2013.

[49] Smith MW, Annis P, Lawrence BD, Daubs MD, Brodke DS. Acute proximal junctional failure in patients with preoperative sagittal imbalance. Spine J. 2015; 15(10):S165–S166.

第七章　颈椎畸形的体格检查

Amanda N. Sacino, Corinna C. Zygourakis, Christopher P. Ames

摘要

颈椎提供结构支持，对患者日常工作表现和生活质量的维持至关重要。因此，只有具备临床和影像学评估颈椎畸形的能力才能决定合适的治疗方式。临床评估首先要进行体格检查，评估姿势、运动范围和神经功能。影像学评估包括测量不同的力线参数，包括颈椎前凸（CL）、矢状位垂直轴（SVA）、颌眉垂线角（CBVA）和 T1 倾斜角（T1S）。这些因素有助于颈椎畸形矫正手术方案的制订。

关键词： 颈椎畸形、颈椎前凸、矢状位垂直轴、颌眉垂线角、T1 倾斜角

7.1　前言

颈椎由 7 个椎体组成，相互形成关节以支持头颈运动、头部轴向负荷，并保持水平注视，同时为脊髓和相关的神经血管组织提供结构支持和保护。作为活动度最大的脊柱区域，颈椎对执行日常任务和维持患者的生活质量至关重要。因此，颈椎畸形患者（图 7.1）可能因疼痛、运动或感觉缺陷、无法进行日常生活行为和无法保持水平注视，最终对生活质量产生严重的负面影响。必须具备临床和影像学评估颈椎畸形的能力才能决定合适的治疗方式。

7.2　神经 / 肌肉骨骼检查

7.2.1　大体观察

常规体检首先要对患者全面观察。应观察患者在动态和静态下的情况（图 7.2），注意患者的姿势和运动质量。坐姿和站姿都要注意。此外，要求患者以舒适的姿势站立是非常重要的，这可能与他们被迫直立的姿势有很大的不同（图 7.3）。一种可能提示颈椎畸形的异常姿势是上交叉综合征。长期不良体位导致上斜方肌、肩胛提肌、胸大肌和胸小肌交叉紧绷，中斜方肌和下斜方肌无力。随着时间的推移，这种不平衡可能导致关节功能障碍，特别是在寰枕关节、C4~C5 节段和颈胸交界处。

医生也要评估患者的水平注视状况，因为严重的颈椎畸形会改变注视水平，降低生活质量。水平注视的评估是通过让患者站立，颈部保持中立或固定位置，同时臀部或膝关节伸直来评估的。在这个位置上，可以测量水平注视的相关参数，例如颌眉垂线角（CBVA，图 7.4），之后将进一步详细描述；从眼

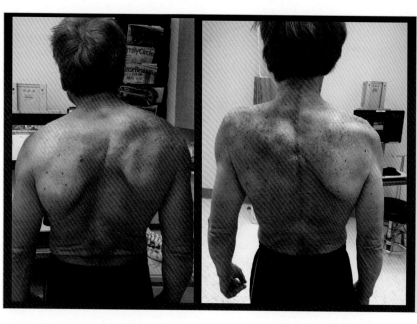

图7.1　手术矫正前后颈胸椎畸形患者的案例。患者表现出严重的颈部疼痛，并对他的外表不满

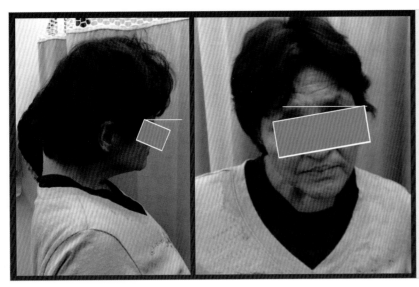

图7.2 颈椎畸形患者的异常静态姿势。患者感到颈部疼痛和头部姿势疲劳，晚上症状更严重

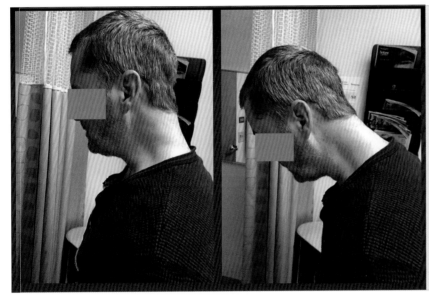

图7.3 左侧是患者被要求站直时的姿势，右侧是患者舒适站直时的姿势

眶前下缘到外耳道顶部的视线倾斜角（SLS）或法兰克福线；以及从硬腭后缘到枕骨最尾侧的 McGregor 倾斜角（McGS）。

上肢和下肢的任何运动都应该是流畅的和对称的。不对称可能导致潜在的疼痛／无力。在评估姿势和运动时，临床医生还应观察颈椎周围的肌肉形态和软组织。肌肉体积和张力应评估左右对称性。对于来自畸形的慢性压力，肌肉可能会缩短、减弱或触诊变得柔软。例如，背侧后凸畸形患者会出现斜方肌压痛和张力增加（图 7.5）。畸形引起的张力也会导致颈椎周围软组织肿胀和压痛。

7.2.2　运动范围

颈部旋转、侧弯、屈曲和伸展对测量颈椎畸形程度很重要。临床医生应评估患者主动和被动运动范围的情况。在评估运动范围时，临床医生还应注意运动的质量、疼痛或对运动的抵抗力，以及运动引起的肌肉痉挛。颈部运动范围的正常参数如下：旋转 90°，13°~57°；侧向弯曲 43°，9°~21°；屈曲 60°，13°~32°。同时颈部活动度的降低可以作为颈椎病的一个指标（图 7.6）。它必须与身体检查和影像学的其他部分检查结合起来，以便将畸形与其他疾病区分开来。

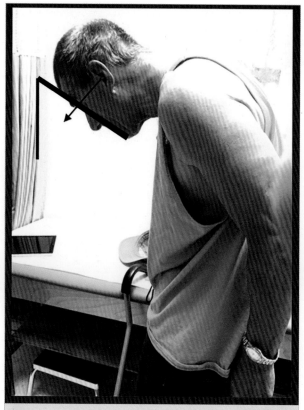

图7.4 70° CBVA的患者和该部位严重异常的线

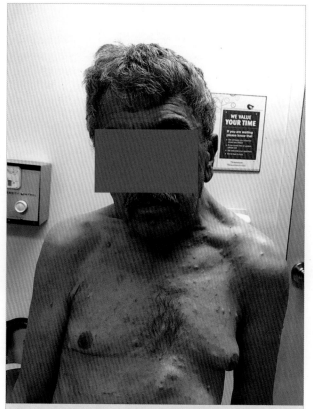

图7.5 颈椎畸形导致左斜方肌非对称性收缩和肥厚的患者

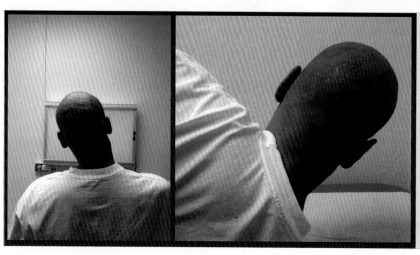

图7.6 摩托车事故2年后，右臂和左腿截肢的僵硬性颈部畸形患者。

7.2.3 神经学检查

肌力、感觉、反射

　　肌肉力量的下降，特别是上肢肌肉力量的下降，可能提示有继发于颈椎畸形的脊髓或神经根压迫。体格检查中力量的基本测试使用以下评分表测试运动对抗阻力：5，能够完全克服阻力；4（＋或－），能够部分克服阻力，但不能完全克服阻力；3，能够对抗重力，但无法克服阻力；2，存在肌肉收缩，但肢体不能对抗重力运动；1，存在肌肉抽搐，但肢体

无实质性运动；0，无运动。上肢的每一个关节都应该在左右两侧分别进行肩外展、肘关节屈伸、腕关节屈伸和手的内在力量测试。下肢力量也可以同样的方式进行测试。

　　同样地，反射也应该测试是否存在、等级和对称性，以下是分级标准：4，阵挛；3，反射亢进；2，反射正常；1，反射减弱；0，无反射。上肢应检查的反射包括二头肌、三头肌和肱桡肌。此外，应在头皮、颈部和上肢对触觉进行大体测试。为了进一

步区分哪些脊髓束可用，触觉可以进一步分为轻触觉、针刺觉、振动觉和本体感觉。下肢感觉和反射也应以同样的方式进行测试。

特定肌群和皮节对应的肌力下降、反射变化和感觉丧失可能与颈椎畸形对脊柱影响的节段有关。C1~C3 损伤可以没有症状或导致头皮和颈部感觉减弱。C4 水平的损伤会导致肩关节抬高无力，肩关节顶部和颈部后部的感觉减弱，反射无相关变化。单纯 C5 损伤可导致肩外展和外旋乏力，外侧臂和前臂感觉减弱，二头肌反射减弱。C6 损伤可导致肩外展减弱，肘关节屈曲和腕关节伸展减弱。感觉减退从外侧手臂延伸到拇指。除了肱二头肌反射外，肱桡神经反射也可能减弱。C7~T1 对神经根的损伤会导致腕关节屈曲和手部固有肌肉的无力。感觉减退包括手臂、前臂和手的内侧部分。三头肌反射也可能降低。

特殊刺激测试

颈椎畸形的体格检查中还有其他体征可能提示有脊髓受压。最著名的是霍夫曼征。霍夫曼征是通过轻弹中指的指甲而引出的。随后的同侧食指和 / 或拇指屈曲被认为是一个阳性征象，提示存在继发于颈椎压迫的潜在锥体束病理改变。此外，Spurling 试验可用于评估颈神经根受压迫情况。患者的颈部向症状侧弯曲 30°，并施加向下的轴向压力，阳性结果是出现沿受累皮节的放射痛。

7.3 影像学参数

7.3.1 颈椎前凸

颈椎前凸（CL）在影像学上测量为一个负角度，而后凸是一个正角度。如图 7.7 所示，测量颈椎前凸的方法有多种：改良 Cobb 法（MCM）、Jackson 生理应力线（JPS）、Ishihara 指数和 Harrison 后切线法（HPT）。所有的测量都可以用颈椎的 X 线或 CT 扫描的矢状面来获得。MCM（图 7.7a）的计算方法是先沿着 C2 和 C7 的椎体下终板画线，然后画垂直于两者的垂直线，垂直线相交处形成的角度即为颈椎前凸角。JPS（图 7.7b）是沿着 C2 和 C7 的椎体后缘绘制的两条线的交点。HPT（图 7.7c）通过绘制平行于 C2~C7 椎体后缘的垂直线来计算，加上所有节段的角度。

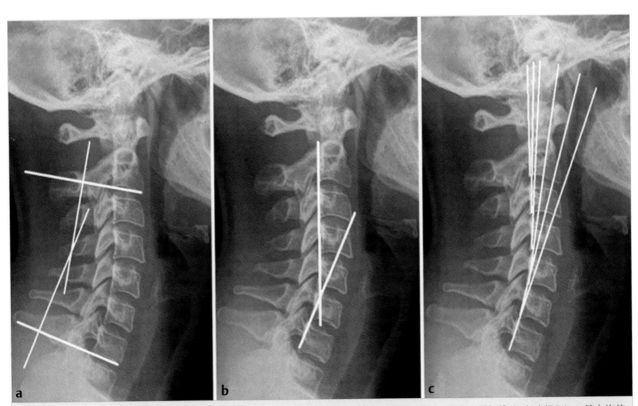

图7.7 矢状位X线片显示用于测定颈椎前凸的改良Cobb法（a）、Jackson生理应力线（b）、Harrison后切线（c）（经Scheer等允许使用）

最后，Ishihara 指数是一个比值，更高的数值对应更大的脊柱前凸。计算方法是从 C2 椎体后下角到 C7 椎体后下角画一条垂直线，然后画出通过 C3~C6 后下角的水平线和垂线。每条水平线的长度都加上，然后除以垂直线的长度。

颈椎前凸随年龄变化以补偿胸椎后凸和减少的腰椎前凸（LL）。多项研究显示，根据年龄和性别，颈椎前凸的范围很广。一项研究报告指出，20~25 岁的男性和女性的颈椎前凸值分别为 15° 和 16°，60~65 岁的男性和女性的颈椎前凸值分别增加到 22° ~25°。当观察颈椎各节段对整体前凸的贡献时，C1~C2 是最重要的前凸角度，而 C4~C7 是最低的。比较每种测量颈椎前凸的方法，结果表明 HPT 可能是最准确的估计值；然而，由于更好的可行性和更高的可靠性，MCM 是最常用的方法。

7.3.2　C2~C7 矢状位垂直轴（SVA）

顾名思义，矢状位垂直轴（SVA）主要关注颈椎的矢状位力线。该值是通过先从 C2 椎体中心画一条铅垂线，再从 C7 终板后上角画另一条垂线得到的。SVA 是这两条线之间的距离（图 7.8）。虽然已经进行了几项研究来确定 SVA 的正常范围，但仍然没有达成共识。正常值估计为（1.5±1）cm。测量方法易于使用，但会受到合并胸腰椎畸形的影响，在制订手术计划时必须考虑到这一点。

颈椎 SVA 已经成为与测量健康相关生活质量（HRQOL）因素相关联的最重要的颈椎参数之一，这些因素包括颈部残疾指数（NDI）、SF-36 精神和身体成分评分、颈部疼痛视觉模拟量表（VAS）。举例来说，Villavicencio 等的一项研究报告指出，随着颈椎矢状位力线的改善，临床结果也会有相应改善。Glassman 等发现，当与 HRQOL 评分相关联时，C7 铅垂线是最可靠的，并且矢状位力线不良程度与症状严重程度之间存在相关性。此外，研究显示，C2~C7 SVA 值大于 40mm 与更差的健康状况和更差的 NDI 评分相关。

7.3.3　颌眉垂线角（CBVA）

CBVA 是基于患者水平注视的角度。首先画一条连接患者下颌和眉部的斜线，然后从眉部画一条垂直线。CBVA 是由两条线之间的连接形成的角度（图 7.9）。手术矫正的目标是头部保持中立。头部中立位置对应于 CBVA 为 0，正值对应于头部向下倾斜，负值对应于头部向上倾斜。尽管在无症状患者中测定 CBVA 值正常范围的研究尚未完成，但已明确的是术后患者的正常值为 –10° ~10°。

下颌贴胸（Chin-On-Chest）畸形是一种严重的、僵硬的颈椎后凸畸形。CBVA 通常用于术前计划。这些患者的 CBVA 可高达 96°，平均 35.5°。矫正畸形能让水平注视被动得到改善。值得注意的是，CBVA

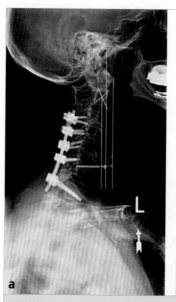
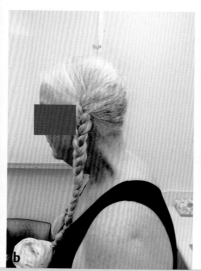
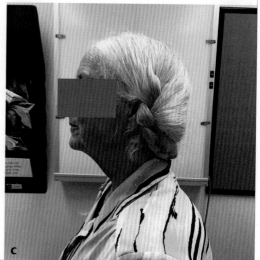

图7.8　（a）显示颈椎SVA测量的矢状位片（经Scheer等允许使用）。（b，c）颈椎后凸畸形患者手术前后SVA的临床病例

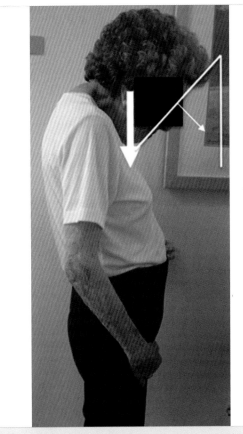

图7.9　CBVA测量的临床拍摄示范，患者站立位，颈部处于中立或屈曲位置，髋关节和膝关节伸直（经Scheer等允许使用）

过度矫正到 –10° 以下也会对水平注视产生负面影响。

7.3.4　T1倾斜角（T1S）

当与其他测量参数（如SVA）结合使用时，T1S

可用于描述颈椎畸形的特征。T1S是指T1椎体上终板与水平面形成的角度（图7.10）。T1S与CL的大小直接相关，这种关系类似于骨盆入射角（PI）与腰椎前凸（LL）的关系。当把CL的大小放在整个脊柱的范围来分析时，研究表明上述测量值在很大程度上是按比例变化的。例如，一个大的PI需要一个大的LL，胸椎后凸也相应增加，进而导致T1S和CL增加。如果CL随LL变化的整体变化不足以维持头部在骨盆上方的位置，将会导致肌肉张力和疼痛增加；但是，此时保持水平注视应该是足够的。Oe等发现，T1S大于40°或T1S–CL大于20°与更差的HRQOL有关。

7.4　结论

影像学上准确测量颈椎畸形程度是制订术前规划的必要步骤。本章中，我们总结了颈椎畸形的临床和影像学表现。本章的要点如下：（1）体格检查不仅要注意美学上的观察，还要注意与畸形有关的症状表现，如水平注视障碍、脊髓病和乏力；（2）测量CL最常用的方法是MCM，正常值为15°~25°，随年龄和性别的变化而变化；（3）颈椎SVA的正常范围是（1.5±1）cm，这一参数与HRQOL的关联性最为准确；（4）CBVA的正常范围为 –10°~10°，这一范围有助于保持正常的水平注视；（5）T1S值影响CL的大小，并与PI和LL的变化有关。

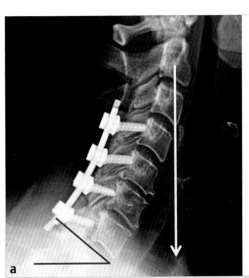
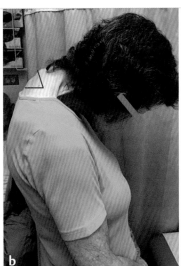
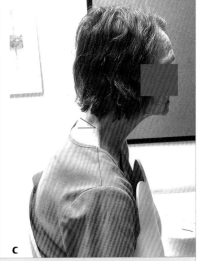

图7.10　（a）矢状位X线片，描绘T1倾斜角相对于颈椎SVA的角度（经Scheer等允许使用）。（b）手术前和（c）手术后严重颈胸畸形患者的T1倾斜角

参考文献

[1] Haines DE. Neuroanatomy: An Atlas of Structures, Sections, and Systems. 2007.

[2] Scheer JK, Tang JA, Smith JS, et al. International Spine Study Group. Cervical spine alignment, sagittal deformity, and clinical implications: a review. J Neurosurg Spine. 2013; 19(2):141–159.

[3] V J. Muscles and motor control in cervicogenic headache: traumatic vs. nontraumatic onset. Cephalalgia. 1994; 21:195–215.

[4] Passias P. Cervical Myelopathy. Philadelphia, PA: Jaypee Brothers Medical Publishers; 2016.

[5] Bible JE, Biswas D, Miller CP, Whang PG, Grauer JN. Normal functional range of motion of the cervical spine during 15 activities of daily living. J Spinal Disord Tech. 2010; 23(1):15–21.

[6] Tejus MN, Singh V, Ramesh A, Kumar VR, Maurya VP, Madhugiri VS. An evaluation of the finger flexion, Hoffman's and plantar reflexes as markers of cervical spinal cord compression - a comparative clinical study. Clin Neurol Neurosurg. 2015; 134:12–16.

[7] Houten JK, Noce LA. Clinical correlations of cervical myelopathy and the Hoffmann sign. J Neurosurg Spine. 2008; 9(3):237–242.

[8] Shah KC, Rajshekhar V. Reliability of diagnosis of soft cervical disc prolapse using Spurling's test. Br J Neurosurg. 2004; 18(5):480–483.

[9] Tan LA, Riew KD, Traynelis VC. Cervical spine deformity-Part 1: Biomechanics, radiographic parameters, and classification. Neurosurgery. 2017; 81 (2):197–203.

[10] Jackson R. The Cervical Syndrome. 2nd ed. Springfield, IL: Charles C Thomas; 1958.

[11] Jackson RP, McManus AC. Radiographic analysis of sagittal plane alignment and balance in standing volunteers and patients with low back pain matched for age, sex, and size. A prospective controlled clinical study. Spine. 1994; 19 (14):1611–1618.

[12] Harrison DE, Harrison DD, Cailliet R, Troyanovich SJ, Janik TJ, Holland B. Cobb method or Harrison posterior tangent method: which to choose for lateral cervical radiographic analysis. Spine. 2000; 25(16):2072–2078.

[13] Takeshita K, Murakami M, Kobayashi A, Nakamura C. Relationship between cervical curvature index (Ishihara) and cervical spine angle (C2–7). J Orthop Sci. 2001; 6(3):223–226.

[14] Hardacker JW, Shuford RF, Capicotto PN, Pryor PW. Radiographic standing cervical segmental alignment in adult volunteers without neck symptoms. Spine. 1997; 22(13):1472–1480, discussion 1480.

[15] Polly DW, Jr, Kilkelly FX, McHale KA, Asplund LM, Mulligan M, Chang AS. Measurement of lumbar lordosis. Evaluation of intraobserver, interobserver, and technique variability. Spine. 1996; 21(13):1530–1535, discussion 1535–1536.

[16] Villavicencio AT, Babuska JM, Ashton A, et al. Prospective, randomized, double- blind clinical study evaluating the correlation of clinical outcomes and cervical sagittal alignment. Neurosurgery. 2011; 68(5):1309–1316, discussion 1316.

[17] Glassman SD, Berven S, Bridwell K, Horton W, Dimar JR. Correlation of radiographic parameters and clinical symptoms in adult scoliosis. Spine. 2005; 30 (6):682–688.

[18] Oe S, Togawa D, Nakai K, et al. The influence of age and sex on cervical spinal alignment among volunteers aged over 50. Spine. 2015; 40(19):1487–1494.

[19] Tang JA, Scheer JK, Smith JS, et al. ISSG. The impact of standing regional cervical sagittal alignment on outcomes in posterior cervical fusion surgery. Neurosurgery. 2012; 71(3):662–669, discussion 669.

[20] Suk KS, Kim KT, Lee SH, Kim JM. Significance of chin-brow vertical angle in correction of kyphotic deformity of ankylosing spondylitis patients. Spine. 2003; 28(17):2001–2005.

第八章　颈椎截骨类型

Marcus D. Mazur, Christopher I. Shaffrey, K. Daniel Riew, Christopher P. Ames, Justin S. Smith

摘要

关于颈椎畸形前路和后路截骨矫形的各种截骨技术的报道很多。颈椎截骨分型系统是一个经过验证的分级量表，按照解剖学截骨范围和对稳定性的影响分为七级。分级系统涵盖内容全面，包含了矫正颈椎畸形所涉及的众多前路和后路截骨。该系统使用标准化的术语，以便于医生之间能够更有效地交流，同时也方便了对颈椎畸形的研究。

关键词：颈椎截骨分型，颈椎畸形，分型系统，术语，脊柱畸形

8.1　前言

颈椎截骨是畸形矫正非常重要的一项技术。颈椎畸形矫正对手术技巧要求很高，可能需要多次手术。有很多文献报道关于各种各样颈椎畸形矫正的前路和后路截骨技术最近出现了一个旨在将颈椎截骨类型进行标准化描述的经验证后的分级系统。该分型系统与 Schwab 等提出的胸腰椎截骨分级系统相似。

与脊柱疾病（如脊柱侧凸、脊柱滑脱以及创伤）的其他标准化分型系统非常相似，关于颈椎截骨的分级系统极大地方便了临床医生、影像科医生之间的交流和研究，同时也极大地方便了手术方案的制订。

8.2　颈椎截骨分级系统介绍

颈椎截骨分级系统提供了通用术语，使有关手术截骨类型的沟通更为方便和客观。该分级系统的推出并非为了明确手术适应证或协助制定恰当的手术方式。该系统是一个 7 分的量表，按照解剖学切除的范围可能产生的失稳进行分级（表 8.1，图 8.1）。其涵盖范围很广，包括了可能用于颈椎畸形矫正所涉及的各种手术截骨。

给定病例可能涉及多种截骨类型。最高级别截骨定义为大型截骨，其他较低级截骨定义为小型截骨。此外，修正型用来定义手术入路：前路（A）、后路（P）、前－后联合（AP）、后－前联合（PA）、前－后－前（APA），以及后－前－后（PAP）。

8.2.1　一级截骨：部分关节突关节切除或椎间盘切除和部分钩椎关节切除

一级截骨涉及关节部分切除。可以通过前路椎间盘切除和部分钩椎关节切除，后路部分关节突关

表8.1　颈椎截骨分型

截骨分级	截骨	描述	手术入路修正
一	部分关节突关节切除或前路椎间盘切除和部分钩椎关节切除	前路椎间盘切除术和部分钩椎关节切除或部分关节突切除	A、P、AP、PA、APA、PAP
二	关节突关节全切	责任节段上、下关节突关节全部切除	P、AP、PA、APA、PAP
三	部分或完全椎体次全切	部分或完全椎体次全切包括上下相邻椎间盘	A、AP、PA、APA、PAP
四	钩椎关至横突孔全切	通过椎体侧方和横突孔前路截骨	A、AP、PA、APA、PAP
五	开放楔形截骨	破骨性骨折后侧附件全切伴以椎体开放楔形截骨	P、AP、PA、APA、PAP
六	闭合楔形截骨	后侧附件全切伴以经椎弓根闭合楔形截骨	P、AP、PA、APA、PAP
七	椎体全切	一个或多个椎体切除包括上、下椎间盘以及钩椎关节、后侧椎板、关节突全切	AP、PA、APA、PAP

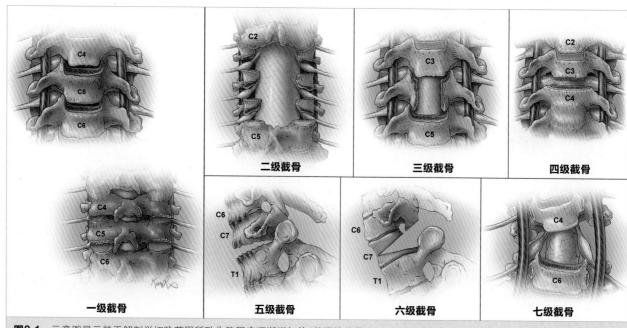

图8.1 示意图显示基于解剖学切除范围所致失稳程度逐渐增加的7种颈椎截骨类型（图片源自Xavier工作室）

节切除，或前后路联合切除完成。一级截骨对畸形矫正能力有限，但多节段截骨可以通过累积效应简化力线的调整。选择后路手术时，通过切除小关节表面软骨来提高融合率。

一级截骨可以通过前路、后路（修正型A或P），或两种入路的联合来完成（AP、PA、APA、PAP）。不论选择前路或后路，一级截骨都需要通过松解相对应的柱（分别为后柱或前柱）来实现矫形。

病例示范：一级截骨，修正型A

51岁男性，表现为颈脊髓病伴左上肢无力和肌肉萎缩。影像学检查显示颈椎前凸丢失伴以多节段椎间盘退变，但无明显关节突关节强直的表现（图8.2）。术前牵引48h后接受前路多节段椎间盘切除和部分钩椎关节切除，以及C3~C4、C4~C5、C5~C6、C6~C7椎间融合。

8.2.2 二级截骨：关节突关节全切

二级截骨需要切除给定节段的上下关节突关节。其他后方结构（如椎板、黄韧带和棘突）也可作为二级截骨的一部分进行切除，但这一级别的截骨不包括任何椎体部分的切除。这种截骨类似于胸腰椎畸形矫正时的常用截骨，有多种方式和术语，如Smith-Petersen截骨、Ponte截骨、多节段截骨、人字

形截骨，以及其他文献所述的扩大范围截骨。二级截骨常常在多节段进行以实现更大程度的矫正畸形。

二级截骨常选用后路（修正型P），但前柱的活动度是必要的。因此，二级截骨常常需要联合前路进行软组织松解（修正型AP、PA、APA，或PAP）

病例示范：二级截骨，修正型P

64岁男性患者，临床表现为颈痛伴以维持平视困难。影像学检查显示颈椎前凸减小（图8.3）但未显示前方椎间隙强直。考虑畸形可以部分复位。一期行后路C2~T10内固定融合，C3~C4、C7~T1行后柱截骨（关节突关节全切）。

8.2.3 三级截骨：部分或完全椎体次全切

三级截骨指部分或完全椎体次全切，包括相邻椎间盘切除。除了可松解前方以外，椎体次全切还能对椎管和椎间孔进行减压。结构性植骨材料或可撑开Cage可以置入截骨空间以重建颈椎生理曲度和促进融合。前路非常适合脊髓的减压，并能提供有利于椎间结构性植骨空间用于畸形的矫正。

前路（修正型A）多用于三级截骨，但后柱（例如关节突关节）的活动度对于保证最大限度畸形矫正是必要的。因此，三级截骨可以结合后路松解（修正型AP、PA、APA，或PAP）进行。

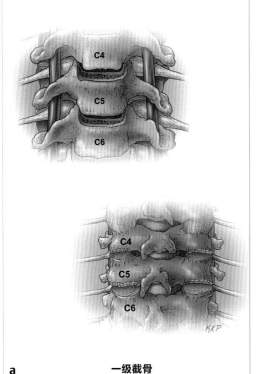
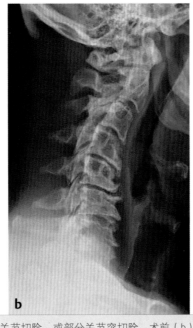
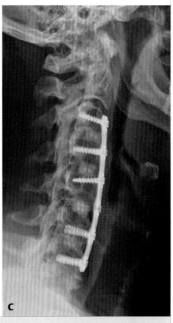

一级截骨

图8.2　（a）一级截骨，前路椎间盘切除，部分钩椎关节切除，或部分关节突切除。术前（b）和术后X线片（c）显示前路C3~C4，C4~C5、C5~C6和C6~C7椎间盘切除伴以部分钩椎关节切除（一级截骨，修正型A）

病例示范：三级截骨，修正型 A

72 岁女性，表现为颈痛伴颈脊髓病。影像学资料显示 C3 椎体 3° 滑脱，同时 C4~C5 椎间自发融合（图 8.5）。行一期前路 C4 和 C5 椎体次全切（大型截骨，三级，修正型 A），C6~C7 椎间盘切除（小型截骨，一级，修正型 A），C3 和 C6 之间同种异体腓骨植骨，C5 和 C6 间一体化同种异体骨植骨，C3~C7 钢板固定。

8.2.4　四级截骨：钩椎关节至横突孔全切

四级截骨需切除侧方钩椎关节及进入横突孔的前方骨质，可以做到前方彻底松解。向后一直切除后纵韧带。向外侧，切除椎间盘、钩椎直至横突孔。这种截骨有损伤椎动脉的风险。为了降低椎动脉扭曲的风险，尤其是重度后凸畸形需要在畸形顶点局部大幅度截骨矫形的患者，双侧椎动脉有时需要骨架化予以一定支撑。然而，如果是多节段逐步矫形，就没必要暴露椎动脉。在截骨矫形重建颈椎前凸时，为了防止神经根受压常需要前路椎间孔切开减压。颈椎强直患者应考虑通过四级截骨切除前柱侧方骨

赘，如既往曾行前路融合手术、弥漫性特发性骨肥厚症，或者固定性后凸的患者等。

四级截骨使用前入路（修正型 A），但需要后柱有活动度，因此可能需要联合后路松解手术（修正型 AP、PA、APA，或 PAP）。

病例示范：四级截骨，修正型 AP

59 岁男性，表现为颈痛伴平视不能（图 8.4）。影像学检查显示颈椎前凸消失伴弥漫性特发性骨肥厚以及 C3~C6 间隙广泛强直。选择分两期手术。首先行前路 C3~C4、C4~C5、C5~C6 椎间盘切除以及双侧钩椎关节切除并进行椎间植骨，完成侧方至双侧横突孔的彻底松解。二期行后路 C2~T3 内固定融合术。

8.2.5　五级截骨：开放楔形截骨

五级截骨需要完全切除后方结构（例如椎板、棘突以及关节突），随后制造一个控制下的骨折以使前柱前方楔形张开。为了在截骨闭合时给神经根预留足够的空间，需完全切除椎板、椎间孔以及椎弓根下侧部分。

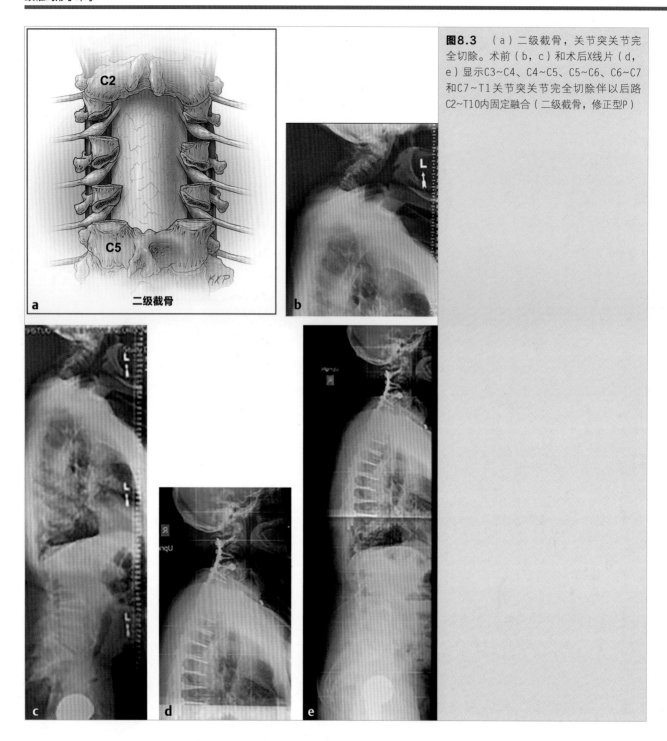

图8.3 （a）二级截骨，关节突关节完全切除。术前（b，c）和术后X线片（d，e）显示C3~C4、C4~C5、C5~C6、C6~C7和C7~T1关节突关节完全切除伴以后路C2~T10内固定融合（二级截骨，修正型P）

在保证脊髓监护的情况下，通过控制下的颈椎伸展动作诱导骨折来完成截骨。在这种情况下，中柱将作为支点，通过前方楔形张开实现前柱延长，后柱短缩。在矫形过程中，由于前柱延长可能牵拉软组织导致神经血管损伤或气管、食管损伤，因此必须小心操作。

五级截骨一般见于C7，正好低于椎动脉最常见的C6横突孔入口。然而，文献报道约有5%的人椎动脉始于C7；因此，术前制订手术计划时需要详细评估血管情况。沿着C6椎板下缘、T1椎板上缘完全切除C7椎板。为了防止截骨闭合过程中压迫C8神经根，需要进行C7~T1椎间孔减压。选择C7而非T1截骨还可以避免切除第1肋骨的麻烦。

五级截骨使用后方入路（修正型P），但可能需联合前路软组织松解才能完成（修正型AP、PA、APA，或PAP）。

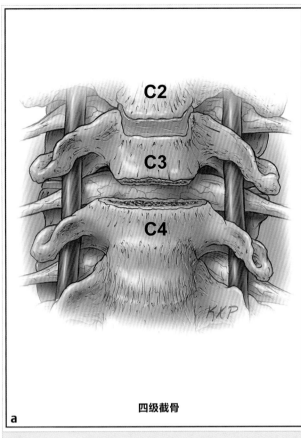

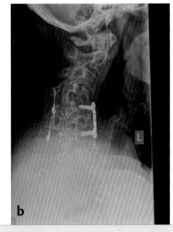

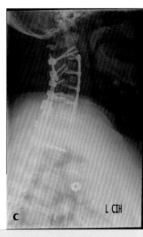

图8.4　（a）四级截骨，完全切除钩椎关节直至椎间孔。术前（b）和术后X线片（c）显示前路C3~C4、C4~C5和C5~C6钩椎关节完全切除直至椎间孔彻底松解，随后后路C2~T3内固定（四级截骨，修正型AP）

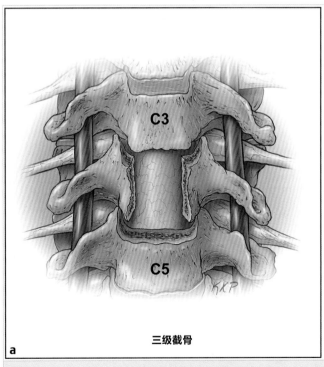

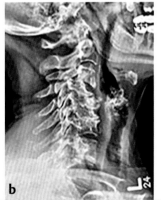

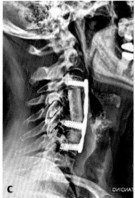

图8.5　（a）三级截骨，部分或完全椎体次全切。术前（b）和术后X线片（c）显示前路C4、C5椎体次全切（三级截骨，修正型A）

病例示范：五级截骨，修正型 PA

强直性脊柱炎男性患者，表现为下颌－胸畸形。影像学检查显示伴有多节段关节突关节和椎间隙融合的僵硬性后凸畸形（图 8.6）。行后路和前路联合多期手术。一期，后路切除 C6、C7 和 T1 后方结构，包括 C6~C7、C7~T1 的关节突关节。随后进行椎体闭合楔形截骨并闭合截骨面。然而，矫形仍然不够充分；因此，在脊髓监护下通过颈椎伸展动作制造可控的骨折以完成开放楔形截骨。这些操作将显著增加颈椎前凸。通过后路枕骨到 T5 的固定来维持预期的颈椎力线。随后，前路进行 C6~C7 椎间植骨并

辅以 C5~T2 钢板固定以保证前柱支撑的同时防止前向移位。

8.2.6 六级截骨：闭合楔形截骨

六级截骨需要完全切除后方结构（如椎板、棘突和关节突）、椎弓根和部分椎体去松质骨，随后切除椎弓根和椎体各壁，创造一个闭合楔形截骨面。这种截骨技术也称为经椎弓根截骨（Pedicle Subtraction Osteotomy，PSO）。椎弓根和椎体的去松质骨操作可以使用螺丝攻、刮匙、高速磨钻以及骨刀完成。类似于五级截骨，在术前需常规评估椎动脉走行路径以排除变异；六级截骨通常在 C7 进行，以避免侵扰

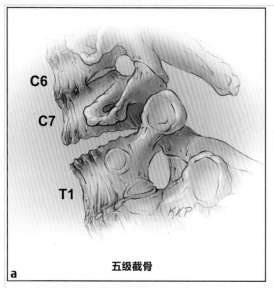

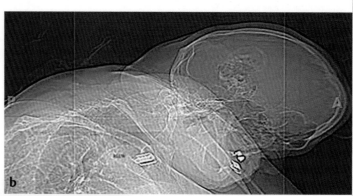

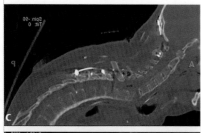

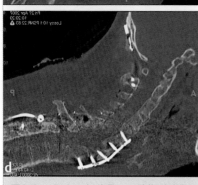

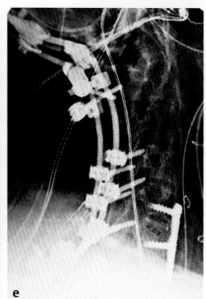

图8.6 （a）五级截骨，开放楔形截骨。术前（b）和术后影像学检查（c~e）显示强直性脊柱炎患者伴以下颌－胸畸形行C7开放楔形截骨（五级截骨，修正型PA）。后路枕骨到T5内固定融合，前路植骨融合伴以C5~T2钢板固定

椎动脉以及切除肋椎关节的麻烦。为了防止截骨闭合过程中压迫 C8 神经根，应进行广泛的椎间孔切除并切除椎弓根。根据颈椎畸形的不同分类，为了尽量减小损伤上肢神经支配的风险，六级截骨也可以选择 T2 或 T3 椎体水平进行。

理论上，因为闭合楔形截骨牵拉前方结构的程度不如开放楔形截骨大，因而六级截骨要比五级截骨更安全。截骨面闭合过程因为无须人为骨折因此可控性更强。此外，考虑到闭合楔形截骨无须像开放楔形截骨那样形成前柱空隙而损伤前纵韧带，另外，骨对骨接触面也更大，因此前者生物力学稳定性更好。

六级截骨使用后入路（修正型 P），但需联合前路松解才能完成（修正型 AP、PA、APA，或 PAP）。

病例示范：六级截骨，修正型 P

女性患者，既往 T4 至髂骨融合病史，因 C7 压缩性骨折继发颈椎前凸消失，脊髓受压导致脊髓病（图 8.7）。后路切除 C6、C7、T1 后方结构，C6~C7、C7~T1 关节突关节、C7 椎弓根，以及包括骨折部分在内 C7 椎体部分楔形切除。

以椎体前侧皮质为铰链支点通过颈椎伸展闭合

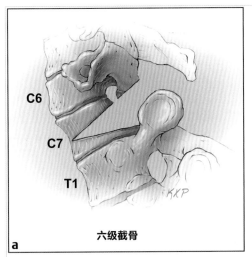

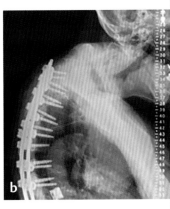

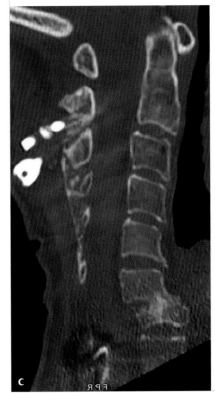

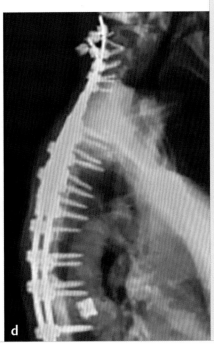

图8.7 （a）六级截骨，闭合楔形截骨。术前（b，c）和术后影像学检查（d）显示既往T4至髂骨内固定融合的患者出现C7压缩骨折伴后凸畸形，选择C7闭合楔形截骨联合内固定延长至C2（六级截骨，修正型P）

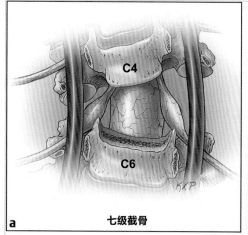
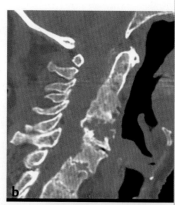
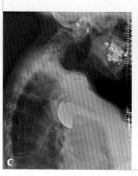
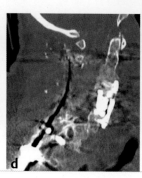
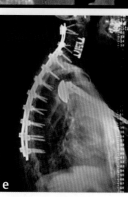

图8.8 （a）七级截骨，椎体全切。术前（b，c）和术后影像学检查（d，e）显示侵蚀性关节炎患者行C4和C5两节段椎体切除（七级截骨，修正型PAP）

楔形截骨面来增加颈椎前凸。通过延长固定至C2来维持新的颈椎力线。

8.2.7 七级截骨：椎体全切

七级截骨需要完全切除一个或多个椎体，包括邻近椎间盘、钩椎关节、关节突，以及椎板。通常需要前后路联合以保证腹侧、背侧松解，切除任何可能的脊髓致压物，通过延长前柱、短缩后柱重建受累节段。前柱选用定制的同种异体腓骨或融合器进行支撑。安全的椎体全切对手术技巧要求很高，适应证较少。因此，关于此种截骨的文献报道较少。

七级截骨需要前后路联合（修正型 AP、PA、APA，或 PAP）。

病例示范：七级截骨，修正 PAP

60 岁女性患者，表现为侵蚀性关节炎和颈椎后凸畸形，伴以多节段椎间隙以及关节突关节融合（图8.8）。选择多期手术减压矫正畸形。一期，行 C2、C3、C6 和 C7 固定。C3、C4、C5 和 C6 后方结构切除，C4~C5 关节突关节及 C4、C5 椎弓根切除。置入临时固定棒。二期，前路完全切除 C4、C5 椎体；切除 C3~C4、C4~C5、C5~C6 椎间盘；进行畸形矫正；置入可撑开融合器以及 C3~C6 前方钢板固定。三期，去除临时固定棒，延长固定至 T9，置入锁紧永久固定棒。

8.3 讨论

早期文献多报道颈椎畸形手术治疗对截骨技术要求很高、风险较大、并发症较多。尽管文献中报道了各种各样的截骨技术，但关于其临床疗效的研究报道多为回顾性研究，而且样本量较小。此外，手术技巧和具体内容描述的不统一也限制了不同研究结果之间的比较。手术医生很难判断文献报道的手术技术以及研究结果是否适用于自己的临床实践。近年来，随着手术技术、内固定器材、影像导航、神经麻醉以及脊髓监护的进步，极大地提高了复杂脊柱手术的安全性。然而，关于这些改进对患者疗效影响的临床研究还在进行当中。

颈椎截骨分级系统统一专用术语方便了手术医生以及研究人员之间的有效交流。在一组 11 名经验丰富的颈椎畸形外科医生的研究显示，该分级系统使用者内部信度很高。由于需要高等级截骨的复杂颈椎畸形相对少见，未来关于这方面的研究需要多中心合作才能保证足够的样本量。标准化语言的使用将有助于多中心合作，增大研究结果的普遍性、概括性。

参考文献

[1] Belanger TA, Milam RA, IV, Roh JS, Bohlman HH. Cervicothoracic extension osteotomy for chin-on-chest deformity in ankylosing spondylitis. J Bone Joint Surg Am. 2005; 87(8):1732–1738.

[2] Deviren V, Scheer JK, Ames CP. Technique of cervicothoracic junction pedicle subtraction osteotomy for cervical sagittal imbalance: report of 11 cases. J Neurosurg Spine. 2011; 15(2):174–181.

[3] Gertzbein SD, Harris MB. Wedge osteotomy for the correction of post-traumatic kyphosis. A new technique and a report of three cases. Spine. 1992; 17 (3):374–379.

[4] Kawahara N, Tomita K, Baba H, Kobayashi T, Fujita T, Murakami H. Closingopening wedge osteotomy to correct angular kyphotic deformity by a single posterior approach. Spine. 2001; 26(4):391–402.

[5] McMaster MJ. Osteotomy of the cervical spine in ankylosing spondylitis. J Bone Joint Surg Br. 1997; 79(2):197–203.

[6] Mehdian S, Arun R. A safe controlled instrumented reduction technique for cervical osteotomy in ankylosing spondylitis. Spine. 2011; 36(9):715–720.

[7] Steinmetz MP, Stewart TJ, Kager CD, Benzel EC, Vaccaro AR. Cervical deformity correction. Neurosurgery. 2007; 60(1) Suppl 1:S90–S97.

[8] Stewart TJ, Steinmetz MP, Benzel EC. Techniques for the ventral correction of postsurgical cervical kyphotic deformity. Neurosurgery. 2005; 56(1) Suppl:191–195, discussion 191–195.

[9] Wollowick AL, Kelly MP, Riew KD. Pedicle subtraction osteotomy in the cervical spine. Spine. 2012; 37(5):E342–E348.

[10] Tokala DP, Lam KS, Freeman BJ, Webb JK. C7 decancellisation closing wedge osteotomy for the correction of fixed cervico-thoracic kyphosis. Eur Spine J. 2007; 16(9):1471–1478.

[11] Kim HJ, Piyaskulkaew C, Riew KD. Anterior cervical osteotomy for fixed cervical deformities. Spine. 2014; 39(21):1751–1757.

[12] Simmons ED, DiStefano RJ, Zheng Y, Simmons EH. Thirty-six years experience of cervical extension osteotomy in ankylosing spondylitis: techniques and outcomes. Spine. 2006; 31(26):3006–3012.

[13] Ames CP, Smith JS, Scheer JK, et al. International Spine Study Group. A standardized nomenclature for cervical spine soft-tissue release and osteotomy for deformity correction: clinical article. J Neurosurg Spine. 2013; 19(3):269–278.

[14] Schwab F, Blondel B, Chay E, et al. The comprehensive anatomical spinal osteotomy classification. Neurosurgery. 2015; 76 Suppl 1:S33–S41, discussion S41.

[15] Smith-Petersen MN, Larson CB, Aufranc OE. Osteotomy of the spine for correction of flexion deformity in rheumatoid arthritis. Clin Orthop Relat Res. 1969; 66(66):6–9.

[16] Geck MJ, Macagno A, Ponte A, Shufflebarger HL. The Ponte procedure: posterior only treatment of Scheuermann's kyphosis using segmental posterior shortening and pedicle screw instrumentation. J Spinal Disord Tech. 2007; 20 (8):586–593.

[17] Briggs H, Keats S, Schlesinger PT. Wedge osteotomy of the spine with bilateral intervertebral foraminotomy; correction of flexion deformity in five cases of ankylosing arthritis of the spine. J Bone Joint Surg Am. 1947; 29(4):1075– 1082.

[18] O'Shaughnessy BA, Liu JC, Hsieh PC, Koski TR, Ganju A, Ondra SL. Surgical treatment of fixed cervical kyphosis with myelopathy. Spine (Phila Pa 1976). 2008; 33:771–778.

[19] Bruneau M, Cornelius JF, Marneffe V, Triffaux M, George B. Anatomical variations of the V2 segment of the vertebral artery. Neurosurgery. 2006; 59(1) Suppl 1:ONS20–ONS24, discussion ONS20–ONS24.

[20] Scheer JK, Tang JA, Buckley JM, et al. Biomechanical analysis of osteotomy type and rod diameter for treatment of cervicothoracic kyphosis. Spine. 2011; 36(8):E519–E523.

[21] Etame AB, Wang AC, Than KD, La Marca F, Park P. Outcomes after surgery for cervical spine deformity: review of the literature. Neurosurg Focus. 2010; 28 (3):E14.

[22] Smith JS, Ramchandran S, Lafage V, et al. International Spine Study Group. Prospective multicenter assessment of early complication rates associated with adult cervical deformity surgery in 78 patients. Neurosurgery. 2016; 79 (3):378–388.

第九章　半刚性畸形的低级别截骨术

Philippe Bancel

摘要

　　颈椎畸形在 3 个维度上都可以发生，但以矢状面的后凸畸形最为常见。已经证实，颈椎畸形及其所产生的后果（如失稳和神经功能障碍）可以对患者的生活质量产生重要影响。临床查体应包括评估颈椎整体和局部的排列情况、疼痛、神经症状以及颈椎的柔韧度。影像学评估应包括局部和整体序列的相关参数以及畸形的柔韧度。如果条件允许，可以采用磁共振成像（MRI）评估是否存在神经损伤。计算机断层扫描（CT）可用于骨组织的详细评估，包括总体解剖、异常结构以及是否进行过后方小关节融合术。血管造影可用于评估椎动脉的走行，以及是否存在解剖变异。耳鼻喉科医生的评估可能在指导前路手术方面有一定的价值，尤其是在既往有前路颈椎手术史的患者当中。对于一些颈椎畸形，经颈前入路结合低级别截骨（部分或全部钩突切除）可以矫正畸形并解除脊髓和神经根的压迫，同时避免了一些与较高级别截骨相关的并发症的发生。低级别颈椎截骨术是通过前路椎间盘切除和暴露两侧钩突的内外侧来实现的。钝性剥离椎动脉至贴近骨面之后，向后插入剥离器对其进行保护。钩突的部分或完全切除可以使用各种器械进行，包括高速磨钻和椎板咬骨钳（Kerrison Rongeurs）。为了增加矫正率和固定的可靠性，有必要进行后方的固定和关节融合，在小关节已经融合的情况下可以同时结合（或不结合）截骨矫形。这项技术降低了围手术期和术后并发症的风险，同时可以恢复颈椎前凸和进行椎管减压。

　　关键词：颈椎畸形，颈椎前路手术，颈椎低级别截骨术，半刚性颈椎畸形

9.1　前言

　　颈椎畸形在 3 个维度上都可以发生，但以矢状面上的后凸畸形最为常见。后凸畸形可以随着头部重心的异常投影位置而逐渐进展并变得更加僵硬。患者可能出现维持平视或站立位困难、吞咽功能障碍、呼吸功能障碍、神经根病和 / 或脊髓病。由椎间盘和 / 或小关节退变、神经压迫、软组织制约和肌肉劳损引起的疼痛逐渐进展。由于需要腰椎代偿以维持脊柱的整体力线，也可能发生腰痛。已经证实，颈椎畸形及其产生的后果（如失稳和神经功能障碍）可以对生活质量产生重要影响。

9.2　临床表现

　　正常情况下，头部在矢状面和冠状面的投影都位于骨盆的中心。颈椎畸形患者的临床检查应包括整体脊柱序列的视觉评估（图 9.1）。已经证明，这种临床上整体平衡和畸形位置的评估在正确的选择手术节段方面是非常有价值的。Riew 强调了上述理论，在他的研究中提出，矫形术后持续的不平衡后可能导致手术失败。

　　颈椎序列不佳可以通过测量下颌 - 胸骨距和颌眉垂线角（CB 椎动脉）进行临床评估，通过这两项可以对平视进行量化。头部前后投影可以通过倾斜角进行评估（侧位 X 线片上可以测量）。Vitaletal 等将这种投影定义为"伸展或收缩"。

　　颈椎畸形的柔韧性对于手术计划很关键。站立位下，对患者进行被动和主动后伸检查，以评估颈椎后凸畸形可以矫正的程度。仰卧位时可以测量检查台和枕骨之间的距离，但在畸形的近端和远端可能因为存在一些柔韧性而干扰测量结果。Koller 描述了 3 种类型的"柔韧性"（图 9.2）。临床检查与过伸、过屈位侧位 X 线片中测量的 C2~C7 的 Cobb 角改变有关。在融合后或刚性畸形患者中，上述角度变化很小或没有变化（< 2°）。半刚性畸形可以被部分矫正，而柔性畸形可以被完全矫正。

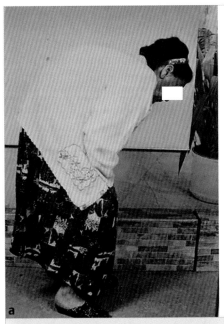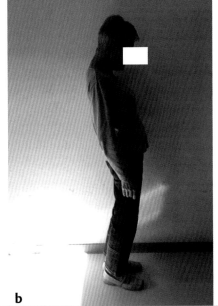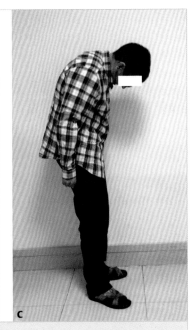

图9.1　各种整体平衡的颈椎畸形的类型

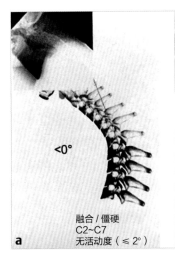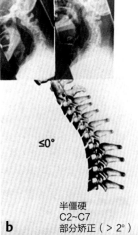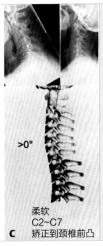

图9.2　3种类型颈椎的柔韧性

a　融合 / 僵硬　C2~C7　无活动度（≤2°）

b　半僵硬　C2~C7　部分矫正（>2°）

c　柔软　C2~C7　矫正到颈椎前凸

颈椎的整体活动度与每个椎间盘和小关节的节段性运动有关。病理过程可以引起活动度的丧失。在强直性脊柱炎患者中，脊柱所有结构（前部和后部）都融合在一起，畸形趋于僵硬。在畸形的顶点处，椎间盘和后侧小关节经常保持活动，这些畸形通常是柔软性的。在半刚性畸形中，椎间盘间隙和钩突和 / 或后方小关节可能部分融合，在后伸时畸形可能会有一些矫正。

全面的神经学检查也很重要。这应该包括对感觉改变、上肢和下肢的运动检查以及脊髓病证据的评估。

9.3　影像

脊柱全长站立正侧位像对于脊柱整体序列的测量是十分必要的。颈椎正位和侧位 X 线片可用于确定畸形的范围以及受累椎体水平，并可以从中测量重要的影像学参数，包括 C2~C7 前凸、C2~C7 矢状位垂直轴、胸椎后凸、腰椎前凸、骨盆指数及骨盆倾斜角。

最大屈曲和伸展时的侧位 X 线片在可用于确定脊柱的刚性以及在畸形近端和远端残留的柔韧性。这些 X 线片也同样用于定位要治疗的部位；EOS 成像最大限度地减少了辐射量且可以进行全身观察，对于整体畸形的评估尤其有用。如果条件允许，可以采用磁共振成像（MRI）评估神经损伤的证据。如果没有 MRI，CT 脊髓造影也可以提供类似的信息。CT 对于手术计划十分重要，尤其当分析椎间盘间隙是否开放（未融合）、是否存在骨赘以及寻找后纵韧带骨化的证据的时候。此外，CT 在评估钩突关节和小关节融合方面也很价值。

椎动脉可能存在解剖变异或交通支，并可能有粘连区域，特别是在存在炎症性疾病（如类风湿性关节炎或感染）或既往存在手术史的情况下。外科医生应尽量进行血管造影检查以确定椎动脉的解剖和路径特点，以及评估椎动脉的通畅性和椎动脉解剖学优势。

耳鼻喉科医生的评估可能在指导前路手术方面有一定的价值，尤其是在既往有前路颈椎手术史的患者当中。在 Lee 及其同事的一系列研究中，既往前路手术史或多节段的融合增加了吞咽困难和发音困难的风险。如果两侧声带功能正常，则左前路或右前路都可以作为手术入路。在以前的手术中，外科医生们更喜欢避开瘢痕组织。然而，在存在声带麻痹的情况下，为了避免损伤对侧声带，手术入路必须通过瘢痕组织。

9.4 术前计划

决定是否进行手术治疗的指征应包括对保守治疗的反应、畸形进展情况、临床症状、生活质量以及患者的偏好。伴有脊髓病的患者，特别是在病情严重或明显进展的情况下，应倾向于手术治疗。术前计划包括定位畸形的节段及其范围、测量畸形的角度并预测所需的矫正强度、评估畸形的刚性，包括畸形节段近端和远端周围组织柔韧性。术前计划还应考虑到避免可能发生的神经损伤，包括由直接压迫、失稳或术后由于脊柱延长所引起的神经损伤。

9.5 手术技术

半刚性畸形通过前路或后路截骨术都可以矫正。如果术前评估显示单发的前方融合，则以前路手术为首选。多节段颈椎前路椎间盘切除融合术（ACDF）或椎体切除术是终末的手术方式；但是，本章将一步一步地探讨钩椎关节截骨。根据 Tan 和 Riew 的描述，钩椎关节截骨术被定义为通过钩椎关节，并延伸到两侧横突孔的截骨。

Ames 及其同事描述了颈椎截骨技术并对其进行了分类。他们对截骨和软组织松解的分类包括 7 个级别解剖结构切除，这些级别代表逐渐增加的骨质去除范围和潜在的失稳。由于给定病例的手术过程可能涉及多个切除类型的组合，级别最高的截骨术被指定为"大型截骨"，而较低级别的截骨术被指定为"小型截骨"。在这个分类中，钩椎关节的完全切除被分在第 4 级（图 9.3）。

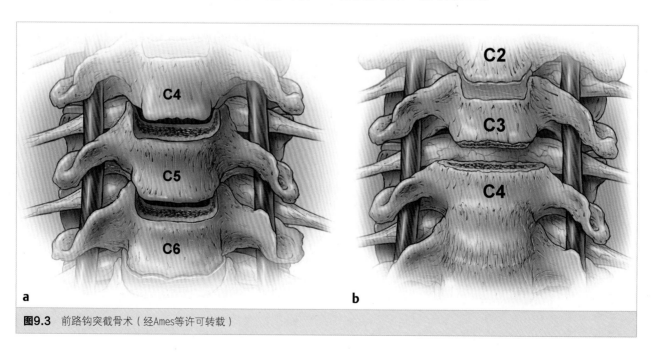

图9.3 前路钩突截骨术（经Ames等许可转载）

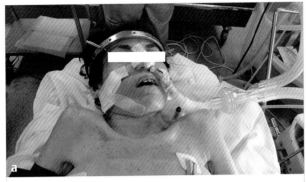

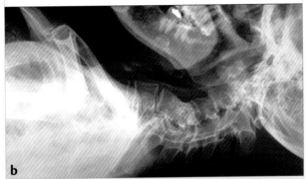

图9.4　Halo氏头环牵引和鼻腔插管

脊髓受压的情况下）。颈部常规消毒铺单，由于我们倾向选用垂直切口进行矫形手术，这里我们选用Smith-Robinson入路。根据畸形、既往手术史、声带功能和外科医生的偏好，切口可以选取右侧或左侧。在存在冠状面畸形（脊柱侧凸）的情况下，我们更喜欢将切口选择在凸侧，这样可以获得更大空间且更容易矫形。

对于严重的颈椎畸形，前路手术的挑战性可能较高且要求更加苛刻。手术期间甚至手术前几日对半刚性畸形施加牵引有助于减小畸形角度，并提供更好的手术视野。在本章中，我们讨论基于 Tan 与Riew 的技术的半刚性和刚性颈椎畸形这两种情况下的截骨术。

颈椎前侧暴露，分离颈长肌并拉向两侧。此步骤可能会造成出血，为此我们使用电凝止血和骨蜡。此过程的一个重要步骤是定位钩突，这可以通过在钩突的外侧使用 2mm 或 4mm 的剥离器紧贴骨面的钝性剥离来实现。肋突（横突孔的前环）被用作识别融合的椎间隙的标志，因为椎间隙和钩突正好位于肋突头侧缘的内侧（图 9.5）。

切除过程中剥离器保持位置不变，识别钩突的外侧边界，保护椎动脉，并引导侧方骨质切除。在椎动脉存在解剖学变异的困难情况下，我们使用George 的椎动脉解剖技术。逐步完全暴露横突孔前环，然后通过贴近骨面的钝性解剖，在环的上、下方穿过横突孔。使用一个小号 Kerrisson 咬骨钳切除前环。椎动脉可以被清晰地识别且安全地保护在切除范围之外（图 9.6）。有时候椎动脉可能被静脉复合体包围，这种情况可以辅以双极电凝处理，避免出血。

此时，融合的钩突关节完全暴露，椎动脉被排

手术前，将患者置于床旁 Halo 氏架中进行牵引，使用肌肉松弛剂以尽量减小畸形程度。拍摄侧位 X线片以显示复位程度。比起 Gardner-Wells 装置，我们更倾向于应用 Halo 氏架，因为在术中应用 halo 氏架时我们可以更容易地操纵头部。手术在全麻下进行。根据畸形程度的不同，有时无法进行经口插管，只能通过鼻腔进行（图 9.4）。将患者置于仰卧位，但在僵硬的后凸畸形状态下，头部可能无法平放，这时则可能需要垫枕支撑。

麻醉状态下，我们测量枕骨隆和手术台之间的距离，以及下颌–胸骨距，并在透视下用侧位像评估脊柱序列。有时，当患者处于全麻的肌松状态时，畸形可以得到部分复位。通过牵引装置施加颈椎牵引（2~3kg），动脉压维持在 80mmHg 左右（尤其在

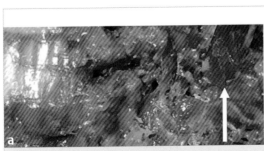

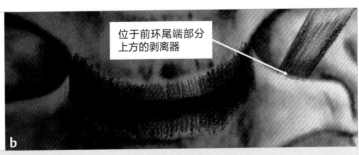

位于前环尾端部分上方的剥离器

图9.5　横突孔前环暴露，剥离器在头侧缘上方解剖（剥离器指示前环上部）（方块内文字：剥离器在前环颅缘上方）

图9.6 如果切除前环，椎动脉出现在横突孔内

除在外。接下来，我们不使用 Riew 推荐的 Caspar 钉，因为我们发现汇聚的钉子会过多地占据手术视野，在松解对侧时阻碍手术医生手的操作。另外，我们认为 Riew 使用 Caspar 钉来矫正畸形具有潜在的风险，尤其是对于老年和骨质疏松症患者。相反，我们从极外侧垂直椎体植入两枚 15/10 针，可更好地牵拉肌肉和软组织（图9.7）。这些针构成了一个角度，可以在我们截骨开始时作为参考，通过对比该

角度和截骨后的新角度可以估算预期矫正量。然后切除椎间盘直到后纵韧带，之后钩突的内外侧就会完全暴露（图9.8）。

使用高速磨钻进行截骨（图9.9）。在单纯后凸畸形的情况下，截骨平面须绝对垂直于颈椎，在椎间盘同一位置进行。任何非对称性的截骨都可能导致医源性的冠状面畸形。相反，在合并冠状位和后凸畸形的情况下，截骨应该是非对称的。骨切除一直进行到后纵韧带。此过程必须避免硬膜损伤。

先切除部分钩突。如果钩突未完全融合，则不需要完全切除。如果钩突完全融合，可以尝试用 Cobb 剥离器在靠近残留钩突的椎间隙中旋转以制造一些"骨折"，以避免钩突的完全切除。同样的动作也可以用椎体撑开器来完成。

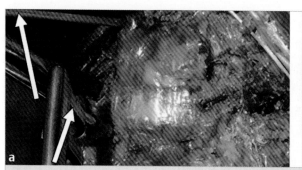
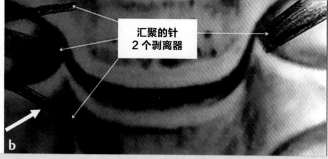

图9.7 椎间隙的暴露，侧方横向插入两枚针以汇聚的角度插入椎体中

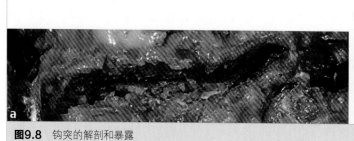
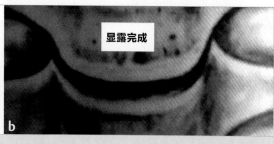

图9.8 钩突的解剖和暴露

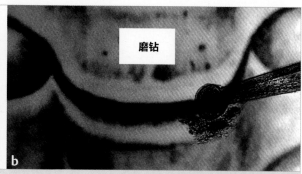

图9.9 高速外科磨钻

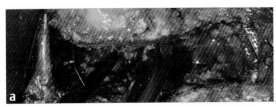

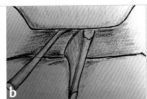

图9.10　（a）Cobb牵开器，通过旋转的动作撑开椎间隙；钩突被完全切除。（b）脊髓在手术视野的深层

如果此时还没有"活动度"，则必须完全切除钩突。重要的是，磨钻头永远不要超过钩突关节的外侧界限。当只剩下一层非常薄的骨壳时，残留的骨皮质可以用非常小的 Kerrisson 咬骨钳或刮匙去除。由于通过打开椎间隙前方矫正局部后凸可能导致椎间孔狭窄，因此建议进行椎间孔切开术以避免神经根卡压。

一旦两侧钩突已充分松解或完全切除，就可以实现后凸畸形的矫正。取走患者头下的垫枕，手术医生对 Halo 氏环的前环施加可控的压力。Cobb 拉钩和撑开器此时通过打开及撑开椎间隙起辅助作用（图 9.10）。我们不喜欢使用两枚 Caspar 钉进行矫正，因为其施加的张力不符合生物力学原理，而且在老年患者中可能存在椎体骨折的风险。之前从侧方打入针的新角度反映了局部的矫正角度。如果后方关节突关节没有融合，并且有残余的活动度，矫正将更加容易。即使关节突关节部分融合，由于前方的力臂较长，也可以矫正。

在这个阶段出现风险不是过度矫正（脊柱的其余部分是可动的），而是矫正不足。有必要评估新的矢状面序列。头部现在必须接触手术台，下颌 – 胸骨距必须恢复至正常值。行 X 线拍片以测量新的 Cobb 角。增加牵引重量到 9kg 以稳定前凸角度。

如果在多个节段上进行了截骨，可以使用大的 Cage。如果所有的矫形都在一个节段上完成，前方留下了很大的缺损，我们更喜欢使用取髂骨植骨，因为髂骨具有良好的可塑性并且更好地适应缺损位置。使移植骨和终板之间的接触面最大化很重要，这样可以避免假关节形成和植入物下沉。将前路钢板按照颈椎曲度进行预弯、安放，在钢板的上部和下部植入螺钉。在老年骨质疏松症患者中，我们增加了后路融合和固定，以确保术后的稳定性。

如果矫正不足，小关节融合，脊柱后方已经固定，或有后方融合块，则可能需要进行二期手术以

增加矫正量。在这种情况下，只能将植骨材料置于截骨部位的前方，以便在后路手术产生额外的前凸时留下一定的自由度。只将支撑钢板上方或下方的螺丝固定，以避免移植物突出。后路额外实现的前凸会在前方移植物的后部施加压力使其融合。后路截骨可以如 Ames 等所描述的那样在一个或多个水平上实现并进行固定融合。

关闭伤口留置引流管。理论上无须外固定。推荐早期活动和物理治疗（图 9.11）

9.6　讨论

对于颈椎的半刚性畸形，术前规划可能是具有挑战性的。手术的总体目标是恢复最佳的局部和整体生理角度，在脊髓病或神经根病的情况下改善疼痛和缺陷，对生活质量产生积极影响。这种矫正是通过融合和固定来维持的。

目前关于此种畸形矫正的文献对手术计划帮助不大。在国际脊柱研究小组（International Spine Study Group）最近的一项研究中，Smith 及其同事得出结论，对颈椎畸形的手术治疗而言，即使是最简单的类型也明显缺乏共识。Kandasamy 与 Abdullah、Nemani 等、Etame 等和 Han 等人都回顾了常规文献，这些文献主要由具有混合病因的回顾性研究组成。

后路截骨术最初是由 Simmons 为强直性脊柱炎患者设计的。Smith 等近期回顾了 23 名接受后路三柱截骨矫形术的患者，注意到总的并发症发生率为 56.5%。畸形顶点的后方矫正也可以实现。之前已经提出了部分小关节切除或全小关节切除（Ponte 截骨），但这些截骨术需要依赖前柱残留的活动度获得必要的矫正。前路矫正提供了另外一种方式：可以同时进行矫正、脊髓和神经根减压、脊柱重建，且与后路高级别截骨术相比并发症的风险更低。

最初，外科医生在没有内固定的情况下进行前路椎体切除和融合。在 Zdeblick 和 Bohlman 报道的一

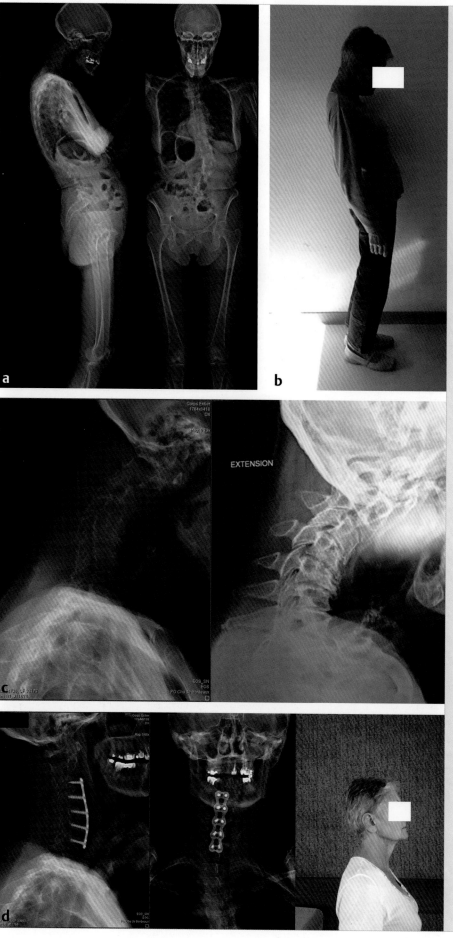

图9.11 病例介绍（由O.Gille收集）：患者60岁女性，无法维持平视，伴有神经根病、颈部疼痛，无法进行日常生活。EOS全长像显示腰椎侧弯畸形伴有骶骨高度后倾。（a）髋关节过伸无法使患者脊柱恢复正常序列。（b）中立位和过伸侧位颈椎X线片显示僵硬的颈椎后凸，但小关节没有融合。（c）多个节段的前路截骨术，使用Cage和钢板可以恢复颈椎前凸和正常的整体序列（d）

系列病例中，矫正丢失至少 4°；而在 Riew 等报道的一系列病例中，只有 8/18 名患者的后凸角度得到了降低。颈椎钢板和螺钉的引入使矫形更加充分，且降低了并发症的发生率。一些作者提出了 ACDF 和椎体切除术的混合技术；然而，椎体切除术往往只能产生少量的矢状面矫正，且必须融合的节段跨度更长。

单节段前路截骨或多节段椎间盘切除术是矫正半刚性颈椎畸形的另一种有效方法。Kim 和 Riew 首先详细说明了这项技术。在 Kim 及其同事的一系列病例报道中，作者回顾了 38 名因颈椎僵硬性畸形而接受前路截骨术的患者。他们的前路截骨术提供了平均 23° 的角度矫正和 1.3cm 的平移矫正。尽管这样做的目的大多只是为了进一步的稳定，但如果结合 Smith–Petersen 截骨术（SPO），他们获得了平均 33° 的角度矫正和 3.7cm 的平移矫正。此外，两组患者中未见任何神经系统并发症或术中神经监测变化。未见早期或晚期矫正丢失或其他并发症。

在最近一项针对 61 名患者的研究中，Kim 等描述了在治疗颈椎畸形时通过不同类型的颈椎截骨术获得的矫正量。他们的结论是，基于后方的截骨术比前方截骨术（ATO）能够提供更好的平移矫正。一个经椎弓根椎体截骨术（Pedicle Subtraction Osteotomy，PSO）实现的角度校正类似于 ATO+SPO。应用 ATO+SPO 比单独地应用 PSO 效果相同或更好，手术时间相同，估计失血量较少。

9.7 结论

颈椎前路截骨术，在 Ames 和其同事的命名中被归类为"低级别截骨术"，是矫正半刚性颈椎畸形的一种非常有效的方法。与高级别后路截骨术相比，这种技术降低了围手术期和术后并发症的风险。后路技术与额外的松解可能有助于在某些情况下，改善矫正和增加稳定性。

参考文献

[1] Riew KD. Cervical deformity assessment, clinical impact and a new technique for cervical deformities. Conference at the Annual Meeting SFCR; June 1–3, 2017.

[2] Vital JM, Senegas L, Yoshida G. Les nouvelles données sur l'équilibre sagittal cervical. Le Rachis. 2016; 4:27–29.

[3] Koller H. Cervical spine profile issues- cervical kyphosis. The XVIII CSRS-ES Cadaveric Instructional Course. March 31–April 1, 2016. Barcelona, Spain.

[4] Lee MJ, Bazaz R, Furey CG, Yoo J. Risk factors for dysphagia after anterior cervical spine surgery: a two-year prospective cohort study. Spine J. 2007; 7 (2):141–147.

[5] Tan LA, Riew KD. Anterior cervical osteotomy: operative technique. Eur Spine J. 2018; 27 Suppl 1:39–47.

[6] Ames CP, Smith JS, Scheer JK, et al. International Spine Study Group. A standardized nomenclature for cervical spine soft-tissue release and osteotomy for deformity correction: clinical article. J Neurosurg Spine. 2013; 19(3):269–278.

[7] Bancel PH. Abord anterieur de l'artère vertébrale et de la charnière occipito cervicale Pre meeting. Laboratoire d'anatomie - Fer à Moulin Annual meeting SFCR Paris; June 2014.

[8] Georges B, Laurian C. Surgical approach to the whole length of the vertebral artery with special reference to the third portion. Acta Neurochir. 1980; 51:259–272.

[9] Smith JS, Klineberg E, Shaffrey CI, et al. International Spine Study Group. Assessment of surgical treatment strategies for moderate to severe cervical spinal deformity reveals marked variation in approaches, osteotomies, and fusion levels. World Neurosurg. 2016; 91:228–237.

[10] Kandasamy R, Abdullah JM. Cervical spine deformity correction: an overview. World Neurosurg. 2016; 91:640–641.

[11] Nemani VM, Derman PB, Kim HJ. Osteotomies in the cervical spine. Asian Spine J. 2016; 10(1):184–195.

[12] Etame AB, Than KD, Wang AC, La Marca F, Park P. Surgical management of symptomatic cervical or cervicothoracic kyphosis due to ankylosing spondylitis. Spine. 2008; 33(16):E559–E564.

[13] Han K, Lu C, Li J, et al. Surgical treatment of cervical kyphosis. Eur Spine J. 2011; 20(4):523–536.

[14] Simmons EH. The surgical correction of flexion deformity of the cervical spine in ankylosing spondylitis. Clin Orthop Relat Res. 1972; 86(86):132–143.

[15] Smith JS, Shaffrey CI, Klineberg E, et al. on behalf of the International Spine Study Group. Complication rates associated with 3-column osteotomy in 82 adult spinal deformity patients: retrospective review of a prospectively collected multicenter consecutive series with 2-year follow-up. J Neurosurg Spine. 2017; 27(4):444–457.

[16] Zdeblick TA, Bohlman HH. Cervical kyphosis and myelopathy. Treatment by anterior corpectomy and strut-grafting. J Bone Joint Surg Am. 1989; 71 (2):170–182.

[17] Riew KD, Hilibrand AS, Palumbo MA, Bohlman HH. Anterior cervical corpectomy in patients previously managed with a laminectomy: short-term complications. J Bone Joint Surg Am. 1999; 81(7):950–957.

[18] Kim HJ, Piyaskulkaew C, Riew KD. Anterior cervical osteotomy for fixed cervical deformities. Spine. 2014; 39(21):1751–1757.

[19] Kim HJ, Piyaskulkaew C, Riew KD. Comparison of Smith-Petersen osteotomy versus pedicle subtraction osteotomy versus anterior-posterior osteotomy types for the correction of cervical spine deformities. Spine. 2015; 40 (3):143–146.

第十章 钩椎关节截骨术（前路 Riew 截骨术）治疗僵硬性颈椎畸形

Lee A. Tan, Christopher P. Ames, K. Daniel Riew

摘要

颈椎前路截骨是治疗颈椎僵硬性畸形的一种有效的手术方法。与颈椎椎弓根截骨术相比，由于可以在整个颈椎的多个节段中进行，前路截骨术更安全、用途亦更为广泛。本章节对颈椎前路截骨术提供逐步指导，并讨论手术细节和并发症的避免。脊柱外科医生应该熟悉这项技术，以使颈椎刚性畸形矫正术患者得到更好的临床转归。

关键词：颈椎畸形，前路截骨术，颈椎，后凸畸形，颌触胸畸形（Chin-On-Chest）

10.1 前言

颈椎畸形可导致严重残疾并影响生活质量。颈椎畸形患者通常表现为颈部疼痛、脊髓病和感觉运动障碍。此外，严重后凸畸形患者在维持水平凝视方面往往存在困难，显著影响患者的功能状态和日常生活中的行为能力。颈椎畸形的外科矫正手术具有一定的挑战性，尤其对于刚性颈椎畸形，通常需要截骨手术才能获得足够的矫正。

由于椎动脉的存在，后方截骨，如经椎弓根截骨术（Pedicle Subtraction Osteotomy，PSO），通常只能局限地应用于 C7 或 T1 的颈胸交界处；且考虑到颈神经根的分布位置，在这一区域实施 PSO 具有一定的挑战性。相比之下，前路 Riew 截骨术（定义为通过椎间隙和钩椎关节直至两侧横突孔的截骨术）是一种功能强大的畸形矫正技术，可以应用于整个颈椎。此外，它还可以根据需要结合后方小关节松解，显著矫正刚性颈椎后凸畸形。此外，非对称性的前路截骨可用于合并冠状面畸形如"耳触肩（Ear-On-Shoulder）"的畸形患者，可获得显著的冠状面矫形。

在本章中，为前路 Riew 截骨术提供逐步指导，并讨论手术细节和并发症的避免。前路 Riew 截骨术是颈椎畸形矫正的有力工具。脊柱外科医生应该熟悉此项技术。

10.2 术前评估和手术计划

术前评估应包括彻底的神经学检查和全面的术前影像学研究。清楚地记录各项神经功能障碍并与影像学检查结果相联系，以确定潜在的症状性神经压迫。对这些神经的减压应包括在总体治疗计划之中。如果神经系统检查结果与影像学检查结果不一致，则需要进一步检查以排除非脊髓相关的病因，如周围神经病变和各种神经卡压综合征。有用的术前影像应包括正位、侧位、斜位、动态位颈椎 X 线、脊柱全长 X 线、计算机断层扫描（CT）和磁共振成像（MRI）。颈椎 X 线片有助于评估畸形的严重程度、畸形顶点的位置、畸形的柔韧性，以及斜位上是否存在骨性椎间孔狭窄。脊柱全长 X 线可以提供关于全脊柱平衡的信息，因为一些颈椎畸形与同时发生的胸腰椎畸形有关。CT 在确定先前存在的骨融合位置方面非常有用，MRI 是评估神经压迫的首选方式。如果 MRI 检查存在禁忌，或现有内植物产生太多伪影，则可改为 CT 脊髓造影。

相关的影像学参数应在术前图像上测量，包括颈椎前凸、颌眉垂线角（Chin-Brow Vertical Angle，CBVA）、C2~C7 矢状位垂直轴（Sagittal Vertical Axis，SVA）和 T1 倾斜角。矢状面和冠状面上所需的矫正量应根据每个患者的症状、独特的医疗环境及个人需求来确定。侧位动态颈椎 X 线片可以评估畸形的柔韧性；薄层 CT 可用以评估前方或后方是否存在关节强直。如果除前柱强直外还存在小关节融合，则需要后路小关节松解和内固定，以使前方截骨可以获得足够的矫正。

有颈椎前路手术史的患者，术前应由耳鼻喉科医生评估声带功能。如果声带功能障碍已经存在，应从同侧切口进入以避免潜在的双侧声带麻痹。如果声带功能正常，则一般首选左侧入路，因为左侧喉返神经较长，理论上发生医源性神经损伤的风险较低。在合并明显冠状畸形的患者中，从凸侧切口进入颈椎通常更容易。此外，在术前影像学研究中必须仔细研究椎动脉的走行，以避免因疏忽造成其损伤。

前路截骨可用于治疗冠状面和矢状面的刚性畸形，如"颌触胸畸形（Chin-On-Chest）"和"耳触肩畸形（Ear-On-Shoulder）"。通过去除两侧的钩突释放脊柱前部，从而创造矫正刚性畸形的可能。如果存在后方小关节融合，可以结合前方截骨和后方小关节松解来实现畸形矫正；通过在前方放置单枚移植物及 1 枚螺钉或支撑钢板，可以在后方松解后获得额外的矫正角度。

10.3　手术技术

患者进入手术室，常规气管插管。建立神经监测并获得脊髓压迫患者的基线信号。对于后凸畸形患者，可以使用 Gardner-Wells 牵引器进行颈椎牵引（重量通常为 15lb），以方便气管插管和确定前方初始切口位置。如果颈椎后凸严重，在术前定位时头部可能会悬空；在这种情况下，可以将床单叠放以帮助患者在手术开始时支撑头部。在前路截骨术结束后，头部必须被放回到手术台上以矫正后凸畸形。因此，头部初始的位置应充分离开手术台以能够向后方移动，这一点十分重要。一般来说，我们摆放头部时，应根据畸形的程度将其放置在距手术台大 30~40cm 的位置。由于后凸畸形的顶端在切口的最深处，因此对后凸畸形顶点的暴露可能具有挑战性。在颈髓压迫患者中，平均动脉压（MAP）应高于 80mmHg，使脊髓在插管期间甚至整个手术过程中保持足够的血液灌注。

患者仰卧位置于手术台上，颈部常规备皮，无菌敷料覆盖。显微镜覆盖无菌薄膜并备用。采用标准的 Smith-Robinson 入路显露颈椎前方术野，X 线透视确认脊柱平面。使用双极电凝自两侧椎体的附着点分离两侧颈长肌，在颈长肌下方插入固定在手术床上的拉钩以维持术野的显露。使用 Leksell 咬骨钳或高速磨钻去除前方骨赘。将 Caspar 钉置于与截骨

平面相同的水平上。如果存在骨质疏松，可以使用两套 Caspar 钉。Caspar 钉直于脊柱前平面打入，脊柱后凸时使两根钉之间汇聚成一个角度。如此，在截骨后通过 Caspar 钉的牵开作用可以使脊柱获得额外的畸形矫正（图 10.1）。

截骨过程使用 2.5mm 高速磨钻进行。对于后凸畸形，骨切除应在与前椎间隙相同的空间内并与颈椎保持垂直，以防止冠状面的不对称切除。对于合并冠状面畸形和后凸畸形的混合型畸形，可以有目的地通过非对称性截骨加以矫正。截骨的后缘直达后纵韧带。为防止医源性椎动脉损伤，对外侧的截骨应非常小心并循序渐进地进行。先用 2 号和 4 号神经剥离子解剖钩突外侧。然后，在外侧截骨过程中将 2 号神经剥离子放置于钩突外侧，以划定外侧边界并保护椎动脉（图 10.2）。当截骨接近外侧边缘

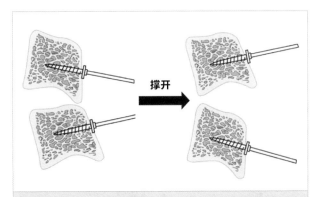

图10.1　Caspar 针最初垂直于颈椎前表面打入，通过撑开使脊柱获得最大的前凸角度

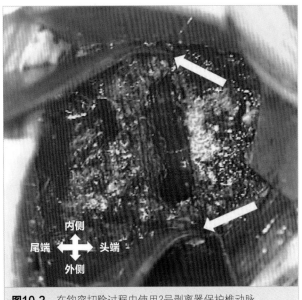

图10.2　在钩突切除过程中使用 2 号剥离器保护椎动脉

时，剩余的薄骨壳可以用微型刮匙折断。为了防止畸形矫正过程中颈椎后伸造成神经根压迫，通常进行双侧前椎间孔切开术。

截骨完成后，在麻醉师协助下逐层移除术前叠放在头下的床单，同时手术医生通过无菌单对前额施加温和的下压力（图10.3）。此外，在后凸畸形的矫正过程中，可以在截骨部位放置一个椎间撑开器或Cobb剥离器，以便与Caspar钉一起进行额外的撑开（图10.4）。或者使用逐步加大的器械以辅助张开椎间隙。轻推前额，这种生物力学杠杆作用可以降低矫形过程中Caspar钉松动以及椎体骨折的风险。即使以往有过后方内固定手术史的患者，采用上述方法也经常可以获得部分的后凸矫正，因其可以使颈椎固定棒稍微弯曲而减少后凸。即使使用3.5mm钛棒进行的坚强后路融合，由于融合块和后方内固定可以出现几度的弯曲，因此通常也有可能部分矫正畸形。然而，如果后方使用3.5mm钴铬棒且牢固融合，则通过前方截骨只能得到很小的矫正，其余矫正必须在后方进行。当头部接触手术台时，脊柱

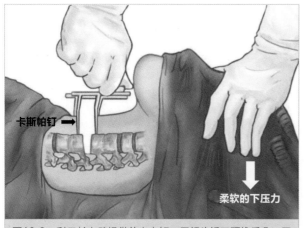

图10.3 利用长力臂提供的大力矩下压额头矫正颈椎后凸，同时使用Caspar钉分散应力

后凸矫正的前路手术随即完成。如果需要额外继续矫正后凸畸形，可以要求麻醉医师将折叠的床单垫于肩部下方，使头部进一步后伸。如果需要，可以将牵引重量增加到25lb以维持位置。

接下来，将骨移植物插入撑开的截骨部位。由于截骨部位的骨边缘通常是松质骨，移植物下沉的可能性很高；因此，重要的是尽可能使用大块的骨移植物，以便获得移植物与终板之间最大的接触面积。如果畸形得到充分矫正，则放置带有固定角度螺钉的颈椎前路钢板；如果需要额外的后方矫正，则使用梯形植骨（接触截骨部位的是前侧而不是后侧），以便通过后方加压进一步增大前凸角度。使用支撑钢板或界面螺钉防止当患者处于俯卧位进行后路手术时移植物被挤出（图10.5）。我们现在倾向于使用单枚螺钉固定的独立Cage，这样可以既可以保持Cage的位置，又允许后方进一步的矫正。

止血后，标准缝合伤口，伤口内留置半管引流（Penrose Drain）。半管引流比闭合负压引流管更可取，因为其永远不会阻塞。由于引流液会污染敷料，我们使用腹部纱垫，可以吸走血液并保持皮肤干燥。在我们的经验中，增加后路融合固定手术是前路截骨术的首选。如果在前路截骨术后没有立即进行后路固定，则建议使用Halo氏架或佩戴刚性支具，直至完成后路手术。如果畸形已从前方得到充分矫正，则应用后方器械简单地维持位置。而如果前路手术后有残余畸形，则必须进行后路Smith-Petersen截骨术以进一步矫正畸形。此过程十分简单，本书其他章节已经对其进行充分描述。即使进行了前路矫正，也很容易在颈胸交界处形成后凸畸形。可以通过确保C6~T5的棘突（或最低的固定椎体）与相邻椎体之间的距离不超过5mm来避免这种情况。如果棘突

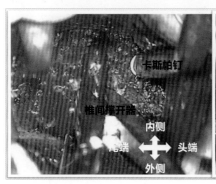

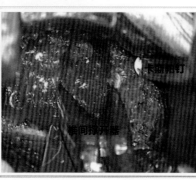

图10.4 术中照片显示椎间撑开器被插入椎间隙（左），前路截骨后椎间隙被撑开（右）

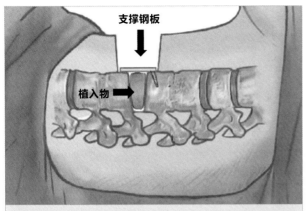

图10.5 图片显示带有单螺钉的支撑板，其作用是防止植骨被挤出

间距大于 7 mm，我们使用锚钉或与椎板钉连接的另一根钛棒将其连接在一起。

10.4　术后护理及并发症

如果前路手术持续时间小于 3h，患者通常在手术后立即拔管。如果前路手术的时间远远超过 3h，那么可能会导致气道水肿；因此，我们经常让患者维持插管 1 天，并在拔管前进行气囊漏气测试（Cuff-leak Test）。半管引流通常在术后第 1 天或第 2 天去除。我们将其保留到敷料保持干燥状态后 8h。所有患者在术后第 1 天开始物理治疗以加速骨融合。根据前后固定是否牢固，选择佩戴软或硬的颈部支具。

颈椎前路手术的并发症可能包括吞咽困难、声带麻痹、气管 / 食管损伤、椎动脉损伤、脊髓或神经根损伤、脑脊液漏、假关节、内固定失败、移植物下沉和伤口感染。吞咽困难是颈椎前路手术后患者术后立即出现的一种常见主诉。幸运的是其持续时

间通常较短，大多数患者的症状随时间的推移而消失。短疗程的类固醇激素也可以帮助改善吞咽困难症状。伤口相关的并发症在单纯前路手术中很少见，但如果采用颈椎后路手术，则发生的频率会高得多。这种感染的风险可以通过减少关闭伤口时潜在的无效腔，并联合使用万古霉素来降低。多节段单纯前路手术中可以发生假关节，但是如果联合后路融合固定，其发生率会明显降低。死亡率为 3.1%~6.7%，而主要的内科并发症为 3.1%~44.4%，约 13.5% 的病例可发生神经并发症。尽管存在并发症，但患者总体满意率较高。详细的术前计划、谨慎的患者选择、精细的手术技术和优化的术后护理有助于最大限度地减少与颈椎矫形相关的并发症。

10.5　结论

前路截骨术是矫正刚性颈椎畸形的有力工具。这项技术即使在严重的"颌触胸畸形"或"耳触肩畸形"的患者中也可以安全和有效地使用。脊柱外科医生在治疗颈椎畸形时应熟悉这项技术。

参考文献

[1] Kim HJ, Piyaskulkaew C, Riew KD. Anterior cervical osteotomy for fixed cervical deformities. Spine. 2014; 39(21):1751–1757.

[2] Etame AB, Wang AC, Than KD, La Marca F, Park P. Outcomes after surgery for cervical spine deformity: review of the literature. Neurosurg Focus. 2010; 28 (3):E14.

[3] Smith JS, Ramchandran S, Lafage V, et al. Prospective multicenter assessment of early complication rates associated with adult cervical deformity surgery in 78 patients. 2016; 79(3):378–388.

第十一章 颈椎经椎弓根椎体截骨术治疗矢状面畸形

Winward Choy, Darryl Lau, Cecilia L. Dalle Ore, Heiko Koller, Sang Hun Lee, Christopher P. Ames

摘要：

颈椎畸形可引起明显的临床症状及严重功能障碍。相较于更为僵硬的胸椎畸形，颈椎畸形的矫正面临着更大的挑战。理想的手术入路、截骨范围和节段需要考虑到解剖学和畸形的特点。扩大截骨术，如经椎弓根椎体截骨术（Pedicle Subtraction Osteotomy，PSO），可能具有更好的保障性。术前的影像学检查包括患者在舒适体位测得的站立位全长X线片、CT和MRI。采用过伸过屈位X线评估脊柱僵硬程度。重视脊柱整体矢状面序列的同时，还需考虑颈椎的关键影像学参数包括颈椎矢状位垂直轴（Cervical Sagittal Vertical Axis，CSVA）、颈椎前凸角以及T1倾斜角。适当截骨方式的选择应基于所需矫正角度和畸形僵硬程度。截骨的范围已经由Ames颈椎截骨分级所阐述。6级截骨术（PSO）和7级截骨术（椎体切除术）具有最高的矫正潜力。本节重点介绍颈椎PSO的临床应用及手术技术。

关键词：颈椎，后凸，畸形，截骨术

11.1 前言

成人颈椎畸形绝大多数为后凸畸形，这种矢状面畸形会导致明显的临床症状和严重功能障碍。颈椎畸形的病理因素包括退行性改变、骨折、肌肉病变、感染性脊柱关节炎及医源性手术并发症（如椎板切除术后后凸畸形）等。患者可表现为吞咽困难、难以保持平视、步态障碍从而降低日常生活能力（Activities of Daily Living，ADL）。此外，相应节段的脊髓拉长和变扁，造成局部缺血和脊髓损伤，从而导致脊髓病变。为了努力保持平视，患者也会出现严重的代偿性的颈部和肩胛间区疼痛。

相较于更僵硬的胸椎畸形，颈椎畸形的矫正面临着更大的挑战。这些挑战反映了颈椎结构的复杂性：颈椎拥有最大范围的活动度，且保持头部中立

位和平视十分关键。脊柱畸形矫正方式很多，包括前路、后路及联合入路。理想的手术入路、截骨范围和节段需要考虑解剖学结构和畸形的特点。在畸形矫正方面，扩大截骨术（如PSO）临床疗效可能更为可靠。

与胸腰椎矫形相同，PSO在矫正颈椎矢状面畸形方面十分有效。以往多采用Smith-Peterson截骨术（Smith-Peterson Osteotomies，SPO）以及前后路（Anterior-Posterior，AP）联合手术矫正颈椎畸形。然而，对于无活动度的僵硬性颈椎畸形，如强直性脊柱炎、弥漫性特发性骨质增生症造成的颈椎畸形的患者，三柱截骨［PSO和全椎体切除术（vertebral column resection，VCR）］更为有效。SPO的截骨范围仅限于脊柱后方结构，与之不同的是，PSO包含椎体的楔形截骨和关节突关节的去除。对PSO来说，脊柱前柱是支点，椎管被缩短，通过骨-骨的连接促进融合。本节回顾颈椎畸形的术前评估及手术方式，重点介绍颈椎PSO术的应用。

11.2 术前评估

颈椎矢状面畸形合并力线不良患者的手术目标是通过建立良好的生物力学结构达到畸形矫正、脊髓和神经根减压、恢复平视及脊柱稳定性。评估颈椎和脊柱整体矢状面曲度对于手术计划的制订至关重要。术前评估通常包含站立位脊柱全长像X线片，需显示范围为外耳道至股骨头，以评估整体和局部矢状面序列。过屈过伸位X线片可以用来区分僵硬性与柔软性畸形，最终决定手术入路和矫形范围。术前计算机断层扫描（Computed Tomography，CT）和磁共振成像（Magnetic Resonance Imaging，MRI）可用于评估脊椎解剖及脊髓或神经根压迫程度。

颈椎矢状面序列和生活质量

矫正畸形的目标包括：颈椎矢状位垂直轴（C2 Cervical Sagittal Vertical Axis，C2 SVA）小于40mm；完全放松C1~C2位中颌眉角（Chin-Brow Vertical Angle，CBVA）处于中立位。颈椎影像学参数与健康相关生活质量（Health-Related Quality-Of-Life，HRQOL）结果之间相关性的研究已被用于指导颈椎畸形的矫正程度。文献证实术后C2 SVA和CBVA、与矫形术后HRQOL及ADL结果显著相关。C2 SVA用来评估颈椎局部在矢状面上的平移，定义为自C2齿突的垂线与C7椎体后缘最高点之间的距离。矫形手术应争取使术后C2 SVA小于40mm。CBVA量化显示平视情况，定义为临床照片中患者身体垂线与颌眉连线之间的夹角。CBVA应尽可能矫正至10°。矫正CBVA可改善平视、ADL和步态。术前评估矢状面上需要矫正的角度时，应在患者C1~C2完全放松的体位下拍摄的X线片上测量相关影像学参数，而不是在要求患者直视前方时所拍摄的X线片上进行（图11.1）。舒适体位所拍摄的X线片可显示矢状面失衡的真实程度，往往需要更大的矫正角度。

相比于C2 SVA与CBVA，C2~C7 Cobb角（C2~C7 Cobb Angle，CC）与HRQOL之间没有确切的相关性。Lau等报道接受颈椎后凸手术的患者中，后凸角度增加与颈部疼痛加重相关。然而，Smith等并未在术前患者中发现CC与改良日本骨科协会（MJOA）量表之间存在相关性。与之类似，在一项前瞻性双盲研究中，前路颈椎间盘切除融合术（Anterior Cervical Discectomy and Fusion，ACDF）中植入前凸型或平行型同种异体骨，结果显示CC与术后临床效果无关。CC与临床疗效之间缺乏相关性的原因是多方面的。颈椎矢状面序列变化多样，标准CC的范围为-25°~44°。此外，畸形通常不会孤立

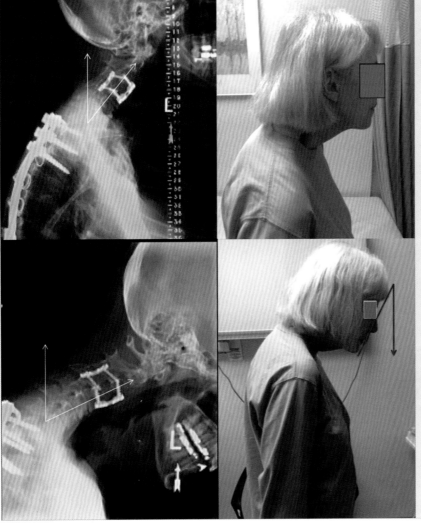

图11.1　用于评估影像学参数的定位示例。在上方图片中，患者被指示向前平视。在下方图片中，患者被指示采取舒适的姿势，揭示了更严重的矢状面不平衡、C2 SVA和CVBA

发生：某个区域的结构性畸形可能会在另一区域产生一个异常次弯。因此，颈椎前凸患者的 HRQOL 评分不一定更高，因为它可能反映了胸腰椎畸形和矢状面整体失平衡患者为保持矢状面平衡及平视所必要的代偿性改变。

矫正程度也应参考下颈椎和胸腰椎力线。颈椎具有较大活动度，可通过调整曲度代偿脊柱其他部位的矢状面畸形。T1 倾斜角被认为是矢状面平衡的潜在预测因素。T1 倾斜角是 T1 终板平行线和水平线之间的夹角。T1 倾斜角代表了代偿性的下颈段前凸角度，该角度使头部重心维持平衡；T1 倾斜角增大需要颈椎前凸相应增加，以保持矢状面平衡和平视。T1 倾斜角可用于评估颈椎力线不良是否由下方序列产生的畸形引起：T1 倾斜角大于 30° 的患者可能存在胸腰椎矢状面畸形。T1 倾斜角与 C2~C7 Cobb 角之间密切相关，因此当两个测量值之间的差值大于 17° 时，即使胸腰椎的确存在畸形，也提示颈椎真性畸形的存在。

11.3　颈椎畸形的外科考虑

术中畸形矫正程度取决于所采用的方法和技术。研究发现，前路手术可矫正 11°~32°，后路入路可矫正 23°~54°，联合入路可矫正 24°~61°。与胸椎畸形的治疗方法类似，颈椎截骨术中，从关节突关节松解到全脊椎切除术，均可用于矫正颈椎矢状面畸形。Ames 等将颈椎截骨术分为 7 类（表 11.1），应根据所需矫正量和畸形的僵硬程度选择合适的截骨术（图 11.2）。1 级截骨术（或部分小关节连接切除术）是指钩突关节部分切除和 / 或后方小关节部分切除。2 级截骨术是完整的关节突关节切除术，其中下关节突和上关节突均予以切除。3 级截骨术是完整的椎体切除术，包括邻近的椎间盘切除。4 级截骨术是一种椎体切除伴从侧方钩突关节到横突孔的完全切除。5 级截骨术是指后柱（椎板、棘突和小关节）的切除，后方缺损闭合，以及僵硬前柱控制性骨折。6 级截骨术是一种 PSO，包括在所需的水平上完全切除椎板、棘突、关节突和椎弓根，并在椎体内进行闭合楔形截骨术（closing wedge osteotomy，CWO）。7 级截骨术是一个完整的椎体切除术，包括前方切除椎体和钩突关节，后方完全切除关节突关节、椎板和棘突。

矢状面失衡潜在因素、畸形的僵硬程度及畸形类型在手术计划中至关重要。颈椎畸形要么是僵硬的（不能被动矫正的畸形），要么是柔软的（可以被动矫正的畸形）。僵硬的畸形可能会出现强直。对于颈椎后凸存在前方强直的患者，最好采用前路截骨加后路减压及固定。如果没有得到充分的前路松解，单纯腹侧松解可能不能提供充分的减压，畸形也无法矫正。对于颈椎僵硬后凸畸形伴后方关节僵硬患者，需要三步手术进行矫正：先行后路截骨，然后

表11.1　Ames的颈椎截骨术分型

脊柱类型	颈椎截骨分型	手术技术
柔软	1	关节部分切除，包括钩突关节部分切除和/或后方小关节部分切除
柔软	2	上、下关节椎体次全切除
僵硬	3	椎体次全切除
僵硬	4	椎体次全切除伴侧方钩突关节到横突孔完全切除
僵硬/强直	5	切除后柱（椎板、棘突和小关节），闭合后缺损，僵硬前柱的控制性骨折
僵硬/强直	6	PSO（包括在所需的节段上完全切除椎板、棘突、关节突和椎弓根），并在椎体内进行闭合楔形截骨术
僵硬/强直	7	完整的椎体切除术，前方切除椎体和钩突关节，后方完全切除关节突关节、椎板及棘突

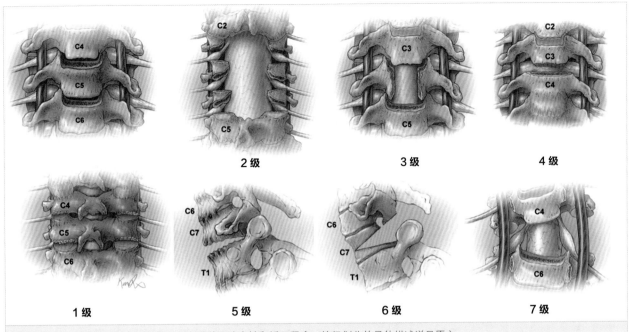

图11.2 颈椎截骨术的7个等级显示了渐进的不稳定性和矫正程度。等级划分的具体描述详见原文

前路松解加椎间植骨，再行后路内固定和融合。前 –
后 – 前的联合入路，可同时进行背侧和腹侧减压和
截骨，实现关节僵硬的完全松解。

多节段椎间盘切除术和椎体切除术可通过前路
进行。单一前路手术中，采用连续性椎体间扩张技
术，然后放置前凸型 Cage 或可撑开 Cage，可以提供
显著的后凸矫正、前路减压和内固定。单节段椎体
切除术和双节段椎间盘切除术可提供 5°~8° 的整体
矫正。对于中段颈椎后凸，可通过后路 2 型截骨术
和前路 4 型截骨术进行矫正。但前路增加声带损伤
和吞咽困难的风险。另外，后路融合的颈椎畸形单
纯倚靠前路手术无法矫正，需要后 – 前 – 后路联合
手术。

PSO 矫正颈椎畸形

颈椎 PSO 最常应用于强直性脊柱炎所致严重僵
硬性后凸畸形以及既往有颈椎手术或颈椎外伤的患
者。与 SPO 术相比，PSO 有着诸多优点：PSO 可获
得更大的矢状面矫正；生物力学稳定性更好；更多
的可控性骨性闭合；骨对骨应力接触面更大，从而
提高了颈椎融合率和强度；避免 SPO 截骨后，前方
椎间隙张开所致楔形骨性缺损。与胸椎和腰椎应用
PSO 的研究相比，颈椎 PSO 术的研究报道较少。PSO
治疗颈椎畸形最常应用于 C7、T1、T2 或 T3 的颈 –

胸交界处。在颈胸交界区域应用 PSO 优点很多：上
中段颈椎椎管直径较小，下颈段医源性损伤可避免
上肢功能受累；椎动脉常在 C6 水平进入横突孔，下
颈椎 PSO 术可避免椎动脉损伤。

选择颈椎矫形最下端固定椎（Lowermost Instru-
mented Vertebra，LIV）的目的是将术后远端交界性
后凸畸形（Distal Junctional Kyphosis，DJK）的风险
降到最低。C2 SVA 正常伴上胸椎轻度后凸急性患者，
由于其所需矢状面矫正角度较小，LIV 常位于上胸
椎。相反，行颈椎 PSO 患者若存在明显上中段胸椎
后凸畸形或整体矢状面失衡，则 LIV 应位于 T9 或更
低（低于胸椎后凸顶点）。

传统颈椎 PSO

后路行 C7 PSO。患者取俯卧位，行后正中切口
显露颈椎及胸椎。骨膜下剥离显露颈椎胸椎的棘突、
侧块和横突。根据矫形需要，打入 C2 椎弓根螺钉、
C3~C5 侧块螺钉和胸椎椎弓根螺钉。固定范围取决
于患者的解剖结构和所需矫正角度。头侧可以向上
延长固定至 C2 节段，通过使用双皮质骨螺钉达到坚
强固定效果。尾端固定范围取决于胸椎后凸的严重
程度。胸椎曲度正常者，尾端下移 3 个节段至 T3 节
段。如果胸椎后凸畸形明显，融合应延长至 T5 节段
以包含胸椎后凸顶点。

行 C7 PSO，首先切除 C6 椎板下部，必要时移除 C7 椎板头侧部分。切除 C7 侧块及 C6~C7、C7~T1 双侧关节突关节。显露 C7、C8 神经根，切除 C7 椎弓根。经椎弓根依次使用直径逐渐增大的腰椎椎弓根钉的丝攻，去除椎体内松质骨，逐步扩孔并将两侧骨孔相连。去除 C7 椎体侧壁及后壁骨质，应用骨刀和刮匙对椎体进行 30° 截骨。将患者头部小心后伸以闭合 PSO 截骨部位。楔形截骨面闭合后，应检查 C7 和 C8 神经根并确定无神经根卡压。完成矫正后安装钛棒固定。在整个手术中很重要的一点是 PSO 闭合截骨面时，需使用神经监护（包括体感觉诱发电位和运动诱发电位）以避免医源性神经根和脊髓损伤。术中通过前后位、侧位透视评估矫形角度及颈椎整体矢状面序列。

颈椎 Y 形截骨术

PSO 一个潜在缺点是楔形截骨闭合会导致后方结构短缩，从而使脊髓后方受压。C7 PSO 闭合后的缩短也可造成 C7 和 C8 神经根侵扰。Y 形截骨术（Y-type osteotomy，YTO）作为一种改良颈椎 PSO，克服了闭合楔形截骨术（opening wedge osteotomies，CWOs）（如 PSO）和开放楔状截骨术（opening wedge osteotomies，OWOs）（如 SPO）的局限性，同时融合了两种技术的优点。在 YTO 中，后柱切除与 CWO 相似，但楔形截骨指向椎体矢状面中点。从这一点开始，向前以与终板平行的方向截骨。此平面也可根据预定的手术矫正中心进行修改。YTO 减少了 OWO 所致前方张开和 CWO 所致后方结构短缩，同时实现有效手术矫正。与传统 PSO 相比，由于矫正机制改变，YTO 可获得更大矫形度，同时保持后短缩和前方张开之间的平衡。

病例报告

PSO 可以安全有效地矫正下颈椎畸形，附典型病例 1 例（图 11.3、图 11.5）。47 岁男性，有 AS 病史，表现为颌触胸畸形（chin-on-chest deformity）和脊髓病。术前正侧位 X 线、矢状面 CT 显示重度的僵硬性的颈椎侧后凸，导致严重的矢状面序列失衡（异常 C2 SVA）和轻度冠状面失衡（图 11.3）。可采用术前规划软件根据站立全长 X 线计算颈胸交界角并模拟矫正效果。图 11.4 示术前采用软件计划畸形矫正方案。

患者行 C6 PSO 和内固定融合矫正颈椎畸形。术中照片见图 11.3。C3~T2 置入椎弓根螺钉。去除骨性和软组织完全暴露两侧椎动脉（图 11.5a）。切除椎弓根，减压并充分显露神经根，以确保闭合截骨面时不会卡压脊髓及神经根（图 11.5b）。椎弓根螺钉置入后沿虚线切开 C6 横突孔（图 11.6a），解剖 C6 处右

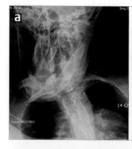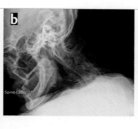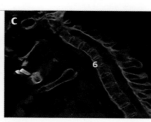

图 11.3 重度颈椎后凸合并脊柱侧弯的患者术前前后位（a）和侧位（b）X 线片，以及矢状面 CT（c），显示显著的矢状面排列不齐

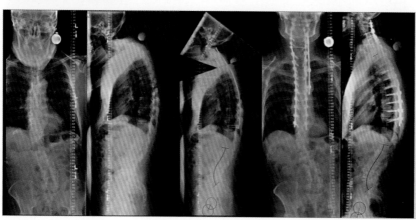

图 11.4 一个用于指导畸形矫正的颈椎 PSO 计划仿真软件。左侧显示术前正侧位 X 线片。以颈椎 PSO 为中心显示的计划矫正是基于站立性脊柱侧弯 X 线生成的。右侧为手术后正侧位片

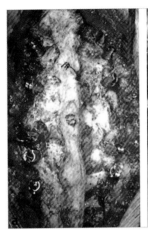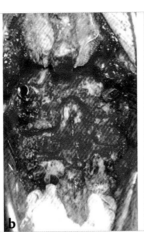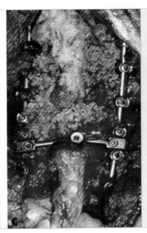

图11.5 术中C6 PSO的照片示C3~T2椎弓根螺钉固定（a）。切除骨和软组织后暴露两侧椎动脉。通过切除椎弓根完成截骨，椎弓根切除后可以对神经根进行广泛的减压，以防止楔形闭合时的压迫（b）。内固定并放置植骨材料（c）

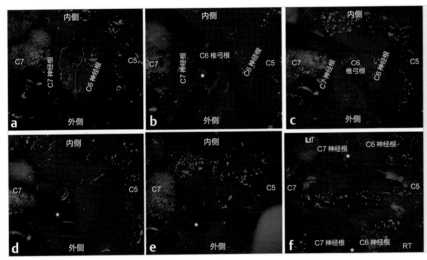

图11.6 为C6 PSO椎动脉松解的过程。放置椎弓根螺钉后，沿着虚线将C6椎间孔打开（a）并完全显露C6右侧的椎动脉（b），然后切除C6椎弓根（c），并松解前结节（d）。然后将骨表面去除以促进骨融合（e）。截骨术前行完整的C6 PSO后如（f）所示。图中星号为椎动脉通道的位置

侧椎动脉（图11.6b）并分离。切除C6椎弓根（图11.6c），游离前结节（图11.6d）。椎体内逐步去除松质骨（图11.6e），以前柱为支点闭合截骨面。

图11.6f显示了合拢截骨面后C6 PSO所提供的显著矫正。最后上棒固定并置入植骨材料（图11.5c）。用于此类病例的颈椎PSO器械套装如图11.7所示。术后正侧位X线、矢状面CT显示矢状面平衡得到明显改善，颈椎前凸恢复（图11.8）。

11.4　术后并发症

颈椎手术可导致椎动脉、脊髓或神经根损伤。颈椎畸形矫正术后神经功能缺损的发生率高达23.4%。此外，术后并发症还包括脑脊液漏和伤口感染。在最近一项对78例接受成人颈椎畸形矫正术的患者进行的前瞻性多中心研究中，Smith等得出结论：术后大约43.6%的患者至少有一种并发症。其中最常见的并发症为吞咽困难，发生率为11.5%，其

次为伤口感染（6.4%）、C5神经根麻痹（6.4%）、呼吸衰竭（5.1%）。联合的前后入路（79.3%）和单纯后入路（68.4%）的并发症发生率最高，单纯前入路（27.3%）的并发症发生率最低。在一篇包含14项研究和399名患者的文献回顾中，Etame等报告了颈椎后凸和颈胸椎后凸矫形术后死亡率为3.1%~6.7%，医源性并发症发生率为3.1%~44.4%。

颈椎PSO特有的并发症报道仅限于小规模回顾性研究。在一项对11例接受颈胸PSO的患者进行的回顾性研究中，Deviren等的研究结果显示未见术中及神经系统并发症发生。术后2例患者出现肺炎，1例出现吞咽困难，1例患者术后4个月出现内固定物断裂。Samudrala等报道了8例因颈胸椎后凸行PSO的患者中，术后2例患者出现暂时性手部麻木无力。1例患者术后出现右上肢无力，需再次手术进行神经根减压。Tokala等报道，在7例行C7 PSO治疗颈胸段脊柱后凸的患者中，有3例出现轻度C8神经根病

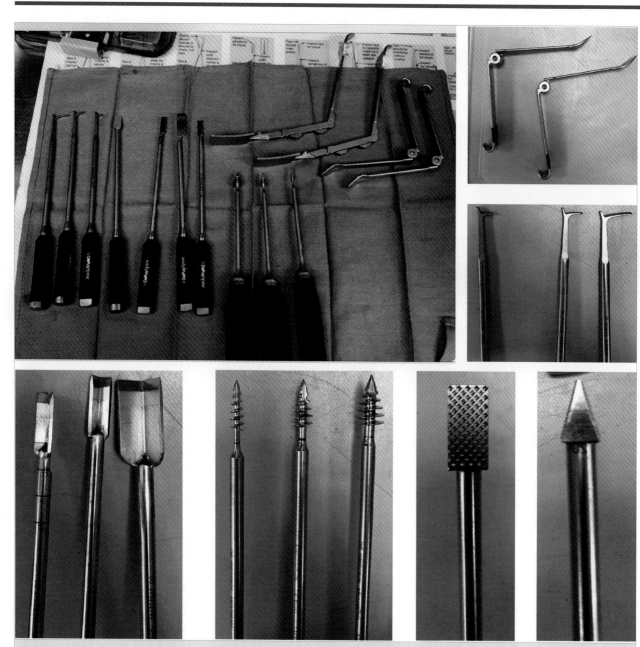

图11.7 颈椎PSO器械套装。套装包括椎体牵开器、螺旋椎弓根骨刀、开口器、直角截骨刀、楔形锉刀片和矢状面CT显示截骨术后颈椎前凸的恢复

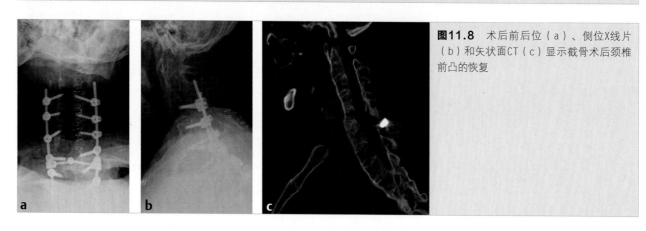

图11.8 术后前后位（a）、侧位X线片（b）和矢状面CT（c）显示截骨术后颈椎前凸的恢复

变，2 例出现深部伤口感染。其中 C8 神经根病变是暂时性的，4 周后症状消失。在 1 项 23 例颈胸椎畸形患者行 VCR 或 PSO 治疗的研究中，Smith 等报告神经功能损伤发生率为 17.4%，伤口感染（8.7%）、DJK（8.7%）。其中 3 例患者因 DJK、神经根受压和移植物脱出需要再次手术。

11.5 结论

由于疼痛、神经功能损害和水平视线受损，颈椎矢状畸形可能会对患者生活造成严重损害。矫正颈椎畸形（改善 C2 SVA 和 CBVA）对于提高生活质量和改善神经功能至关重要。畸形矫正的目标是 C2 SVA 小于 40 mm，并且在 C1~C2 完全放松的位置下 CBVA 正常。对于严重畸形或强直性畸形的患者，有多种截骨术可供选择。颈胸段 PSO 是矫正重度颈椎后凸畸形的有效方法，其可显著改善 C2 SVA、颈椎 Cobb 角和 CBVA，并相应改善患者的 HRQOL。但文献报道颈椎 PSO 仍会引起许多并发症，外科医生的 PSO 和 SPO 手术经验，有利于降低手术并发症。详细的术前计划、充分考虑脊柱生物力学特性前提下，PSO 及其他截骨技术可有效改善重度颈椎矢状面畸形患者的生活质量。

参考文献

[1] Albert TJ, Vacarro A. Postlaminectomy kyphosis. Spine. 1998; 23(24):2738–2745.

[2] Kaptain GJ, Simmons NE, Replogle RE, Pobereskin L. Incidence and outcome of kyphotic deformity following laminectomy for cervical spondylotic myelopathy. J Neurosurg. 2000; 93(2) Suppl:199–204.

[3] Steinmetz MP, Stewart TJ, Kager CD, Benzel EC, Vaccaro AR. Cervical deformity correction. Neurosurgery. 2007; 60(1) Suppl 1:S90–S97.

[4] O'Shaughnessy BA, Liu JC, Hsieh PC, Koski TR, Ganju A, Ondra SL. Surgical treatment of fixed cervical kyphosis with myelopathy. Spine. 2008; 33 (7):771–778.

[5] Ames CP, Blondel B, Scheer JK, et al. Cervical radiographical alignment: comprehensive assessment techniques and potential importance in cervical myelopathy. Spine. 2013; 38(22) Suppl 1:S149–S160.

[6] Griegel-Morris P, Larson K, Mueller-Klaus K, Oatis CA. Incidence of common postural abnormalities in the cervical, shoulder, and thoracic regions and their association with pain in two age groups of healthy subjects. Phys Ther. 1992; 72(6):425–431.

[7] Ames CP, Smith JS, Scheer JK, et al. International Spine Study Group. A standardized nomenclature for cervical spine soft-tissue release and osteotomy for deformity correction: clinical article. J Neurosurg Spine. 2013; 19(3):269–278.

[8] Law WA. Osteotomy of the cervical spine. J Bone Joint Surg Br. 1959; 41- B:640–641.

[9] Urist MR. Osteotomy of the cervical spine; report of a case of ankylosing rheumatoid spondylitis. J Bone Joint Surg Am. 1958; 40-A(4):833–843.

[10] Simmons EH. The surgical correction of flexion deformity of the cervical spine in ankylosing spondylitis. Clin Orthop Relat Res. 1972; 86(86):132–143.

[11] Tan LA, Riew KD, Traynelis VC. Cervical spine deformity-part 3: posterior techniques, clinical outcome, and complications. Neurosurgery. 2017; 81 (6):893–898.

[12] Suk KS, Kim KT, Lee SH, Kim JM. Significance of chin-brow vertical angle in correction of kyphotic deformity of ankylosing spondylitis patients. Spine. 2003; 28(17):2001–2005.

[13] Deviren V, Scheer JK, Ames CP. Technique of cervicothoracic junction pedicle subtraction osteotomy for cervical sagittal imbalance: report of 11 cases. J Neurosurg Spine. 2011; 15(2):174–181.

[14] Kim KT, Lee SH, Son ES, Kwack YH, Chun YS, Lee JH. Surgical treatment of "chin-on-pubis" deformity in a patient with ankylosing spondylitis: a case report of consecutive cervical, thoracic, and lumbar corrective osteotomies. Spine. 2012; 37(16):E1017–E1021.

[15] Tang JA, Scheer JK, Smith JS, et al. ISSG. The impact of standing regional cervical sagittal alignment on outcomes in posterior cervical fusion surgery. Neurosurgery. 2012; 71(3):662–669, discussion 669.

[16] Bao H, Varghese J, Lafage R, et al. Principal radiographic characteristics for cervical spinal deformity: a health-related quality-of-life analysis. Spine. 2017; 42(18):1375–1382.

[17] Smith JS, Lafage V, Ryan DJ, et al. Association of myelopathy scores with cervical sagittal balance and normalized spinal cord volume: analysis of 56 preoperative cases from the AOSpine North America Myelopathy study. Spine. 2013; 38(22) Suppl 1:S161–S170.

[18] Lau D, Ziewacz JE, Le H, Wadhwa R, Mummaneni PV. A controlled anterior sequential interbody dilation technique for correction of cervical kyphosis. J Neurosurg Spine. 2015; 23(3):263–273.

[19] Villavicencio AT, Babuska JM, Ashton A, et al. Prospective, randomized, double- blind clinical study evaluating the correlation of clinical outcomes and cervical sagittal alignment. Neurosurgery. 2011; 68(5):1309–1316, discussion 1316.

[20] Le Huec JC, Demezon H, Aunoble S. Sagittal parameters of global cervical balance using EOS imaging: normative values from a prospective cohort of asymptomatic volunteers. Eur Spine J. 2015; 24(1):63–71.

[21] Abelin-Genevois K, Idjerouidene A, Roussouly P, Vital JM, Garin C. Cervical spine alignment in the pediatric population: a radiographic normative study of 150 asymptomatic patients. Eur Spine J. 2014; 23(7):1442–1448.

[22] Ha Y, Schwab F, Lafage V, et al. Reciprocal changes in cervical spine alignment after corrective thoracolumbar deformity surgery. Eur Spine J. 2014; 23 (3):552–559.

[23] Smith JS, Shaffrey CI, Lafage V, et al. International Spine Study Group. Spontaneous improvement of cervical alignment after correction of global sagittal balance following pedicle subtraction osteotomy. J Neurosurg Spine. 2012; 17 (4):300–307.

[24] Hwang SW, Samdani AF, Tantorski M, et al. Cervical sagittal plane decompensation after surgery for adolescent idiopathic scoliosis: an effect imparted by postoperative thoracic hypokyphosis. J Neurosurg Spine. 2011; 15(5):491–496.

[25] Protopsaltis TS, Scheer JK, Terran JS, et al. International Spine Study Group. How the neck affects the back: changes in regional cervical sagittal alignment correlate to HRQOL improvement in adult thoracolumbar deformity patients at 2-year follow-up. J Neurosurg Spine. 2015; 23(2):153–158.

[26] Oh T, Scheer JK, Eastlack R, et al. International Spine Study Group. Cervical compensatory alignment changes following correction of adult thoracic deformity: a multicenter experience in 57 patients with a 2-year follow-up. J Neurosurg Spine. 2015; 22(6):658–665.

[27] Lee SH, Kim KT, Seo EM, Suk KS, Kwack YH, Son ES. The influence of thoracic inlet alignment on the craniocervical sagittal balance in asymptomatic adults. J Spinal Disord Tech. 2012;

25(2):E41–E47.

[28] Knott PT, Mardjetko SM, Techy F. The use of the T1 sagittal angle in predicting overall sagittal balance of the spine. Spine J. 2010; 10(11):994–998.

[29] Protopsaltis T, Schwab F, Bronsard N, et al. International Spine Study Group. TheT1 pelvic angle, a novel radiographic measure of global sagittal deformity, accounts for both spinal inclination and pelvic tilt and correlates with healthrelated quality of life. J Bone Joint Surg Am. 2014; 96(19):1631–1640.

[30] Zdeblick TA, Bohlman HH. Cervical kyphosis and myelopathy. Treatment by anterior corpectomy and strut-grafting. J Bone Joint Surg Am. 1989; 71 (2):170–182.

[31] Herman JM, Sonntag VK. Cervical corpectomy and plate fixation for postlaminectomy kyphosis. J Neurosurg. 1994; 80(6):963–970.

[32] Steinmetz MP, Kager CD, Benzel EC. Ventral correction of postsurgical cervical kyphosis. J Neurosurg. 2003; 98(1) Suppl:1–7.

[33] Ferch RD, Shad A, Cadoux-Hudson TA, Teddy PJ. Anterior correction of cervical kyphotic deformity: effects on myelopathy, neck pain, and sagittal alignment. J Neurosurg. 2004; 100(1) Suppl Spine:13–19.

[34] Song KJ, Johnson JS, Choi BR, Wang JC, Lee KB. Anterior fusion alone compared with combined anterior and posterior fusion for the treatment of degenerative cervical kyphosis. J Bone Joint Surg Br. 2010; 92(11):1548–1552.

[35] McMaster MJ. Osteotomy of the cervical spine in ankylosing spondylitis. J Bone Joint Surg Br. 1997; 79(2):197–203.

[36] Abumi K, Shono Y, Taneichi H, Ito M, Kaneda K. Correction of cervical kyphosis using pedicle screw fixation systems. Spine. 1999; 24(22):2389–2396.

[37] Belanger TA, Milam RA, IV, Roh JS, Bohlman HH. Cervicothoracic extension osteotomy for chin-on-chest deformity in ankylosing spondylitis. J Bone Joint Surg Am. 2005; 87(8):1732–1738.

[38] Simmons ED, DiStefano RJ, Zheng Y, Simmons EH. Thirty-six years experience of cervical extension osteotomy in ankylosing spondylitis: techniques and outcomes. Spine. 2006; 31(26):3006–3012.

[39] Langeloo DD, Journee HL, Pavlov PW, de Kleuver M. Cervical osteotomy in ankylosing spondylitis: evaluation of new developments. Eur Spine J. 2006; 15 (4):493–500.

[40] Tokala DP, Lam KS, Freeman BJ, Webb JK. C7 decancellisation closing wedge osteotomy for the correction of fixed cervico-thoracic kyphosis. Eur Spine J. 2007; 16(9):1471–1478.

[41] Gerling MC, Bohlman HH. Dropped head deformity due to cervical myopathy: surgical treatment outcomes and complications spanning twenty years. Spine. 2008; 33(20):E739–E745.

[42] Lee SH, Kim KT, Suk KS, Kim MH, Park DH, Kim KJ. A sterile-freehand reduction technique for corrective osteotomy of fixed cervical kyphosis. Spine. 2012; 37(26):2145–2150.

[43] Mummaneni PV, Dhall SS, Rodts GE, Haid RW. Circumferential fusion for cervical kyphotic deformity. J Neurosurg Spine. 2008; 9(6):515–521.

[44] Nottmeier EW, Deen HG, Patel N, Birch B. Cervical kyphotic deformity correction using 360-degree reconstruction. J Spinal Disord Tech. 2009; 22(6):385–391.

[45] Hann S, Chalouhi N, Madineni R, et al. An algorithmic strategy for selecting a surgical approach in cervical deformity correction. Neurosurg Focus. 2014; 36(5):E5.

[46] Perrini P, Gambacciani C, Martini C, Montemurro N, Lepori P. Anterior cervical corpectomy for cervical spondylotic myelopathy: reconstruction with ex- pandable cylindrical cage versus iliac crest autograft. A retrospective study. Clin Neurol Neurosurg. 2015; 139:258–263.

[47] Burkhardt JK, Mannion AF, Marbacher S, et al. A comparative effectiveness study of patient-rated and radiographic outcome after 2 types of decompression with fusion for spondylotic myelopathy: anterior cervical discectomy versus corpectomy. Neurosurg Focus. 2013; 35(1):E4.

[48] Lin Q, Zhou X, Wang X, Cao P, Tsai N, Yuan W. A comparison of anterior cervical discectomy and corpectomy in patients with multilevel cervical spondylotic myelopathy. Eur Spine J. 2012; 21(3):474–481.

[49] Oh MC, Zhang HY, Park JY, Kim KS. Two-level anterior cervical discectomy versus one-level corpectomy in cervical spondylotic myelopathy. Spine. 2009; 34(7):692–696.

[50] Singh K, Marquez-Lara A, Nandyala SV, Patel AA, Fineberg SJ. Incidence and risk factors for dysphagia after anterior cervical fusion. Spine. 2013; 38 (21):1820–1825.

[51] Zeng JH, Zhong ZM, Chen JT. Early dysphagia complicating anterior cervical spine surgery: incidence and risk factors. Arch Orthop Trauma Surg. 2013; 133(8):1067–1071.

[52] Bazaz R, Lee MJ, Yoo JU. Incidence of dysphagia after anterior cervical spine surgery: a prospective study. Spine. 2002; 27(22):2453–2458.

[53] Chin KR, Ahn J. Controlled cervical extension osteotomy for ankylosing spondylitis utilizing the Jackson operating table: technical note. Spine. 2007; 32 (17):1926–1929.

[54] Scheer JK, Tang JA, Buckley JM, et al. Biomechanical analysis of osteotomy type and rod diameter for treatment of cervicothoracic kyphosis. Spine. 2011; 36(8):E519–E523.

[55] Samudrala S, Vaynman S, Thiayananthan T, et al. Cervicothoracic junction kyphosis: surgical reconstruction with pedicle subtraction osteotomy and Smith-Petersen osteotomy. Presented at the 2009 Joint Spine Section Meeting. Clinical article. J Neurosurg Spine. 2010; 13(6):695–706.

[56] Smith JS, Shaffrey CI, Lafage R, et al. ISSG. Three-column osteotomy for correction of cervical and cervicothoracic deformities: alignment changes and early complications in a multicenter prospective series of 23 patients. Eur Spine J. 2017; 26(8):2128–2137.

[57] Wollowick AL, Kelly MP, Riew KD. Pedicle subtraction osteotomy in the cervical spine. Spine. 2012; 37(5):E342–E348.

[58] Kim HJ, Nemani VM, Daniel Riew K. Cervical osteotomies for neurological deformities. Eur Spine J. 2015; 24 Suppl 1:S16–S22.

[59] Koller H, Koller J, Mayer M, Hempfing A, Hitzl W. Osteotomies in ankylosing spondylitis: where, how many, and how much? Eur Spine J. 2018; 27 Suppl 1:70–100.

[60] Etame AB, Than KD, Wang AC, La Marca F, Park P. Surgical management of symptomatic cervical or cervicothoracic kyphosis due to ankylosing spondylitis. Spine. 2008; 33(16):E559–E564.

[61] Etame AB, Wang AC, Than KD, La Marca F, Park P. Outcomes after surgery for cervical spine deformity: review of the literature. Neurosurg Focus. 2010; 28 (3):E14.

第十二章　颈椎开放楔形截骨术

Lee A. Tan, Christopher P. Ames

摘要

颈椎后路截骨术在矫正僵硬性颈椎畸形方面是非常有用的技术。两种主要的后路截骨术主要是Smith-Petersen截骨术（Smith-Petersen Osteotomy，SPO）和经椎弓根截骨术（Pedicle Subtraction Osteotomy，PSO）。"开放楔形"截骨术（"Opening Wedge" Osteotomy，OWO）是从标准SPO改良而来的一种技术，在后方截骨闭合时过制造一个破坏性骨折（Osteoclastic Fracture），从而获得矫正后凸畸形的目的。本章为C7的OWO提供一个详细渐进的技术指导，同时讨论外科技术和如何避免并发症。

关键词：开放楔形，截骨术，颈椎，颈椎畸形，畸形矫形

12.1　前言

颈椎后路截骨术在矫正僵硬性颈椎畸形方面是非常有用的技术。两种主要的后路截骨术主要是Smith-Petersen截骨术（Smith-Petersen Osteotomy，SPO）和经椎弓根截骨术（Pedicle Subtraction osteotomy，PSO）。SPO最早是由Smith-Petersen在1945年为治疗腰椎后凸畸形而报道的。这项技术涉及后路结构的切除，包括棘突、椎板和双侧的关节突关节，同时也包括深层黄韧带的切除及双侧椎间孔扩大术，而椎间孔是神经根经过的地方。截骨平面中央管与椎间孔完全彻底的减压，对于防止骨闭合时脊髓和神经受压是非常重要的。

1958年，Urist改良了最早的SPO技术，并且在C7平面进行了首例颈椎"开放楔形"截骨术（OWO），用以治疗1例因强直性脊柱炎导致颈椎僵硬性后凸畸形的患者。OWO与标准SPO的不同之处在于其截骨方式，OWO的截骨方式是在后路截骨闭合和脊柱后凸矫正过程中形成的破坏性骨折，其中"开放楔形"是随着脊柱前柱的延长而向前形成

的。1972年，Simmons报告了11例强直性脊柱炎患者，通过颈椎OWO矫正颈椎僵硬性后凸畸形。他将患者置于坐位，应用Halo环牵引稳定头颈部，在局麻下进行手术。这样可以在后方截骨闭合时实时监测患者的神经状态并及时发现患者神经损伤。2006年，Simmons等进一步发表了1份131例患者进行坐位颈椎OWO的报告，证明了这种坐位局麻手术是安全的，而且畸形矫正是可控的。

与之相对的是，PSO技术在1985年由Thomasen首先介绍。他对11例患有僵硬性后凸畸形的强直性脊柱炎患者开展腰椎PSO手术。相对于SPO，PSO需要去除更多的骨性结构，包括椎弓根、一部分楔形椎体和一部分椎体外侧壁及后侧壁。由于前柱在截骨闭合后没有张口，这项技术使矫正角度更大且融合更加稳定；因此该技术也以"闭合性楔形"截骨（CWO）而为人所知。2007年，Tokala等首先报道8例颈胸后凸畸形患者行C7PSO手术。也有其他几组颈椎PSO病例的临床报道，包括来自作者所在机构的11例病例。大多数病例中，由于C7~T1处椎管相对较宽，该部位脊髓和C8神经根的活动度较大，因此即使C8神经根受损仍可保留充分的手功能；且由于大多数患者的C7横突处没有椎动脉孔，开放和闭合楔形截骨术都可以在C7部位进行。

本章中，我们提供了详细的C7OWO的手术技术指南，讨论手术的优点和并发症的避免。颈椎PSO（CWO）的技术在本书其他章节也有详细讨论。

12.2　手术指征和术前评估

颈椎OWO尤其适用于强直性脊柱炎导致的僵硬性颈椎后凸畸形。这些患者通常伴有平视、吞咽、疼痛感知和神经功能的受损。传统上，开放楔形颈椎截骨术是在患者清醒、坐位、头部Halo环牵引、局部麻醉下进行。这样做的部分原因是这类患者插

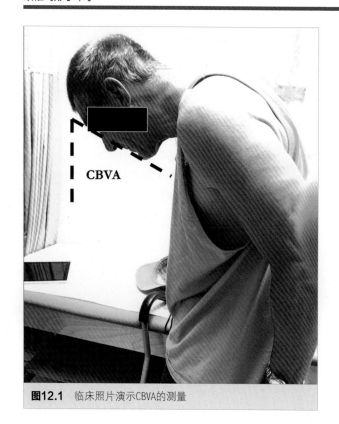

图12.1 临床照片演示CBVA的测量

术前影像学检查应包括动态颈椎X线，脊柱全长X线、MRI和CT。任何神经致压因素都应引起注意并将减压作为手术计划的一部分。包括椎动脉在内任何血管的解剖变异都应当被注意到。术前需进行各种颈椎影像学参数的测量，并决定想要矫正的度数。尤其要注意，颌眉垂线角（Chin–Brow Vertical Angle，CBVA）经常用于计算需要矫正的后凸角度（图12.1）。

Suk等推荐平视状态下最优的CBVA角度为$-10°\sim10°$。另一项研究中，Song等建议术后CVBA角度维持为$10°\sim20°$（轻度屈曲）时可以获得室内和室外活动中最好的整体效果。我们更倾向于头部倾斜角呈中立或轻度屈曲位以平衡外观和功能，使临床效果和患者满意度最大化。颈椎后凸畸形的过度矫正会损害患者的活动功能，比如做饭、行走、上厕所，这些都需要患者低头。

12.3 手术技术

12.3.1 体位

患者进入手术室，插管全麻。建立神经电生理监测和充分的静脉通道。体位的摆放使用开放

管困难，而局麻的另一个优点是术中可以实时监测患者的神经功能。然而，随着现代麻醉技术和术中神经监测的进步，有经验的医生可以在俯卧位全麻下安全地进行后路颈椎截骨术。

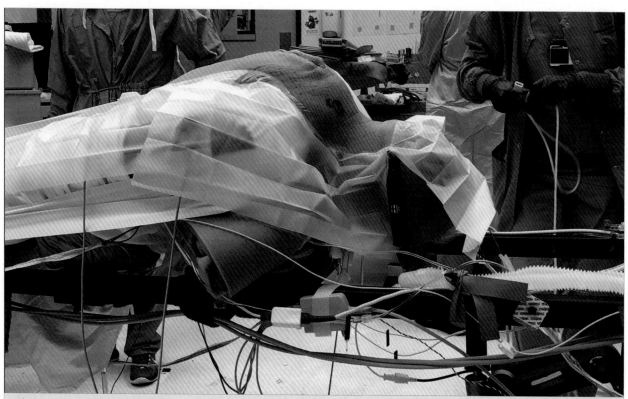

图12.2 照片演示患者在Jackson手术床上使用Mayfield头架固定的体位

Jackson 手术床、Mayfeild 头架或双针 Gardner-Wells 钳固定颈椎。患者俯卧于 Jackson 手术床上，其下垫胸垫和髂骨嵴垫，并用若干枕头支撑下肢。头部使用 Mayfield 头架固定（图 12.2），或使用 Gardner-Well 钳，通过 15lb 重量的双针颈椎牵引进行固定（图 12.3）。手术床置于最高的反 Trendelenburg 位置以适应颈胸后凸，使手术部位平行于地面，以便于血液集中在下肢和腹部，减少术中出血。

12.3.2 显露

颈椎和上胸椎部位按照标准步骤显露。充分显露颈椎侧块与胸椎横突以便于侧块和椎弓根钉置钉。

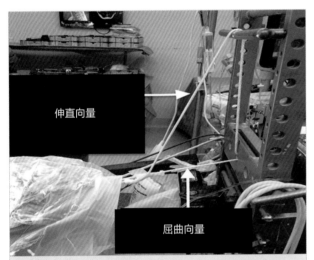

图12.3 照片演示在Jackson手术床上双向牵引的设置（左上黑框：后伸矢量；右下黑框：前屈矢量）

近端切开的范围要根据术前计划中固定的最上端来决定。每一步工作要尽可能地保留寰枕关节和寰枢关节，因为这两个平面承担了颈椎全部活动度的 50%。如果颈椎已经全部僵直，内固定范围可以延伸到枕骨部，因为在枕骨外粗隆部位可以获得坚强的固定。最好固定到截骨部位远端 3~4 个节段；因此，远端固定部位通常止于 T3、T4 或 T5。如果同时存在胸腰段畸形，显露的远端可能需要延伸到低位胸椎甚至腰骶段。为了减少显露过程中的出血，精细止血十分必要。

12.3.3 内固定

显露完成后，在 C7OWO 部位的上方和下方进行内固定。如果需要固定 C2，可以使用椎弓根钉、峡部螺钉和经椎板螺钉。侧块螺钉可以双侧置于 C3、C4 和 C5，椎弓根螺钉可以双侧置于 T2、T3 和 T4。在 C6 还是 T1 置钉取决于固定范围是否需要更靠近端或远端。如果使用 C6 侧块钉，T1 椎弓根钉就可以省去，反之亦然，因为截骨闭合后这里通常没有足够的位置容纳同时置钉。

随着现代内固定系统的进步，尤其是带关节或铰链的棒的应用，使单棒连接上颈椎和上胸椎成为可能。这避免了连接器的使用，且可以让外科医生在每一个椎体上置钉。把螺钉打到一条直线上非常重要，可以使上棒变得非常容易，还可以避免在矢

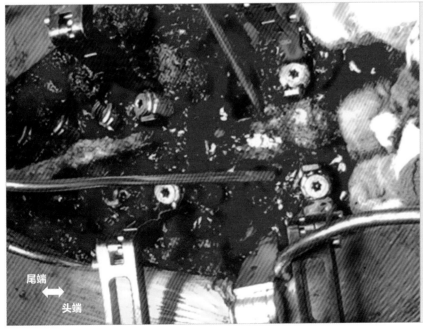

图12.4 术中照片显示骨折和截骨闭合之前后方开放楔形截骨中骨性结构的切除量

状面和冠状面上弯棒的必要。截骨部位可以使用辅助棒，以减小断棒的风险。

12.3.4 开放楔形截骨术

开始 C7OWO 时，需要进行 C7 全椎板切除。保留去除的椎板和棘突用来做自体骨植骨材料。切除 C6 下部椎板和 T1 上部椎板以防止截骨闭合后脊髓受压。C6 和 T1 的棘突尽可能完整保留。

接下来，结合使用 Leksell 咬骨钳和高速磨钻切除 C7~T1 双侧关节突关节，包括 C7 下关节突和 T1 上关节突。T1 椎弓根必须清楚显露，勿使关节突覆盖椎弓根，这些可以截骨闭合时造成 C8 神经根受压。C7 椎弓根也要使用高速磨钻和 Leksell 咬骨钳去除，以防止截骨闭合时 C8 神经根受压（图 12.4）。C8 神经根完全显露，能被清晰地观察到无压迫后进行止血，准备截骨闭合和畸形矫正。

12.3.5 截骨闭合

将连接棒弯曲到预期弧度，安装于胸椎椎弓根钉。然后医生通过牵拉 Mayfield 架或 Gardner–Wells 钳来后伸颈椎。后伸颈椎并制造截骨端骨折后，必须仔细检查 C7 和 C8 神经根以防止任何形式的挤压。如果 C7 或 C8 神经根没有完全游离，必须进行进一步的骨切除。通常使用临时棒跨过截骨部位钛棒进行固定，以防止半脱位或在截骨未完成时发生闭合。

当头部逐渐后伸截骨部位闭合时，将连接棒与侧块螺钉钉尾连接，保持头部伸展同时将尾帽锁紧以使钉棒牢固锁定。也可以选择铰链连接棒以便于截骨闭合（图 12.5）。畸形矫正后要立即检查神经电生理信号确保其没有发生改变。

侧位 X 线检查评估矫正度数和颈椎的整体对线。为确保关节融合，常使用 C7 和 C6、T1 侧块切除的局部自体骨进行植骨。C7 棘突从矢状面劈开放置在

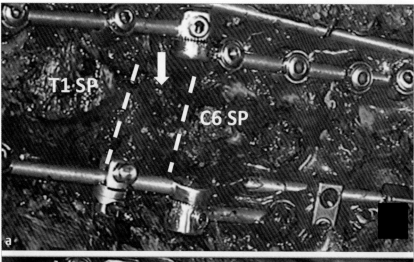

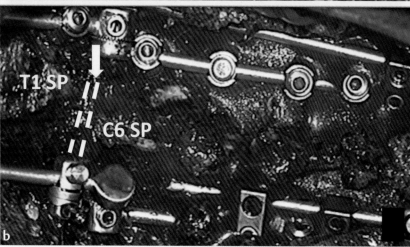

图12.5 术中照片展示使用铰链棒在截骨闭合前（a）和闭合后（b）的情况。SP：棘突

去除皮质后的 C6 和 T1 棘突两侧用线绑住。如果 C6 和 T1 侧块有空隙，可以从上位胸椎棘突上取足够的骨填充空隙。最后，C6 和 T1 椎板之间的缺口可以使用剩余的自体骨填充，包括高速磨钻磨下来的骨粉。

12.3.6　伤口关闭

关闭后路伤口时必须小心谨慎，通过逐层缝合将潜在的无效腔最小化，最大限度地组织覆盖，减少感染和伤口裂开的发生，并且尽量美观。如果畸形矫正后有多余的皮肤组织，可以行全层的皮肤组织切除。通常保留外科引流，缝合每层时仔细止血。

术后，颈部可以应用硬颈托固定制动便于融合。

12.4　临床技巧

OWO 的一个潜在问题是在截骨闭合过程中可能发生移位，这可能是由形成的楔形开口造成，也可能是发生在骨折和后凸矫正过程中（图 12.6），这使得 OWO 固有的稳定性弱于 CWO。同时存在颈椎和胸椎高度后凸畸形的患者（图 12.7），可能需要额外的胸腰段截骨才能获得充分的畸形矫正（图 12.8）。

Scheer 等进行了 OWO 和 CWO 的生物力学比较，证明了在 CWO 样本中截骨部位坚强程度显著增加

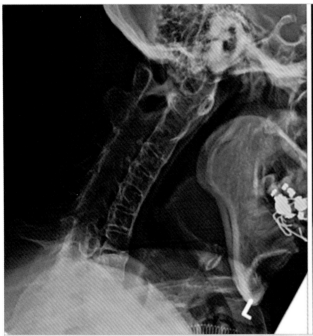
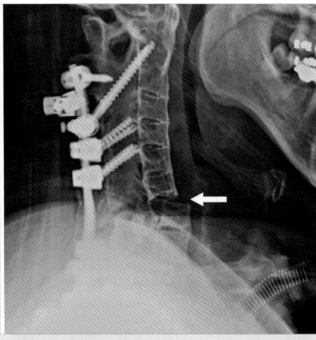

图12.6　术前术后X线展示在1例强直性脊柱炎患者行颈椎后凸开放楔形截骨术矫正畸形（箭头提示OWO的术后改变）

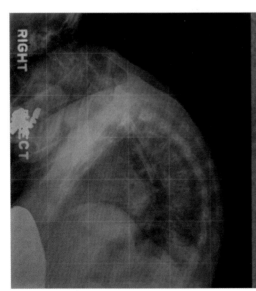
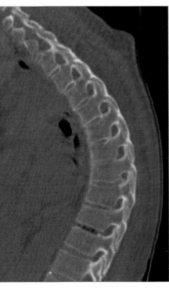

图12.7　术前侧位X线（左）和CT（右）展示伴发胸椎高度后凸的颈椎僵硬性后凸畸形

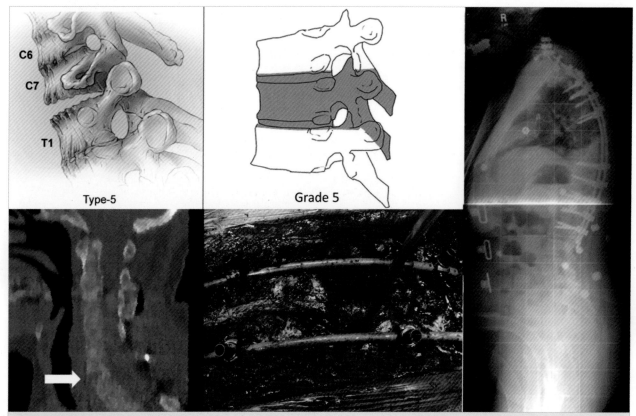

图12.8 示意图（左上）和术后CT（左下）展示C7OWO（5级颈椎截骨术），与胸4椎体切除同时进行（5级胸腰椎截骨术，中）治疗1例同时患有颈椎和胸椎高度后凸畸形的患者；术后X线（右）展示畸形得到良好的矫正

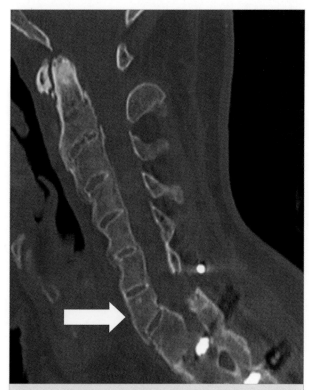

图12.9 1例C7 PSO（闭合楔形截骨）患者术后1年的CT显示，融合坚固，前柱没有任何间隙或移位

（图 12.9）。解决前方 OWO 术后间隙的策略是后路矫形后行前路颈椎椎间融合，这样可以最小化假关节形成的风险。但是，这对于强直性脊柱炎的患者可能是不必要的，因为单纯后路固定就可能达到良好的融合，然而，增加前路支持可以在骨融合前使断棒的风险最小化。

12.5 结论

OWO 是一种治疗僵硬性颈椎畸形方面强有力的工具。脊柱外科医师在评估和治疗僵硬性颈椎畸形中应该将该技术作为一种选择。

参考文献

[1] Smith-Petersen MN, Larson CB, Aufranc OE. Osteotomy of the spine for correction of flexion deformity in rheumatoid arthritis. J Bone Joint Surg. 1945; 27(4):1–11.

[2] Urist MR. Osteotomy of the cervical spine; report of a case of ankylosing rheumatoid spondylitis. J Bone Joint Surg Am. 1958; 40-A(4):833–843.

[3] Simmons EH. The surgical correction of flexion deformity of the cervical spine in ankylosing spondylitis. Clin Orthop Relat Res. 1972; 86(86):132–143.

[4] Simmons ED, DiStefano RJ, Zheng Y, Simmons EH. Thirty-six years experience of cervical extension osteotomy in ankylosing spondylitis: techniques and outcomes. Spine. 2006; 31(26):3006–3012.

[5] Thomasen E. Vertebral osteotomy for correction of kyphosis in ankylosing spondylitis. Clin Orthop Relat Res. 1985(194):142–152.

[6] Tokala DP, Lam KS, Freeman BJC, Webb JK. C7 decancellisation closing wedge osteotomy for the correction of fixed cervico-thoracic kyphosis. Eur Spine J. 2007; 16(9):1471–1478.

[7] Wollowick AL, Kelly MP, Riew KD. Pedicle subtraction osteotomy in the cervical spine. Spine. 2012; 37(5):E342–E348.

[8] Deviren V, Scheer JK, Ames CP. Technique of cervicothoracic junction pedicle subtraction osteotomy for cervical sagittal imbalance: report of 11 cases. J Neurosurg Spine. 2011; 15(2):174–181.

[9] Khan SN, Braaksma B, An HS. Cervical pedicle subtraction osteotomy for fixed flexion deformities. Orthopedics. 2012; 35(6):484–489.

[10] Tan LA, Riew KD, Traynelis VC. Cervical spine deformity-part 3: posterior techniques, clinical outcome, and complications. Neurosurgery. 2017; 81 (6):893–898.

[11] Suk K-S, Kim K-T, Lee S-H, Kim J-M. Significance of chin-brow vertical angle in correction of kyphotic deformity of ankylosing spondylitis patients. Spine. 2003; 28(17):2001–2005.

[12] Song K, Su X, Zhang Y, et al. Optimal chin-brow vertical angle for sagittal visual fields in ankylosing spondylitis kyphosis. Eur Spine J. 2016; 25(8):2596–2604.

[13] Ames CP, Smith JS, Scheer JK, et al. International Spine Study Group. A standardized nomenclature for cervical spine soft-tissue release and osteotomy for deformity correction: clinical article. J Neurosurg Spine. 2013; 19(3):269–278.

[14] Schwab F, Blondel B, Chay E, et al. The comprehensive anatomical spinal osteotomy classification. Neurosurgery. 2014; 74(1):112–120, discussion 120.

[15] Scheer JK, Tang JA, Buckley JM, et al. Biomechanical analysis of osteotomy type and rod diameter for treatment of cervicothoracic kyphosis. Spine. 2011; 36(8):E519–E523.

第十三章　颈椎椎弓根钉固定

Sang Hun Lee, Corinna C. Zygourakis, Christopher P. Ames

摘要

从 20 世纪 90 年代开始，一系列病例表明颈椎椎弓根钉固定预后良好。相对于更多的传统的后路稳定方式（如颈椎侧块螺钉）甚至前后联合技术，单纯经后路颈椎椎弓根内固定能够提供更坚强的固定。除了这些生物力学优点，由于颈椎椎弓根钉尺寸更小，置钉时所需内收角度更大，更容易引起外侧椎弓根破坏以及伴随的椎动脉与神经根的损伤。尽管这些风险可以通过新型的外科技术、丰富的临床经验和辅助导航技术来降低，但上述风险并不能被完全消除。通过术前的详细计划、对局部解剖结构的全面了解、可能的辅助导航技术可以帮助完成置钉。尽管颈椎椎弓根钉不是颈椎后路手术的标准固定方式，但这项技术能提供更坚强的固定、良好脊柱畸形矫正，且在恰当选择病例的前提下可以节省融合的节段数，是一种很好的选择。在本章中，我们将回顾颈椎椎弓根钉的生物力学机制、解剖特点、外科技术和临床结果。最后我们将给出一些临床中应用颈椎椎弓根钉内固定的优点。

关键词：颈椎椎弓根钉，侧块螺钉，后方颈椎稳定，后路颈椎内固定，颈椎畸形，颈椎后凸畸形，椎动脉损伤，导航

13.1　历史与背景

从 19 世纪 60 年代早期 Roy-Camille 的一系列病例开始，椎弓根钉内固定开始在胸腰椎使用，其目的是为了稳定力学机制、矫正畸形和融合，且该技术在 20 世纪 80 年代开始流行。胸腰椎椎弓根钉内固定最早应用于创伤病例的治疗，后延伸到退变性疾病、肿瘤和后来的脊柱畸形。胸腰椎椎弓根钉内固定现已被用作各种脊柱疾病治疗中的主要稳定方法并被广泛接受。

颈椎椎弓根钉内固定最早分别由 LeConte 于 1964

和 Borne 等于 1984 年在治疗 C2 hang-man 骨折中报道。然而，直到 20 世纪 90 年代早期，Abumi 才开始将这种方法应用于下颈椎。

1994 年，Abumi 等首先报道一系列应用下颈椎椎弓根钉治疗创伤的病例。从那时起，该团队报道数组应用颈椎椎弓根钉治疗各种脊柱疾病的病例。在 19 世纪 90 年代期间，大量关于颈椎椎弓根钉的解剖特点、进钉点、生物力学优势的文献被发表。在过去的 20 年里，颈椎椎弓根钉内固定的研究扩展到应用钻孔导引或导航辅助的方法减少临床置钉的风险，改善临床效果。

在本章节，我们回顾颈椎椎弓根钉内固定的生物力学、解剖特点、外科技术和临床预后。最后我们将给出一些临床中应用颈椎椎弓根钉内固定的优点。

13.2　颈椎椎弓根钉内固定的优缺点

颈椎椎弓根钉经侧块经由椎弓根进入椎体。其结果是，相比其他颈椎内固定诸如钢丝、钢板或者侧块螺钉，其主要优点是固定更加坚强。上述特点使其固定和矫正更加稳定，尤其适用于颈椎畸形的病例（颈椎后凸畸形的一期后路矫正）。此外，颈椎椎弓根钉内固定在骨质疏松或肿瘤切除术后放疗的病例中更具优势。而且，考虑到椎弓根钉的进针点比起侧块螺钉更偏外侧，相比之下颈椎椎弓根钉可以提供范围更广的融合床。

除去上述优点，颈椎椎弓根钉同样存在几个缺点，这些缺点阻碍了颈椎椎弓根钉的流行和应用。首先而且最主要的就是椎动脉损伤的风险。比起胸腰椎，颈椎椎弓根直径更细，并且有更大的内收角。因此，这些解剖学特点导致其置钉时更易引起椎弓根外侧壁的损伤。在绝大多数患者中，椎动脉在下颈段 C3~C6 椎弓根外侧的横突孔中通过。尽管大多数单侧椎动脉损伤是无症状的，但如果患者存在后

方循环侧支的血供不足，即使单侧的椎动脉损伤，仍有可能发生严重的后部脑梗死。

另外，由于颈椎椎弓根和经椎间孔更小，比起胸腰椎，头端和尾端的椎弓根壁的破坏更可能导致神经根损伤。由于这些解剖的复杂性、各地区的医疗法律环境以及更陡峭的学习曲线，许多外科医生刻意避开颈椎椎弓根钉内固定，转而应用传统的侧块螺钉固定，通过前后联合入路方式保证更坚强的固定。

13.3　颈椎椎弓根内固定的生物力学特点

最早关于颈椎椎弓根钉的生物力学研究是由Kotani 等在 1994 年报道的。他们在小牛尸体模型中研究发现比起传统的前路和 / 或后路钢丝固定，椎弓根内固定在轴向、扭转及屈曲应力中表现更为稳定。

此后，有几项研究对比了椎弓根钉和侧块螺钉的拔出力。2004 年，Kothe 等发现颈椎椎弓根钉内固定比起侧块螺钉内固定明显具有更高的起始屈曲 / 后伸稳定性，且在经过周期性应力后也更加稳定。Johnston 等确认了这些结果，且证明颈椎椎弓根钉比侧块螺钉松动率更少，抗拔出力更强。

2014 年，Ito 等发现经过扭转负荷后，颈椎椎弓根钉的平均抗拔出力是侧块螺钉的近 4 倍（762N对 191N），而对比屈曲和后伸负荷，前者是后者的两倍（571N 对 289N）。Duff 等的研究表明，与单纯应用椎弓根螺钉行 C3~C7 固定相比，360° 固定模型（C3~C7 前路椎间融合钢板内固定 + 后路侧块螺钉内固定）仅能提供稍大的稳定性。

这些生物力学报道的局限性在于他们都是尸体研究，未考虑到动态的稳定因素。然而，三柱固定后，脊柱椎弓根螺钉的确比侧块螺钉更能提供坚强的稳定性，因此与常规临床患者相比，椎弓根钉固定更适用于骨质量更差或不稳定的情况。

13.4　颈椎椎弓根钉置钉的解剖学考量

13.4.1　颈椎椎弓根

颈椎椎弓根解剖

1991 年，Panjabi 等详细报道了下颈椎解剖学数据，包括椎弓根的宽度、高度、横截面以及和矢状面夹角。之后的几项研究尝试使用尸体或 CT 量化颈椎椎弓根的直径和角度。这些研究的结果如下：

- 下颈椎椎弓根的宽度和高度从 C3 到 C7 逐渐增加。
- 椎弓根的内收角度在 C3 最大（约45°；范围：42°~55°）到 C7 逐渐减少（约 32°，范围：24°~48°）。
- 矢状面角度在 C3 和 C4 时（3°~15°）向头侧倾斜，到 C5 时接近中立方向，到 C6 和 C7 时向尾端倾斜（0°~11°）。

除了这些总的原则之外，考虑到个体椎体广泛的变异，术前对颈椎椎弓根详细的影像检查和测量是非常重要的。

Rao 等研究正常人 CT 后发现，98% 的年轻、健康志愿者下颈椎椎弓根宽度和高度足以容纳 3.5mm的椎弓根钉。宽度小于 4mm 的椎弓根极少（约1.7%），且通常只在女性中可以观察到。总之，颈椎椎弓根螺钉内固定不推荐应用于儿童，除非术前影像学检查表明其椎弓根宽度适合使用内固定。

颈椎椎弓根的另一项重要的解剖学特点是其 3D结构。颈椎椎弓根的横截面形状从椭圆形向三角形过渡，内侧壁厚度是外侧壁的 1.4~3.6 倍，与胸腰椎类似。这就是置钉时外侧壁比内侧壁更易损伤，而且更易损伤椎动脉的原因。

进钉点

诸多研究者发表了各种关于颈椎螺钉进钉点的文献。1994 年，Jeanneret 等推荐"关节突关节下3mm 与关节突中点的垂直线上为进钉点"，内收平均45°角。随后的研究推荐如下：

- 在头尾平面上，进钉点应紧邻关节突关节下方的骨性切迹，C7 最远，到 C3 逐渐接近。
- 在内外方向上，进钉点在 C3 最偏外侧，到 C7逐渐偏向内侧。然而它不应位于侧块的内侧半。

最重要的是，椎弓根钉的轨迹、长度、直径、进钉点应该在术前的影像上做到个性化局部解剖和测量。

13.4.2 下颈椎的椎动脉和神经根

椎动脉从锁骨下动脉发出后，超过 90%~92% 的患者在 C6 水平进入横突孔。而在某些患者中，椎动脉可能在非正常的节段进入横突孔，根据文献报道，其发生频率依次是 C5、C4 和 C7。下面几点关于椎动脉在颈椎行程需要注意：

- 行程并不总是直线，有可能随着颈椎退变而变为曲折。
- 椎动脉在横突孔内的位置是前内，而并非是中间。
- 左右侧的椎动脉在血流和直径上可能存在显著不同，可能出现一侧极细甚至缺如。如果从术前影像学上已经知道一侧是优势侧，医生在该侧进行手术时应极其仔细以避免椎动脉损伤。

解剖学研究表明，不同于腰椎神经根，颈椎神经根通过椎间孔时在矢状位上紧贴下位而不是上位椎弓根。在冠状面上，神经根在 C3 的穿出角度最大（可能接近 90°），逐渐减少直到 C6 和 C7。颈椎神经根在 C4~C5 水平跨过椎间盘，在 C5~C6 和 C6~C7 水平横过椎间盘的近端部分。这些发现表明在颈椎椎弓根上壁的破坏比下壁的破坏更易引起神经根症状。

13.5 颈椎椎弓根内固定技术

13.5.1 Abumi 的技术及其改良

Abumi 的原创技术

在其原始文献中，Abumi 等描述颈椎椎弓根钉进钉点"关节突的中点稍偏外，紧靠上位关节面的后缘"，向内成角 30°~40°。为了安全置钉，他们应用高速磨钻进行开口，直径 3~4mm。这样可以将钉头埋入，也可以使用"漏斗（funnel）"技术直视下观察椎弓根入口，类似胸椎置钉。他们使用透视来确认矢状位上的进钉点和轨迹角度。

改良"漏斗"技术

2012 年开始陆续有几项关于改良颈椎置钉技术的报道，反映了新的颈椎置钉技术的发展。例如，Lee 等报道的"钥匙孔（Key Slot）"技术，这项技术基于椎弓根的内收角，在冠状面上开一个小孔，在轴

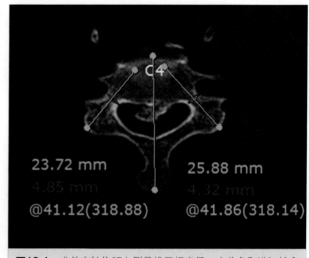

图13.1 术前在轴位CT上测量椎弓根直径、内收角和进钉长度

位上形成一个三角形。这项技术可以避免 Abumi "漏斗"技术造成的骨性缺损，更适合现代的万向螺钉。

作者推崇的技术

术前检查

为检查椎动脉的非正常行程和优势侧，在颈椎椎弓根钉固定前我们要对所有患者进行椎动脉增强 CT 扫描。我们同时应用术前 CT 测量轴位上的每一个置钉椎弓根的内收角和椎弓根最小直径（图 13.1）。我们在术前影像学测量中选择能进入椎体前 1/3 的螺钉长度。如果患者椎弓根直径小于 3.5mm 或椎弓根内收角大于 50°，我们应避免在该节段置钉。

进钉技术

为了寻找正确的轨迹，我们在垂直于椎弓根轴的线上模拟椎弓根进钉点（图 13.2a）。我们先用 3mm 磨钻在外侧关节突的内侧做一个钥匙孔形状的开口。这个钥匙孔形状在冠状面上是长方形的（图 13.2b），在轴位上是等边三角形的（图 13.2c）。三角形的顶端即虚拟椎弓根的入口，三角形的斜边是椎弓根的轴线（图 13.2d）。

开口的准确宽度、深度和角度需要根据术前 CT 上颈椎的个体化数据进行调整。当一名外科医生初次学习颈椎椎弓根置钉时，可以使用侧位透视来确定矢状面上的进钉点和螺钉轨迹。随着实践和经验的增长，可能不再需要透视引导。

钻开钥匙孔形状的入口后，我们用 1 枚 15° 弯曲

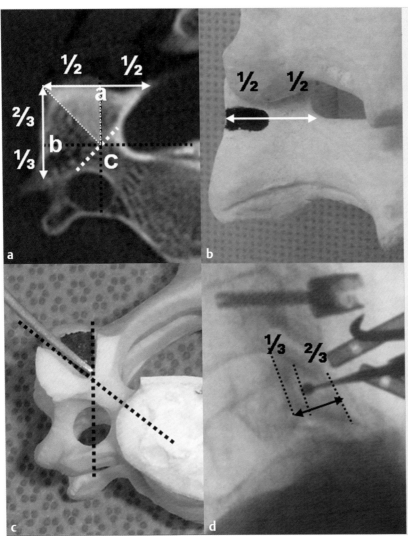

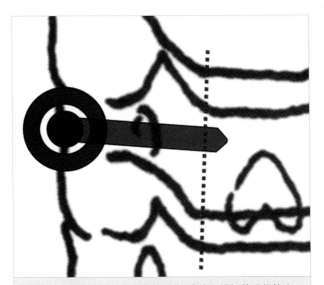

图13.3　示意图所示的是在前后位X线片上螺钉的理想轨迹。钉尾位于侧块的外侧区，钉尖钩椎关节的内侧，这是最安全的位置。螺钉尖端位于钩椎关节的外侧或者钉尾位于侧块外侧，则被认为会增加椎弓根破坏的风险

的锥子尽可能轻柔地探查椎弓根内侧壁。探查至约2cm深后，我们使用尖端为球形的探针确认没有椎弓根壁的破坏。如果我们探查到椎弓根壁的破坏，则应改变螺钉的轨迹或跳过这一节段。确认没有椎弓根壁的破坏后，接下来进行钻孔、轻轻敲击，按照正常的方式插入螺钉。

在平片上，螺钉钉尾位于侧块的外侧区，尖端位于未覆盖的钩椎关节内侧，被认为是最安全的位置。螺钉尖端位于钩椎关节外侧或钉尾位于侧块之外被认为椎弓根损伤的风险增加（图13.3）。

13.5.2　椎间孔切开辅助技术

1998年，Albert等描述了他们在下位脊柱椎弓根钉的"椎板椎间孔切开（Laminoforaminotomy）"技术。他们推荐经由C6~C7进行椎板椎间孔切开直接触及椎弓根内侧壁。此后，有几位作者相继报道类

似的改良椎间孔切开术进行颈椎椎弓根置钉。

椎间孔切开技术是一个简单的技术，可以直视椎弓根内侧壁，对 C7 和 T1 的置钉有所帮助。对于在中颈段置钉也可以采用椎间孔切开术（Foraminotomies）。然而，由于 C3~C5 这些节段的椎弓根相比 C6~C7 具有更大的内收角度、更大的侧块前后径，椎间孔切

开可能意味着更长的手术时间、更多的骨组织切除和更多的出血量。

13.5.3　导航辅助技术（图 13.4）

为增加准确性和安全性，计算机辅助导航技术已经被应用到脊柱置钉中。2000 年，几项尸体研究

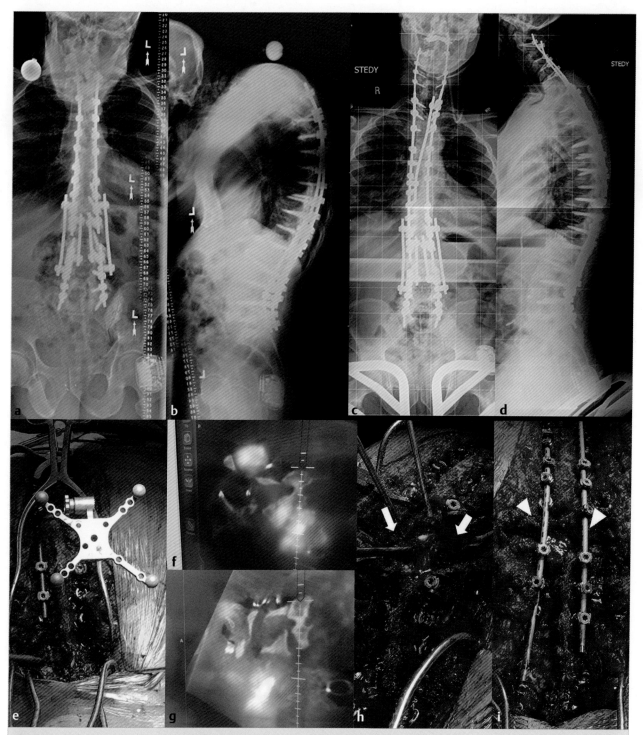

图13.4　61 岁男性患者术前（a，b）X线片，既往有多阶段胸腰椎畸形手术史并伴有 T3 近端交界后凸畸形。行 T3 椎体后柱切除（PVCR），融合延长至 C2。术后X线片显示矢状面平衡明显改善（c，d）。采用 O 形臂和隐式导航技术（e~g）置入颈椎椎弓根螺钉进行内固定。（h，i）T3 行 PVCR 术后的骨性间隙（h图箭头所示）在复位和安装连接棒后闭合了（i图箭头所示）

表明导航辅助颈椎椎弓根置钉与传统置钉技术相比可以提高准确性。2003 年，Kotani 等首先报道在临床中使用导航辅助置钉，结果显示置钉的精准度性显著提高：与传统徒手置钉技术相比，椎弓根壁损伤概率为 1.2%~6.7%。从这项报道开始，研究者们在一系列临床病例研究中使用不同的术中导航技术（3D 透视、O 形臂、术中 CT 等）对这项研究结果进行了确认。总之，这些研究表明尽管在神经血管损伤和再手术率方面没有明显差异，导航辅助椎弓根置钉臂徒手置钉更加精确。然而，我们依然推荐导航辅助脊柱椎弓根置钉，尤其对于解剖学异常、翻修手术、儿童或复杂的脊柱畸形患者。

13.5.4　钻孔和螺钉导向模板辅助技术（Drill and Screw-Guide Template Assisted Technique）

基于患者个体化解剖结构的模板已经开发出来，该技术避免了导航操作产生的高费用和高耗时，以及导航技术较长的学习曲线和患者额外的辐射暴露。20 世纪末，人们已经开始应用传统方法或 CT 胶片制作导航模板，而 21 世纪初期，3D 重建软件及 3D 打印系统已经应用到颈椎椎弓根钉置钉中。一系列临床病例研究表明，对比通过体表标志置钉或导航下置钉，模板辅助技术具有相当的准确性。

13.6　临床系列研究和结果

在最早一系列病例中，Abumi 等应用颈椎椎弓根钉治疗了 13 例创伤患者，临床结果满意，没有假关节形成或其他严重并发症。Abumi 及其同事连续在几组非创伤性颈椎病例的研究中应用颈椎椎弓根钉进行内固定治疗，取得了良好的神经和影像学结果，这些病例包括后凸畸形、脊髓病、后纵韧带骨化、类风湿性关节炎和转移瘤（表 13.1）。

其他研究团队也确认了应用颈椎椎弓根钉良好的结果和较低的并发症发生率。一项研究结果表明，为了减少必要的内固定点，颈椎椎弓根钉对于颈椎侧块和椎弓根的骨折都是很好的固定方式。Rajasekaran 等报道了一组需要颅颈关节固定的儿童患者（平均年龄 9.7 岁）应用椎弓根钉固定取得了很好的临床结

果，认为该固定方法在儿童患者中也是一个不错的选择。Watanabe 等展示了单纯颈后路椎弓根钉内固定治疗痉挛型脑瘫患者获得了 81% 的融合率。总之，文献表明颈椎椎弓根钉内固定技术可以应用于几乎所有需要后路内固定的颈椎疾患。

13.7　准确性和并发症

颈椎椎弓根钉置钉的准确性已经被无数作者广泛地评估。然而，由于他们经常使用不同的诊断标准评价椎弓根的破坏，这些结果的对比并不容易（表 13.1）。在 Abumi 最早的病例组中，基于术后 CT 扫描的结果，作者发现 52 枚椎弓根钉有 3 例出现皮质骨破坏（5.8%）。来自同样的作者的一系列研究报道椎弓根破坏率为 4.7%~6.9%。

在文献中，非危险性（noncritical）椎弓根破坏率（螺钉直径暴露 < 50%）为 14.8%~20%，而危险性的椎弓根皮质破坏率（螺钉直径暴露 > 50）为 4.1%~9%。平均 60%~70% 的椎弓根穿透是向外，约 30% 是向内破坏。另外，几项研究也展示了颈椎椎弓根钉置钉的学习曲线。更特殊的是，椎弓根皮质的破坏率经过最初的 15~25 例后显著降低。

幸运的是，文献中报道的大多数颈椎椎弓根钉置钉误置都没有引起症状。然而，颈椎椎弓根壁破坏最严重的并发症是由于外壁破损引起的椎动脉损伤以及由于椎弓根上壁或下壁破坏引起的神经根损伤。由于椎弓根内侧壁较厚，内壁破坏少见；且由于在椎弓根内侧壁和脊髓之间有一个较大的间隙，脊髓损伤较少见。

2000 年，Abumi 等进行的最早的关于颈椎椎弓根钉并发症的全面研究报道指出，3 例患者出现神经血管并发症（占所有患者的 1.7%，180 例患者 669 个椎弓根的 0.4%）。Kast 等发现 26 例患者的 94 个椎弓根中有 2 例患者出现由椎弓根螺钉破坏引起的神经症状（2.1% 的螺钉，7.7% 的患者）。Yukawa 等报道 114 例患者 620 个椎弓根中 1 例出现椎动脉损伤（0.16%）和 1 例神经根损伤（0.16%）。2012 年，Nakashima 等报道 84 例非创伤患者采用颈椎椎弓根螺钉内固定并发症：3 例神经根损伤（3.6%）和 2 例椎动脉损伤（2.4%）。直到 2018 年，英文文献中也

表13.1 临床系列病例应用各种技术行颈椎椎弓根置钉准确性和椎弓根破坏标准报告

作者	患者/螺钉数量	置钉技术	准确性标准	椎弓根破坏率	并发症	其他
Abumi等（2000）	180/667	透视引导，徒手	椎弓根破坏或无破坏	6.7%	神经根症状（2）VAI（1）	
Yoshimoto等（2005）	27/134	透视引导，徒手	无破坏部分破坏：<1/2螺钉直径完全破坏：>1/2螺钉直径	部分：7.4%完全：3.7%	无	破损率经过最初的18例后从12%降低至7%
Kast等（2006）	36/94	混合：导航辅助，徒手	准确的：<1mm误差小损伤：<横突孔直径25%大损伤：>横突孔直径25%	正确：70%小损伤：21%大损伤：9%	神经根症状（3）	经过最初的20例后C3出现更多的椎弓根穿透，C4椎弓根穿透率从13%降到4%
Ito等（2008）	50/176	3D透视导航引导	1级：无破坏2级：<2mm3级：>2mm	2级：2.8%3级：0	无	
Yukawa等（2009）	144/417	透视轴向图像引导技术	暴露：<螺钉直径的50%穿透：>螺钉直径的50%	暴露：9.2%穿透：3.9%	神经根症状（1）VAI（1）	
Ishikawa等（2010）	21/108	O形臂导航	0级：无暴露1级：<2mm2级：2~4mm3级：<4mm	1级：8.3%2级：2.8%3级：0	无	经过最初的10例后椎弓根破坏率从20%降到2.7%
Lee等（2012）	50/277	透视引导，徒手（改良Abumi技术）	0级1级：暴露<螺钉直径的25%2级：暴露螺钉直径的25%~50%3级：暴露>螺钉直径的50%	1级：12.6%2级：7.6%3级：2.2%		
Nakashima等（2012）	84/390	混合：透视引导，徒手，导航辅助	1级：<螺钉直径的50%2级：>螺钉直径的50%	1级：15.4%2级：4.1%	神经根症状（3）VAI（2）	在颈椎后凸和脑瘫患者中出现高破损率
Hojo等（2014）	283/1065	透视引导，徒手	1级：<螺钉直径的50%2级：>螺钉直径的50%	1级：9.6%2级：5.3%	VAI（2）	类风湿患者中出现高穿透率
Uehara等（2014）	129/579	导航辅助	1级：无破损2级：<螺钉直径的50%2级：>螺钉直径的50%	2级：13.3%3级：6.7%	无	破损在C3~C5更普遍
Kaneyama等（2015）	20/80	患者个体化钻孔导向模板	0级：无损伤1级：暴露<螺钉直径的50%2级：暴露>螺钉直径的50%3级：完全裸露	1级：2.5%无2级或3级		3D打印技术

缩写：VAI.椎动脉损伤
注意：报道中的椎动脉损伤的病例未见临床症状

仅有2例由于颈椎椎弓根误置引起的小脑和/或脑干卒中报道。

在Yoshihara等进行的一项系统性回顾中，颈椎椎弓根螺钉和侧块螺钉引起的围手术期的神经及生物力学并发症发生率同样低。但是，颈椎椎弓根置钉引起的椎动脉损伤显然更为普遍。

13.8 颈椎椎弓根内固定的临床并发症

我们将在本章节展示几大类颈椎椎弓根螺钉内

固定的临床并发症。手术指征的把握取决于患者个体化的骨质量、融合节段和局部解剖。

13.8.1 脆弱骨的坚强内固定

几项生物力学研究表明，颈椎椎弓根钉内固定提供了更好的内固定把持力，不仅仅是术后即刻，而且包括反复循环负重后。单纯经由后路进行颈椎椎弓根钉内固定可以通过坚强的三柱稳定性避免前后路联合手术。这对于严重的骨质疏松患者（如图

13.5 病例中患者股骨颈平均 T 值为 −4.5）、类风湿性关节炎、破坏性关节病、长期激素使用史患者或者其他导致骨结构不良病变的患者中具有特别的优势。

13.8.2　一期僵硬或柔软性后凸畸形矫正

Abumi 等报告一例约 23° 柔软性后凸畸形，通过颈椎椎弓根钉内固定复位一期矫正成功的案例。作者也一期矫正过一例半僵硬性后凸畸形（图 13.6）。

13.8.3　严重僵硬性畸形截骨后的稳定内固定

不同于柔软性后凸畸形，强直性脊柱炎患者的僵硬性畸形、弥漫性特发性骨肥厚症（Diffuse Idiopathic Skeletal Hyperostosis）患者或者外科融合节段常需要行前路或后路，或者前后联合入路的截骨。图 13.7 显示的 C7 椎弓根截骨，椎弓根固定提供了更坚强的固定，且在维持畸形矫正角度的同时拥有更低的螺钉松动率和更少的融合节段数。

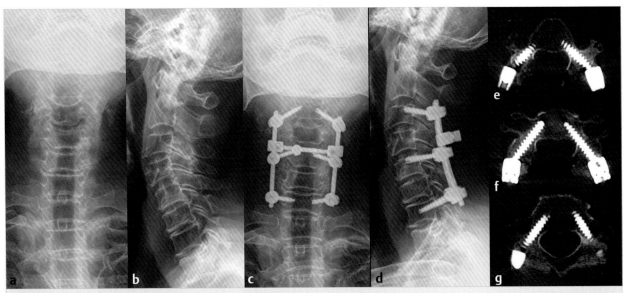

图13.5　78岁的女性患者，患有多节段的脊髓型颈椎病，既往有严重的骨质疏松病史（股骨颈平均T值−4.5），行后路C3~C7椎板切除和融合。术前（a，b）和术后（c，d）的影像学表现。在C3、C5和C7成功完成颈椎椎弓根置钉，没有发生椎弓根壁穿透

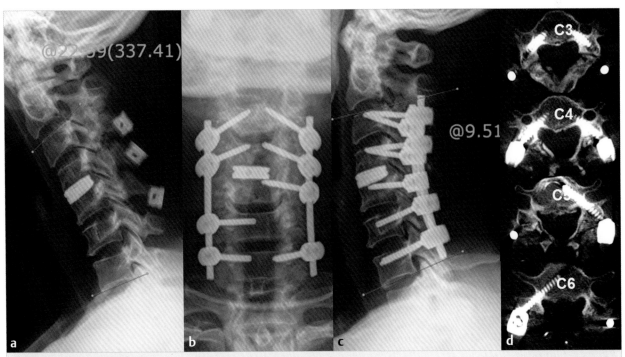

图13.6　49岁女性脊髓病行半僵硬性椎板成形术后后凸畸形患者的术前颈椎侧位X线片（a）。颈椎椎弓根螺钉后路减压，一期矫正脊柱后凸，行C3~C7椎弓根螺钉固定（b，c）。术后轴位CT图像显示，所有颈椎椎弓根螺钉均位置准确，无椎弓根壁损伤（d）

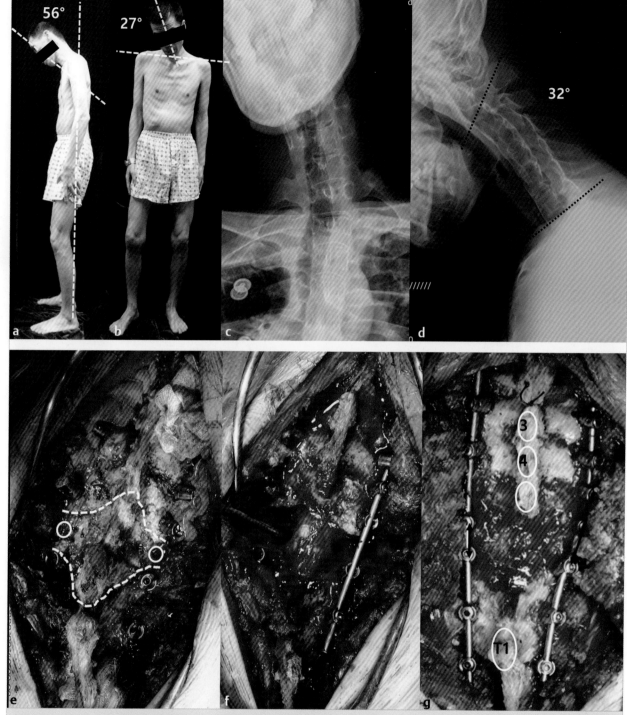

图13.7 36岁男性强直性脊柱炎患者，矢状面和冠状面均存在颈椎畸形，术前的临床图像（a，b）和影像学图片（c，d）。颈椎和胸椎完成椎弓根置钉后，进行了C7经椎弓根截骨术（PSO）（e）（C7椎弓根和图示截骨线都进行了标记，保留C6椎板下部，C7全椎板和T1椎板上部），PSO截骨间隙经过3D矫形和局部植骨后闭合消失（g）

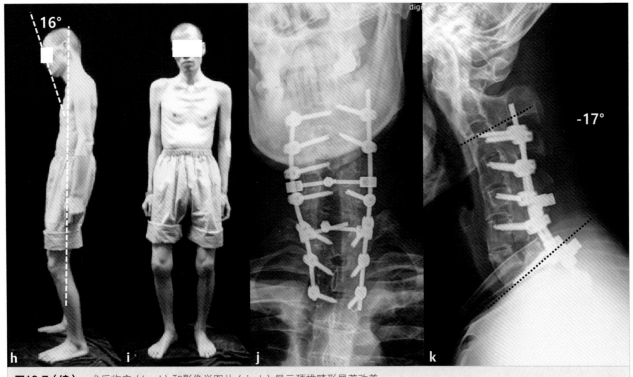

图13.7（续） 术后临床（h，i）和影像学图片（j，k）显示颈椎畸形显著改善

13.8.4 最小的固定节段数最大限度地保留了颈椎活动度

至今尚无学者研究相比侧块螺钉，使用椎弓根钉内固定可以少融合几个节段。然而，在图13.8所示病例中，颈椎椎弓根螺钉内固定可以帮助减少融合节段并保留可活动的节段。

13.8.5 由于侧块螺钉松动导致内固定失败或骨缺损的补救

侧块螺钉松动通常是由于术中置钉时侧块骨折、骨不连或相邻节段置钉失败所致。用更大直径的侧块螺钉翻修是一个选择（如用4mm螺钉对3.5mm螺钉进行翻修），或采用其他方式（如Magerl技术失败可选用Roy-Camille技术）。但其结果可能是内固定的生物力学强度不够。最简单的方法是略过这个节段延长固定。然而，如果延长固定不可行，那么放弃侧块内固定，转而采用椎弓根内固定可能是一个更好的选择，如图13.9所示。

13.8.6 混合内固定：单侧侧块螺钉内固定，对侧椎弓根螺钉内固定

由创伤导致一侧椎动脉损伤和/或闭塞（如横突

孔骨折）、严重的萎缩或缺如，对侧应当使用侧块螺钉小心保留椎动脉。存在风险的手术，包括切除术和椎弓根钉置钉都应避免损伤唯一留存的或者优势侧的椎动脉。因此，可以进行混合内固定，在椎动脉完好的一侧进行相对安全的侧块螺钉内固定，而在椎动脉损伤侧行风险更高的椎弓根内固定，如图13.10所示。

13.9 结论

从20世纪90年代开始，一系列病例研究都支持颈椎椎弓根钉内固定。对比更传统的后路固定（如颈椎侧块钉内固定），甚至和前后路联合内固定相比，单纯后路颈椎椎弓根钉内固定更加坚强。然而，尽管具有这些生物力学优势，但是颈椎椎弓根钉的小尺寸和更大的内倾角导致该固定方式易造成椎动脉及神经根损伤。虽然各种新型的外科技术、增长的外科经验和导航辅助技术使颈椎椎弓根置钉的风险大大降低，但这些风险始终无法完全被防止。

成功的颈椎椎弓根置钉可以通过术前详细的计划、全面的局部解剖学知识和隐性导航辅助技术来完成。尽管颈椎椎弓根钉不是颈椎后路固定手术的标准术式，但这项技术能提供更坚强的固定、良好

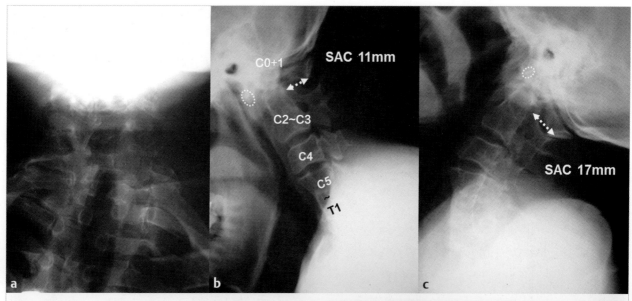

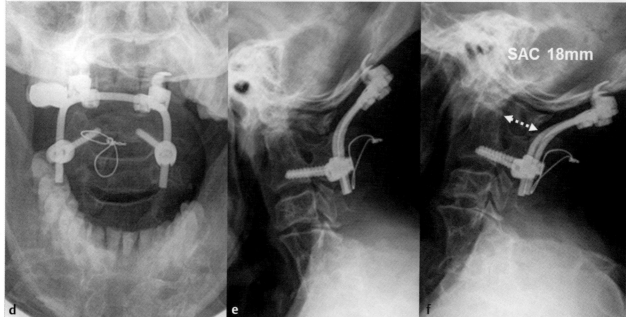

图13.8 55岁颈脊髓病的男性患者的术前正位（a）、屈曲位（b）和过伸位（c）颈椎影像学图片。该患者患有Klippel-Feil综合征（枕部-C1，C2~C3，C5~T1先天性融合），且影像上寰枢关节失稳。C1~C2、C3~C4、C4~C5是唯一能活动的节段。为了最大限度地保留活动节段，选择于C3椎弓根置钉。经7年的随访，影像学显示过伸过屈位X线片上可活动节段的退变极少（d~f）

脊柱畸形矫正，且在恰当选择病例的前提下可以节省融合的节段数，是一种很好的选择。

参考文献

[1] Boucher HH. A method of spinal fusion. J Bone Joint Surg Br. 1959; 41-B (2):248–259.

[2] Harrington PR. Treatment of scoliosis. Correction and internal fixation by spine instrumentation. J Bone Joint Surg Am. 1962; 44-A:591–610.

[3] Harrington PR, Tullos HS. Spondylolisthesis in children. Observations and surgical treatment. Clin Orthop Relat Res. 1971; 79(79):75–84.

[4] Roy-Camille R, Saillant G, Mazel C. Internal fixation of the lumbar spine with pedicle screw plating. Clin Orthop Relat Res. 1986(203):7–17.

[5] Steffee AD, Biscup RS, Sitkowski DJ. Segmental spine plates with pedicle screw fixation. A new internal fixation device for disorders of the lumbar and thoracolumbar spine. Clin Orthop Relat Res. 1986(203):45–53.

[6] Aebi M, Etter C, Kehl T, Thalgott J. Stabilization of the lower thoracic and lumbar spine with the internal spinal skeletal fixation system. Indications, techniques, and first results of treatment. Spine. 1987; 12(6):544–551.

[7] Suk SI, Lee CK, Kim WJ, Chung YJ, Park YB. Segmental pedicle screw fixation in the treatment of thoracic idiopathic scoliosis. Spine. 1995; 20(12):1399–1405.

[8] LeConte P. Fracture et luxation des deux premieres vertebres

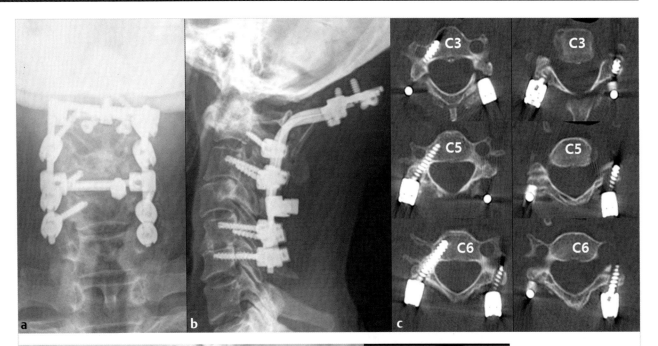

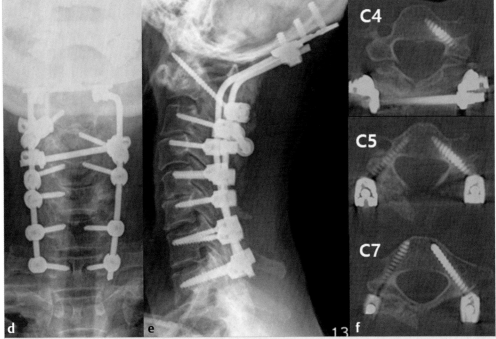

图13.9 57岁男性类风湿性关节炎患者的正位和侧位颈椎X线（a，b）显示枕部-C6融合3个月后，颈椎屈曲活动丧失，同时枕骨端松动。CT片上，右侧的椎弓根螺钉固定良好，但左侧的侧块螺钉松动（c）。患者经过枕部固定翻修，左侧侧块螺钉松动更换为椎弓根螺钉，另一侧椎弓根螺钉向下延长固定至T1（d~f）

cervicales. In: Judet R, ed. Luxation Congenitale de la Hanche Fractures du Cou-de-pied Rachis Cervical Actualites de Chirurgie Orthopedique de l'Hospital Raymond- Poincare. Vol. 3. Paris: Masson et Cie; 1964:147–166.

[9] Borne GM, Bedou GL, Pinaudeau M. Treatment of pedicular fractures of the axis. A clinical study and screw fixation technique. J Neurosurg. 1984; 60 (1):88–93.

[10] Abumi K, Itoh H, Taneichi H, Kaneda K. Transpedicular screw fixation for traumatic lesions of the middle and lower cervical spine: description of the techniques and preliminary report. J Spinal Disord. 1994; 7(1):19–28.

[11] Abumi K, Takada T, Shono Y, Kaneda K, Fujiya M. Posterior occipitocervical reconstruction using cervical pedicle screws and plate-rod systems. Spine. 1999; 24(14):1425–1434.

[12] Abumi K, Ito M, Kaneda K. Surgical treatment of cervical destructive spondyloarthropathy (DSA). Spine. 2000; 25(22):2899–2905.

[13] Abumi K, Kaneda K, Shono Y, Fujiya M. One-stage posterior decompression and reconstruction of the cervical spine by using pedicle screw fixation systems. J Neurosurg. 1999; 90(1) Suppl:19–26.

[14] Abumi K, Shono Y, Kotani Y, Kaneda K. Indirect posterior reduction and fusion of the traumatic herniated disc by using a cervical pedicle screw system. J Neurosurg. 2000; 92(1) Suppl:30–37.

[15] Abumi K, Shono Y, Taneichi H, Ito M, Kaneda K. Correction of

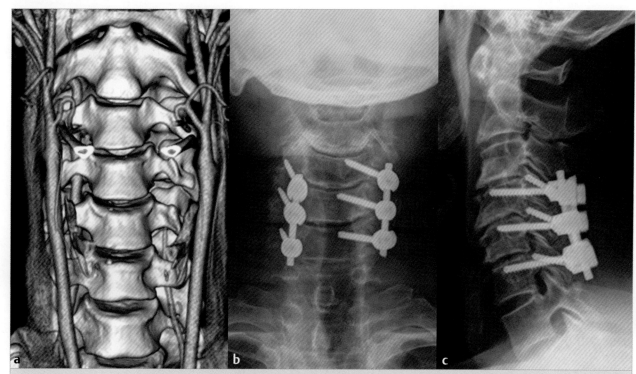

图13.10 23岁C4~C5小关节脱位伴C5~C6后部韧带损伤的男性患者，术前3D血管造影CT显示左侧椎动脉完全闭塞（a）。给予后路复位和C4~C6内固定（b，c）。为避免右侧椎动脉损伤，右侧行侧块内固定，左侧行椎弓根钉内固定

cervical kyphosis using pedicle screw fixation systems. Spine. 1999; 24(22):2389–2396.

[16] Abumi K, Kaneda K. Pedicle screw fixation for nontraumatic lesions of the cervical spine. Spine. 1997; 22(16):1853–1863.

[17] Kotani Y, Abumi K, Ito M, Minami A. Cervical spine injuries associated with lateral mass and facet joint fractures: new classification and surgical treatment with pedicle screw fixation. Eur Spine J. 2005; 14(1):69–77.

[18] Oda I, Abumi K, Ito M, et al. Palliative spinal reconstruction using cervical pedicle screws for metastatic lesions of the spine: a retrospective analysis of 32 cases. Spine. 2006; 31(13):1439–1444.

[19] Kotani Y, Cunningham BW, Abumi K, McAfee PC. Biomechanical analysis of cervical stabilization systems. An assessment of transpedicular screw fixation in the cervical spine. Spine. 1994; 19(22):2529–2539.

[20] Kothe R, Rüther W, Schneider E, Linke B. Biomechanical analysis of transpedicular screw fixation in the subaxial cervical spine. Spine. 2004; 29 (17):1869–1875.

[21] Kowalski JM, Ludwig SC, Hutton WC, Heller JG. Cervical spine pedicle screws: a biomechanical comparison of two insertion techniques. Spine. 2000; 25 (22):2865–2867

第十四章　颈椎畸形的上胸椎截骨矫形

Sang Hun Lee, Khaled M. Kebaish, Paul D. Sponseller

摘要

相比颈椎或者胸腰椎截骨，上胸椎截骨较少用于颈椎畸形的矫形。大多数颈椎畸形都是非僵硬性的，而且在颈椎中段或下段有一个顶点，因此颈椎范围内截骨即可获得矫形。不过，对于僵硬的或者固定的颈胸椎后凸、大 T1 倾斜角和（或）胸廓入口角的上胸椎后凸，以及胸腰椎融合术后伴有上胸椎近端交界性后凸的颈椎畸形来说，上胸椎截骨则是一种可供选择的术式。评估畸形的僵硬程度对于上胸椎截骨的术前规划非常重要。大多数屈伸位、仰卧位或通过骨牵引无法获得矫正的固定或僵硬性畸形均需要通过三柱截骨进行矫形，包括经椎弓根截骨或椎体切除术。而包括多节段 Smith-Petersen 截骨在内的后柱截骨术通常用于矫正儿童近端交界性后凸和非固定或未完全强直的畸形。已融合的脊柱（手术融合或因强直性脊柱炎或弥漫性特发性骨肥厚而自发融合）无须牵引，必须进行三柱截骨。本章介绍治疗颈椎畸形的多种上胸椎截骨技术。

关键词： 颈椎畸形，经椎弓根截骨，Smith-Petersen 截骨，脊柱截骨，上胸椎截骨，椎体切除

14.1　前言和文献回顾

相比颈椎和胸腰椎截骨，上胸椎截骨的应用较少，主要用于颈胸交界段（Cervicothoracic Junction，CTJ）后凸和胸腰椎融合术后近端交界性后凸（Proximal Junctional Kyphosis，PJK）的矫形。有时，上胸椎截骨能比颈椎截骨更有效地矫正矢状面失平衡，截骨位置可根据畸形的情况选择 T1~T5。

CTJ 的定义种类繁多，通常指 C7~T1 区域，但也可延伸至 C6~T4。相较于颈椎的后凸畸形，CTJ 后凸能够导致更为显著的颈椎矢状面失平衡和更严重的临床症状，包括慢性颈部疼痛、失去水平视野以及难以维持个人卫生和吞咽困难。矫正 CTJ 后凸的

传统方法是延长前柱和（或）缩短后柱。尽管颈椎前路手术相对简单安全（避免损伤脊髓和神经根），但由于 CTJ 区域复杂的血管和骨性解剖特点，此处的入路挑战性颇大。此外，对于那些 CTJ 严重后凸畸形的患者来说，前路手术是不现实的。

上胸椎截骨的另一个适应证是 PJK。既往胸腰椎融合范围延伸至上胸椎的患者可能发生 PJK，还可能因整体矢状面失平衡、脊柱的代偿机制、潜在的颈椎疾患以及颈椎柔韧度等因素而伴有不同程度的颈椎畸形。对于这些患者来说，上胸椎截骨可以矫正 PJK 和继发的颈椎畸形。

上胸椎截骨的研究很少，而且在最佳截骨水平（下颈椎或上胸椎）及截骨方法（三柱截骨，包括经椎弓根截骨（Pedicle Subtraction Osteotomy，PSO）、椎体切除（Vertebral Column Resection，VCR），或者后柱截骨如多节段 Smith-Petersen 截骨（Smith-Petersen Osteotomy，SPO）方面也没有达成共识。

Samudrala 等在 2010 年首次报道了上胸椎截骨的系列病例。他们报道了应用上胸椎截骨矫形治疗 CTJ 后凸的疗效。研究中包含 5 例 T1 水平 PSO，1 例 C7 PSO，1 例 T2-T3PSO 以及 1 例前后路联合手术；平均矫形 36°，且获得了很好的临床效果。

McClendon 等报道了应用多节段 SPO 治疗上胸椎 PJK 的结果，其中包含 6 例多节段 SPO 和 1 例 VCR，术后近端交界角平均矫正了 31°。

在 2015 的一项多中心研究中，Theologis 等比较了 48 例 CTJ 畸形患者中下颈椎截骨和上胸椎截骨（T1~T5）的效果。作者在每组 24 例患者中行 PSO 或 VCR，其中 15 例患者在 C7 水平截骨，33 例患者行上胸椎截骨（T1 水平 4 例，T2 7 例，T3 9 例，T4 9 例，T5 4 例）。术后两组的颈椎矢状面垂直轴（Sagittal Vertical Axis，SVA）、颈椎前凸（Cervical Lordosis，CL）、颈部残疾指数（Neck Disability Index，

NDI）评分和国际脊柱侧凸研究学会（Scoliosis Research Society，SRS）问卷结果均有明显改善，且两组间没有显著性差异。两组间的再手术率也很接近。文中对适应证没有特别说明。C7 PSO 组的 C2~T1 平均矫正度为 44°，上胸椎截骨组则为 26°。相比 C7 PSO 组，上胸椎截骨组的 T1 倾斜角改变程度更高（20°：3.6°），SVA 矫正更明显（2.5cm：-1.3cm）。

14.2 颈椎畸形上胸椎截骨的适应证

传统意义上，截骨的理想水平应为畸形的顶点位置。但以下情况应考虑在畸形范围外进行脊柱截骨：（1）要在椎管较宽的水平安全地截骨矫形（如 C7 或 T1 PSO 而不是 C5 或 C6 PSO），或在马尾水平而不是脊髓水平截骨（如 L2 或 L3 PSO 而不是 T11、T12 或更高水平 PSO）；（2）需要在去除相同骨量的前提下获得更大的矫正度（如在 L3 或 L4 截骨可比 L1 或 L2 截骨获得更大程度的 SVA 矫正度）；（3）畸形范围包括移行区如颈胸段、胸腰段或腰骶段的矫形。

上胸椎截骨（T1~T5）的适应证比颈椎截骨要窄，因为颈椎畸形的顶点通常位于颈椎中下段，而大多数颈椎畸形都不是固定性的，所以颈椎范围内截骨基本上能够获得良好的矫形效果。不过，对于以下病例，上胸椎截骨则是一种可供选择的术式：（1）僵硬的或者固定的颈椎畸形伴上胸椎后凸（Thoracic Kyphosis，TK），大 T1 倾斜角和（或）胸廓入口角（Thoracic Inlet Angle，TIA）；（2）颈椎畸形合并胸腰椎融合术后上胸椎 PJK 患者。

本章将会讨论上胸椎力线的评估，上胸椎截骨的术前规划和手术技巧。

14.3 上胸椎力线评估

14.3.1 整体脊柱力线和颈椎融合状态

所有患者都应该进行详细的术前影像学检查，包括站立位 36in 正侧位 X 线片以及常规的颈椎、胸椎和腰椎 X 线片。矢状面失平衡严重的患者还要加照将颏眉线包括在内的侧位片。计算机断层扫描（Computed Tomography，CT）和磁共振成像（Magnetic Resonance Imaging，MRI）对于评估钙化、融合和可能的伴有椎

间孔狭窄的椎管狭窄是必需的。同所有的颈椎畸形一样，包括 C7 SVA 和颏眉垂线角（Chin-Brow Vertical Angle，CBVA）在内的整体脊柱力线也应进行评估。如果颈椎畸形不是固定的，那么 C7 SVA 和 CBVA 就不太重要，因为在截骨矫形术后颈椎会发生代偿性改变。但是，如果患者的颈椎进行了手术融合或因强直性脊柱炎或弥漫性特发性骨肥厚症而融合，那么 CBVA 的测量就非常关键了。颈椎畸形过度矫正将导致向上的视野，相对于矫形不足来说，这种情况会给日常生活如进食、阅读和下楼梯带来不便。

14.3.2 胸椎后凸角、T1 倾斜角、颈胸角

TK，通常是指 T4 上终板和 T12 下终板的夹角，是胸椎力线的基线角度之一。TK 的正常范围是 20°~70°，因患者的年龄和腰椎骨盆力线包括腰椎前凸（Lumbar Lordosis，LL）、骨盆入射角（Pelvic Incidence，PI）和骶骨倾斜角（Sacral Slope，SS）的不同而不同。T1 倾斜角是指 T1 上终板和水平面的成角，是最重要的参数之一，提供了颈椎的力学基础。T1 倾斜角大的患者需要更大的颈椎前凸（Cervical Lordosis，CL）来获得水平视野，反之亦然。其正常值范围是 22°~31°。

颈胸角（Cervicothoracic Angle，CTA）的范围包括了下颈椎的前凸部分和上胸椎的后凸部分，是指 C6 上终板和 T4 下终板的夹角。文献报道，中年人群 CTA 的正常值为 3.9°~7.2°，平均成 4.9° 的后凸。75 岁以上的人群 CTA 可增至 23°。

如果颈椎后凸的患者 T1 倾斜角正常，则畸形位于颈椎范围内。当颈椎畸形合并大 T1 倾斜角、大 TK 和后凸的 CTA 时，上胸椎截骨是矫正颈椎和胸椎畸形的一个好的选择（图 14.1a，b）。如果畸形合并大 T1 倾斜角、大 TK，但 CTA 正常，则意味着畸形的顶点位于胸椎中段，可以考虑 T5 水平以下的中胸椎截骨（图 14.1）。不过，如果畸形合并有大 T1 倾斜角但 TK 正常，这意味着畸形位于胸腰段或者腰椎，是进行胸腰椎截骨的指征（见第十五章）。

14.3.3 T1 倾斜角-颈椎前凸，C2~C7 SVA，胸廓入口角和颈部倾斜

T1 倾斜角减去 CL（或 C2~C7 角）是在 T1 倾斜

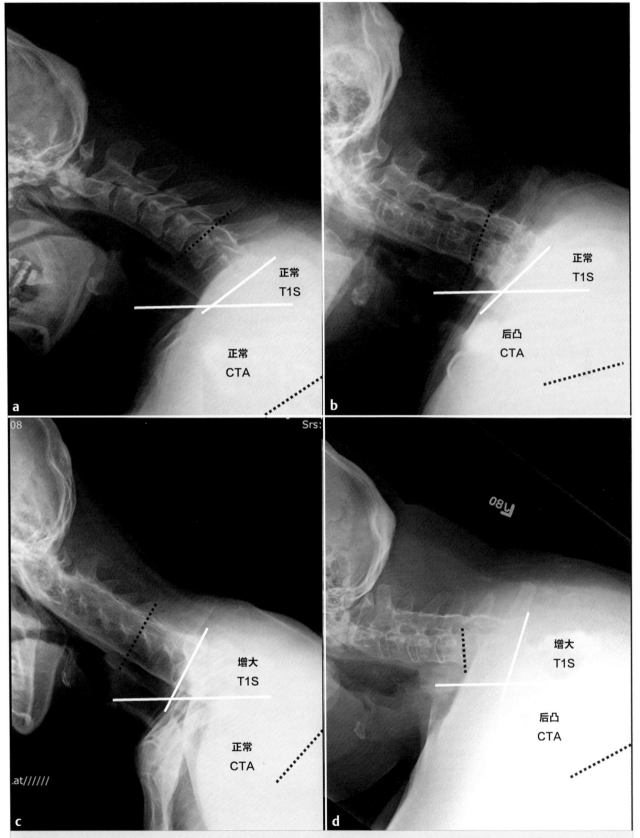

图14.1　4种固定性颈椎后凸畸形的X线片，颏眉垂线角和C2~C7 SVA类似，但T1倾斜角（T1S）和颈胸角（CTA）各不相同。（a）患者的T1S和CTA正常。（b）患者的T1S正常，CTA后凸。（c）患者的T1S增大，CTA正常。（d）患者的T1S增大，CTA后凸。尽管4例患者的颏眉垂线角和C2~C7 SVA类似，但由于T1S和CTA各不相同，手术策略也有所差异

角概念基础上的另一个参数，反映的是 CL 和 T1 倾斜角之间的平衡，能够为颈椎矢状面平衡提供信息。它和反映腰椎骨盆平衡的概念 PI-LL 类似。高 PI 需要更大的腰椎前凸以实现矢状面平衡，同样的原理，高 T1 倾斜角也需要更大的 CL 来维持水平视野和平衡的 SVA。很多研究报道，理想的 T1 倾斜角 -CL 值为 15°，大于 20° 时则可定义为颈椎畸形。C2~C7 SVA 可影响到健康相关的生活质量以及术后患者的主观疗效。根据 NDI，C2~C7 SVA 小于 4cm 将导致残疾（图 14.2）。

尽管已有很多研究分析了 T1 倾斜角对颈椎力线的重要性，但仍有若干个力线参数无法单独通过 T1 倾斜角进行诠释。首先，T1 倾斜角是指 T1 上终板和水平面的夹角，但由于受到整体姿势的影响，它不是一个固定的参数。当患者采取坐位、斜靠位、仰卧位或者俯卧位时，TK 和 T1 倾斜角无法被用于预测 CL。换句话说，T1 倾斜角和骶骨倾斜角一样，是一个变化中的参数而不是一个固定的参数。

从解剖学和生物力学方面来看，颈椎和头颅是位于 TIA 上的结构。TIA 是一个不具备活动度的环形骨

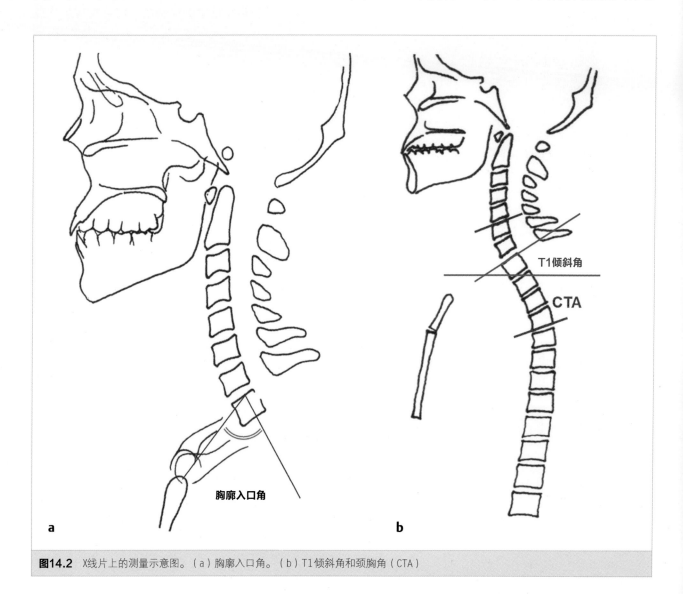

图14.2 X线片上的测量示意图。（a）胸廓入口角。（b）T1倾斜角和颈胸角（CTA）

性结构，包含了 T1 椎体、两侧的第一肋和胸骨的上部。头颅和颈椎的矢状面平衡是维持直立姿势和水平视野不可或缺的因素，受 TIA 形状和方向的影响，其原理与 PI 对骨盆的影响类似。另外，颈部重要的肌

性结构包括胸锁乳突肌、斜角肌和带状肌群和若干其他重要的颈椎椎旁肌均附着于胸廓出口部。TIA 是一个固定的参数，不随 TK 的变化而改变，其正常值为 70°~80°。

上胸椎截骨是矫正高 TIA 和 CTA 后凸畸形患者的良好术式，而下颈椎截骨则更适合于 TIA 正常而 CTA 后凸畸形患者的矫形（图 14.3）。

14.4　上胸椎截骨的手术规划

14.4.1　畸形顶点

CTA 后凸的颈椎畸形顶点位于下颈椎和上胸椎之间（C6~T4），是上胸椎截骨的适应证。如果是高 TIA 的畸形且顶点位于上胸椎（T1~T4），顶点周围截骨则是良好的策略。

当畸形顶点位于下颈椎或 T1 倾斜角和 TIA 正常，则应选择下颈椎截骨（图 14.4）。

14.4.2　畸形僵硬度

大多数固定或僵硬性畸形在影像学上无法通过改变姿势如屈伸位或跨床仰卧侧位获得矫正，此时需进行三柱截骨如 PSO 或 VCR。使用 Gardner–Wells 钳进

行骨牵引是决定手术前评估畸形柔韧度的一种理想的手段。牵引先从小重量开始，约 5 lb，缓慢增加至 15~20 lb 持续 2~3 天，具体持续时间根据患者耐受程度调整。对于骨牵引能够复位的畸形，以及未完全强直的畸形和儿童 PJK 患者，PSO 和多节段 SPO 均能成功地矫形。

手术融合或自发融合的脊柱无须行骨牵引，只能通过三柱截骨进行矫形。

14.4.3　预估所需矫正度

矫形的目标是重建正常的 CL、C2~C7 SVA 和 T1 倾斜角，但这些参数的标准值都不固定。CTA 矫正至 5°~10° 是另一个矫形成功的标志。术前需预估后柱切除的长度和椎体楔形切除的角度。对从颅骨到下颈椎已融合的患者来说，CBVA 是需要考虑的最重要的角度，而为了改善这些患者日常活动所需的功能，应有 10°~15° 的矫形不足。当患者颅骨到 C2 范围内有活动节段时，CBVA 的意义就不再那么重要，因为此时上颈

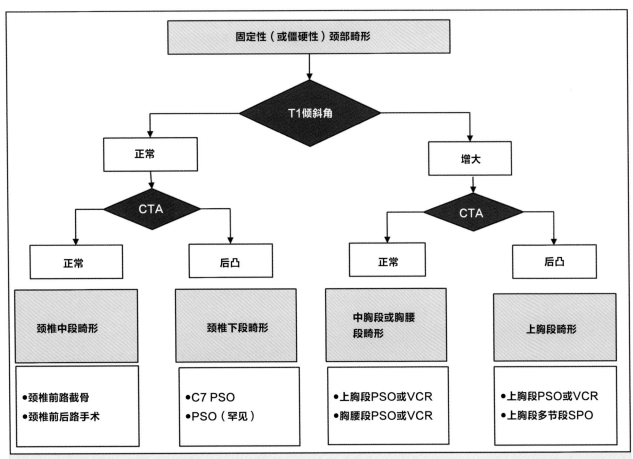

图14.3　僵硬性颈椎畸形根据T1倾斜角和CTA（C6上终板和T4下终板夹角）确定手术策略的流程图

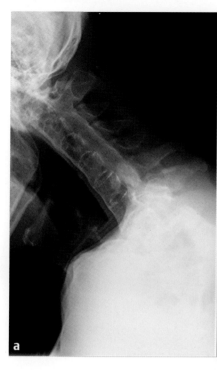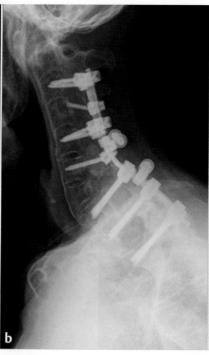

图14.4 57岁男性强直性脊柱炎患者行C7 PSO的颈椎侧位X线片。（a）术前。（b）术后

椎节段能够代偿融合所致的下颈椎力线改变。

尽管文献报道PSO的平均矫正度可达30°~40°，SPO则约为10°，但实际的矫正度可因节段钙化、柔韧度以及骨质切除的范围而发生变化。矫正度可以参考术中透视情况通过节段间加压进行调整，也可以通过进一步切除后柱或椎体以增加矫正度数。

14.4.4　融合范围

上胸椎截骨后一般需要固定到颈椎下段，至少在截骨水平上下3个椎体。骨质疏松患者必须固定更多的节段以避免固定失败，但应尽量保留上颈椎（颅骨到C2）以允许颈部活动并代偿下颈椎力线的改变。脊柱已融合的患者固定到既往融合节段就够了。

14.4.5　固定方式

侧块螺钉、椎弓根螺钉或经椎板螺钉均可用于下颈椎的固定。侧块螺钉最容易操作，也是最常用的固定方式。而即使是下颈椎也可选择使用椎弓根螺钉固定，但因操作困难（椎弓根直径较小而内倾角度大，约45°）且有损伤椎动脉的风险，实际应用较少。很多情况下可采用C7椎弓根螺钉固定，因为约有95%的椎动脉在C6水平进入横突孔，损伤椎动脉的风险很小。C2椎弓根较细且合并椎动脉高跨时，可采用经椎板螺钉固定。对于椎弓根均较细的患者来说，C7和

上胸椎经椎板螺钉固定是很实用的一种固定方式，也可作为其他固定失败时的挽救措施。

14.5　手术技术

14.5.1　T1经椎弓根截骨

CTJ畸形矫形手术患者常规进行全身麻醉。但是，后凸严重的患者可能需要在清醒状态下通过气管镜引导进行插管。常规应用脊髓监测监视体感诱发电位、经颅运动诱发电位和自由肌电图。头部固定可使用Mayfield颅骨夹（Integra LifeSciences，Plainsboro，NJ）或者Gardner-Wells钳。患者俯卧在手术床上，体位与颈椎截骨体位相同。很多医生喜欢将患者的上臂置于身体两侧。消毒铺单的范围应覆盖颅骨到胸椎下段，以便于术中可能需要延长融合范围。体位摆好后须透视术中侧位片以确认颈胸椎力线情况。如果透视显示力线不合适，则应调整头部和颈部的位置（图14.5a，b）。

取正中切口切开皮肤，骨膜下剥离椎旁肌显露棘突、椎板、椎小关节、横突和部分第一肋。显露范围延伸至拟截骨水平的上下3~5个节段。截骨前先在拟行PSO椎体的适当邻近节段置入椎弓根螺钉和（或）侧块螺钉。作者通常在C2、C7和胸椎使用椎弓根螺钉，其他下颈椎则使用侧块螺钉。严重骨

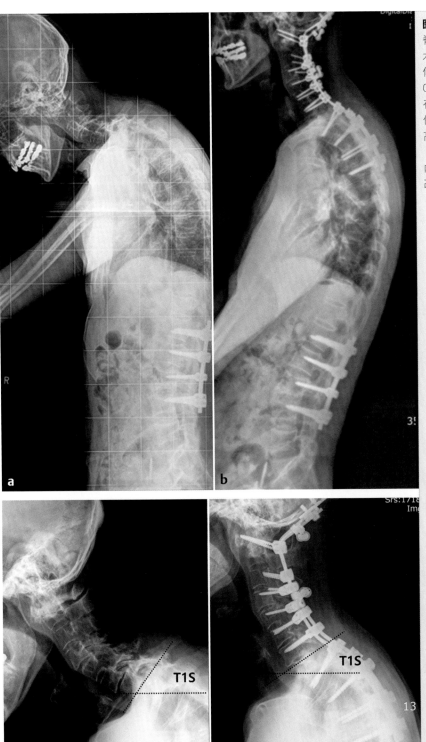

质疏松患者或必须尽可能多地保留活动节段同时坚强固定的患者也可以考虑在 C3~C6 的下颈椎使用椎弓根螺钉固定（图 14.5）。下颈椎椎弓根螺钉置钉时，应评估双侧椎动脉的位置，明确是否存在椎动脉变异的情况。术前 CT 测量椎弓根直径和角度也是必要的。

截骨的第一步是切除椎板，先彻底切除 T1 椎板，然后去掉 C7 椎板的下 50% 和 T2 椎板的上 50%。椎板切除的外侧边界为椎板–椎小关节交界处。当需要较大的矫正度时，必须进行广泛的头尾端椎板切除并去除相应水平的黄韧带以避免脊髓撞击。彻底切除椎弓根上下的椎小关节以显露头尾端的椎间孔和神经根。

接下来用骨凿或骨刀在横突和椎小关节连接部的基底切除双侧横突。横突去除后会显露出第一肋，在肋骨头–椎体连接处的远端2~3cm切除第一肋，然后切除椎弓根。这是行T1 PSO的特有步骤，因为C8和T1神经根绕过第一肋后在远端即刻组成臂丛神经下干（图14.6）。

如果第一肋切除范围不够，闭合截骨端后残留的第一肋将会撞击C8和T1神经根。

切除第一肋后，切除椎弓根、椎体去松质骨和PSO闭合截骨端的操作基本上与在胸椎其他水平的PSO相同。使用高速磨钻打薄椎弓根壁，随后用骨刀或咬骨钳去除椎弓根壁会容易一些。使用不同尺寸直的或反向角度刮匙去除椎体内部的松质骨。椎体后壁可用冲击器或反向角度刮匙击碎，椎体侧壁则应予以部分楔形切除（使用钝骨凿有助于柔和闭合截骨端）。

椎体前壁应予以保留以允许以青枝骨折的方式折断。椎体前壁较厚且坚固时，手术医生需要使用钝性骨刀或Cobb剥离子使其断开。使用止血材料

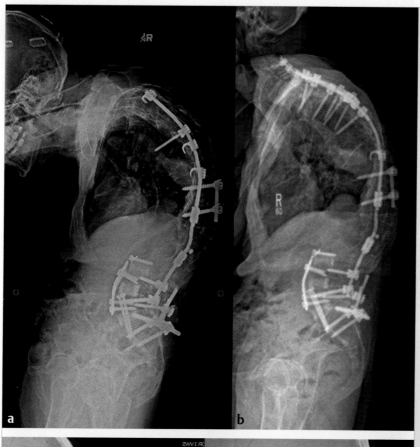

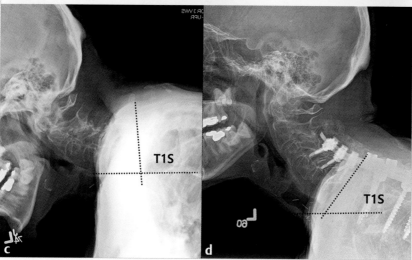

图14.6　（a）一例69岁女性患者的X线片，她接受过多次胸腰椎畸形手术试图矫正严重的上胸椎和颈椎畸形。（b）行T2 PSO后，T1倾斜角（T1S）从95°改善至55°。患者在上胸椎畸形手术矫形后还获得了水平视野

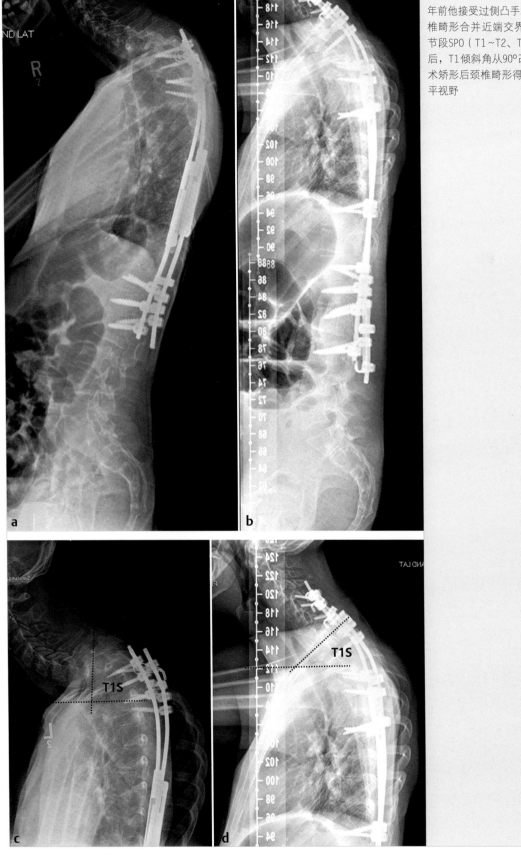

图14.7　（a）一个15岁男孩的X线片，7年前他接受过侧凸手术。X线片显示他有颈椎畸形合并近端交界性后凸。（b）行多节段SPO（T1~T2、T2~T3，以及T5~T6）后，T1倾斜角从90°改善到40°。上胸椎手术矫形后颈椎畸形得以纠正，并恢复了水平视野

如凝血酶配合吸收性明胶海绵有助于减少松质骨出血（图14.7）。

切除椎弓根和椎体时需在对侧安装临时棒以维持节段稳定性。这是非常重要的步骤，能够防止在畸形可控缓慢复位操作前发生意外的脊柱移位或半脱位。使用带冲洗的双极电凝比常规双极电凝或Bovie电凝更为安全，因为在截骨的最后阶段，电刺激引起的短促弹跳动作可能会导致意外的骨折和半脱位。

尽管文献报道过多种复位方式，包括手动复位、弹性棒、机械复位架和铰链棒技术等，但手动复位仍是最常用的方法，可以进行缓慢柔和的复位操作。作者喜欢使用徒手消毒复位技术。完成双侧截骨后，将按照预设角度预弯好的棒进行安装并拧紧截骨尾侧螺钉的尾帽。术者用持棒钳持棒的同时助手移除对侧临时棒，然后术者用右手将预弯前凸的棒放进螺钉头部并缓慢矫正矢状面和（或）冠状面畸形，助手将截骨头侧的螺钉尾帽拧紧。

必要时还可通过松开和再锁紧螺钉的步骤在棒上跨过截骨端进行轻柔的加压操作，可获得更大的复位效果，或起到矫正不对称复位的作用。

截骨端闭合后，椎板切除处的空间应使用异体骨或自体骨进行填充以防止截骨端不愈合和（或）断棒。切除椎板时切断的C7或T1棘突是椎板切除部位重建的良好植骨源。

14.5.2 T2~T4 水平以下的三柱截骨：PSO 或 VCR

PSO和VCR可用于治疗合并明显上胸椎后凸的颈椎畸形以及胸腰椎畸形术后严重的PJK（图14.6a，b）。PSO的矫正度为35°~40°。VCR则用于合并矢状面和冠状面畸形的锐角状后凸，以及（或者）PSO矫正度不够的病例。一些作者认为，这一水平行VCR比PSO更安全，因为前柱的支撑能够避免或减小后柱短缩的影响进而保护脊髓。PSO并不需要在T1水平那样常规切除肋骨，很多T2~T4水平的PSO离断双侧肋椎关节就足够了。

VCR行椎板切除术时，需切除包括上下椎板各50%以及双侧上下关节突在内的骨组织，还需要切除双侧横突和相应节段的肋骨。只有切除足够的肋骨才

能提供空间安全地进行植骨或安放融合器。T2以下的胸神经根可在背根神经节近端切断，不会引发神经功能障碍。切断胸神经根经常使用不可吸收性缝合线进行结扎，可提供空间用于放置植入物并降低操作过程中硬膜的张力。

接下来的步骤是切除截骨头尾侧椎间隙的椎间盘，明确VCR的切除边界。切除椎间盘时，先从椎间盘的后外侧角开始，逐步向中线延伸并尽可能多地切除前方的纤维环组织。对于僵硬性畸形病例，应从后侧对前纵韧带进行松解。处理终板时需利用环形刮匙和（或）角状刮匙彻底去除软骨终板，但要保留头尾侧骨性终板，这对防止植入物/融合器下沉十分重要。

椎弓根、松质骨以及椎体后壁和侧壁的切除方式与PSO类似。完成一侧的步骤以后，需安装临时棒进行固定以避免脊柱不稳定而发生移位，这一点与PSO相同。大多数情况下使用填充自体骨和（或）异体骨的钛笼进行椎间融合，但也可选择可膨胀融合器或结构性异体骨植骨。

置入融合器后，将适合曲度的预弯棒安装在置入融合器的一侧。少量松开临时棒的固定有助于复位。固定好预弯的永久棒后，用另一根同样曲度的永久棒替代临时棒。和PSO一样，必要时可通过松开和再锁紧螺钉的步骤在棒上跨过截骨端进行轻柔的加压以获取更大的复位效果或矫正不对称复位。整个手术过程当中都应严密监视神经监测仪的信号。

14.5.3 上胸椎后柱截骨（Smith-Petersen 截骨）

SPO可用于不太严重的非僵硬性畸形。胸腰椎畸形矫形术后PJK的儿童患者是此类截骨的良好适应证人群（图14.7a，b）。但不适用于固定性畸形和节段完全强直的畸形。

置入所有椎弓根螺钉和侧块螺钉后开始进行截骨，先V形切除椎板并对称性地完全切除双侧关节突关节。椎板切除的范围包括头端椎体椎板的下部和尾端椎体椎板的上部，可使用骨凿、Kerrison咬钳或骨刀完成。截骨端闭合前应彻底切除相应节段的黄韧带和小关节囊，以避免发生脊髓和神经根撞击的情况。如果畸形过于僵硬或需要更大的矫正度，可通过切除

横突和离断肋椎关节的方式获得更大程度的矫形。

通常来说，SPO 要做 3~4 个节段，具体数量取决于畸形的角度和僵硬度。截骨复位分两步，首先是用复位钳轻柔地将合适矫正度的预弯棒逐步与椎弓根钉进行连接，然后，在棒上对椎弓根螺钉进行节段间加压以闭合椎板间隙。不装棒就对椎弓根螺钉头进行加压复位的操作不受控制，可能导致椎弓根骨折、前柱骨折或节段性移位。虽然文献报道 SP 术后神经并发症的发生率低于三柱截骨，但在复位过程中仍需严密监测椎板间可能的碰撞以及任何神经监测信号的改变。

14.6　结论

对于合并大 T1 倾斜角和（或）胸廓入口角的颈胸段或上胸椎后凸以及胸腰椎融合术后伴有上胸椎 PJK 的颈椎畸形患者来说，上胸椎截骨是比颈椎截骨更有效的一种治疗方式。尽管上胸椎截骨的技术要求很高，但在恢复 C2~C7 SVA 和水平视野方面，它比颈椎截骨更为高效。根据畸形的特点可选用不同的手术技术，包括多节段 SPO、PSO 和 VCR。

参考文献

[[1] Deviren V, Scheer JK, Ames CP. Technique of cervicothoracic junction pedicle subtraction osteotomy for cervical sagittal imbalance: report of 11 cases. J Neurosurg Spine. 2011; 15(2):174–181.

[2] McClendon J, Jr, O'Shaughnessy BA, Sugrue PA, et al. Techniques for operative correction of proximal junctional kyphosis of the upper thoracic spine. Spine.2012; 37(4):292–303.

[3] Samudrala S, Vaynman S, Thiayananthan T, et al. Cervicothoracic junction kyphosis: surgical reconstruction with pedicle subtraction osteotomy and Smith-Petersen osteotomy. Presented at the 2009 Joint Spine Section Meeting.Clinical article. J Neurosurg Spine. 2010; 13(6):695–706.

[4] Theologis AA, Tabaraee E, Funao H, et al. Three-column osteotomies of the lower cervical and upper thoracic spine: comparison of early outcomes, radiographic parameters, and perioperative complications in 48 patients. Eur Spine J. 2015; 24 Suppl 1:S23–S30.

[5] Bailey AS, Stanescu S, Yeasting RA, Ebraheim NA, Jackson WT. Anatomic relationships of the cervicothoracic junction. Spine. 1995; 20(13):1431–1439.

[6] Boockvar JA, Philips MF, Telfeian AE, O'Rourke DM, Marcotte PJ. Results and risk factors for anterior cervicothoracic junction surgery. J Neurosurg. 2001; 94(1) Suppl:12–17.

[7] Boyle JJ, Milne N, Singer KP. Influence of age on cervicothoracic spinal curvature: an ex vivo radiographic survey. Clin Biomech (Bristol, Avon). 2002; 17(5):361–367.

[8] Iyer S, Lenke LG, Nemani VM, et al. Variations in occipitocervical and cervicothoracic alignment parameters based on age: a prospective study of asymptomatic volunteers using full-body radiographs. Spine. 2016; 41(23):1837–1844.

[9] Suk KS, Kim KT, Lee SH, Kim JM. Significance of chin-brow vertical angle in correction of kyphotic deformity of ankylosing spondylitis patients. Spine.2003; 28(17):2001–2005.

[10] Bernhardt M, Bridwell KH. Segmental analysis of the sagittal plane alignment of the normal thoracic and lumbar spines and thoracolumbar junction. Spine. 1989; 14(7):717–721.

[11] Jackson RP, McManus AC. Radiographic analysis of sagittal plane alignment and balance in standing volunteers and patients with low back pain matched for age, sex, and size. A prospective controlled clinical study. Spine. 1994; 19(14):1611–1618.

[12] Ames CP, Smith JS, Eastlack R, et al. International Spine Study Group. Reliability assessment of a novel cervical spine deformity classification system. J Neurosurg Spine. 2015; 23(6):673–683.

[13] Lee SH, Kim KT, Seo EM, Suk KS, Kwack YH, Son ES. The influence of thoracic inlet alignment on the craniocervical sagittal balance in asymptomatic adults.J Spinal Disord Tech. 2012; 25(2):E41–E47.

[14] Hyun SJ, Kim KJ, Jahng TA, Kim HJ. Clinical impact of T1 slope minus cervical lordosis following multilevel posterior cervical fusion surgery: A minimum 2-year follow-up data. Spine. 2017; 42(24):1859–1864.

[15] Tang JA, Scheer JK, Smith JS, et al. ISSG. The impact of standing regional cervical sagittal alignment on outcomes in posterior cervical fusion surgery. Neurosurgery.2012; 71(3):662–669, discussion 669.

[16] Lee SH, Son ES, Seo EM, Suk KS, Kim KT. Factors determining cervical spine sagittal balance in asymptomatic adults: correlation with spinopelvic balance and thoracic inlet alignment. Spine J. 2015; 15(4):705–712.

[17] Simmons ED, DiStefano RJ, Zheng Y, Simmons EH. Thirty-six years experience of cervical extension osteotomy in ankylosing spondylitis: techniques and outcomes. Spine. 2006; 31(26):3006–3012.

[18] Tokala DP, Lam KS, Freeman BJ, Webb JK. C7 decancellisation closing wedge osteotomy for the correction of fixed cervico-thoracic kyphosis. Eur Spine J.2007; 16(9):1471–1478.

[19] Wang MY, Berven SH. Lumbar pedicle subtraction osteotomy. Neurosurgery. 2007; 60(2) Suppl 1:ONS140–ONS146, discussion ONS146.

[20] Chin KR, Ahn J. Controlled cervical extension osteotomy for ankylosing spondylitis utilizing the Jackson operating table: technical note. Spine. 2007; 32(17):1926–1929.

[21] Khoueir P, Hoh DJ, Wang MY. Use of hinged rods for controlled osteoclastic correction of a fixed cervical kyphotic deformity in ankylosing spondylitis. J Neurosurg Spine. 2008; 8(6):579–583.

[22] Mehdian S, Arun R. A safe controlled instrumented reduction technique for cervical osteotomy in ankylosing spondylitis. Spine. 2011; 36(9):715–720.

[23] Lee SH, Kim KT, Suk KS, Kim MH, Park DH, Kim KJ. A sterile-freehand reduction technique for corrective osteotomy of fixed cervical kyphosis. Spine.2012; 37(26):2145–2150.

[24] La Maida GA, Luceri F, Gallozzi F, Ferraro M, Bernardo M. Complication rate in adult deformity surgical treatment: safety of the posterior osteotomies. Eur Spine J. 2015; 24 Suppl 7:879–886.

[25] La Marca F, Brumblay H. Smith-Petersen osteotomy in thoracolumbar deformity surgery. Neurosurgery. 2008; 63(3) Suppl:163–170.

第十五章 颈椎畸形的胸腰椎截骨矫形

Sang Hun Lee, Ki-Tack Kim, Yong-Chan Kim, Cheung Kue Kim, Hyung Suk Juh, Khaled M. Kebaish

摘要

胸腰椎截骨可通过作用于脊柱骨盆力线上的继发效应达到矫正颈椎畸形的效果。已有很多研究描述了胸腰椎畸形时代偿性姿势维持脊柱骨盆平衡的现象。典型的胸腰椎原发畸形中，腰椎前凸的丢失和（或）胸椎后凸的增加均伴随有骨盆倾斜度的增大。这种骨盆倾斜度加大是对下腰部和髋关节过伸导致矢状面垂直轴后移的一种代偿机制，还会诱发颈椎过度前凸以维持水平视野。对于胸腰椎畸形患者，截骨能够减小胸椎后凸，增加腰椎前凸，进而改善颈椎力线，将其恢复成更加自然的前曲状态。胸腰椎截骨能通过改善 T1 倾斜角和 C2~C7 矢状位垂直轴矫正颈椎畸形，无须直接矫正颈椎力线即可恢复水平视野。胸腰椎截骨的主要目的是矫正胸腰椎畸形，对颈椎畸形的矫形效应是继发性的。不过，胸腰椎截骨可用于伴有整体矢状面失平衡的颈椎畸形和胸腰椎畸形，特别是固定性的颈椎畸形如强直性脊柱炎、弥漫性特发性骨肥厚症，或颈椎融合术后整体脊柱骨盆失代偿。柔韧的颈椎畸形在颈椎范围内矫形即可，不应做胸腰椎截骨。截骨技术可选择 Smith–Petersen 截骨、经椎弓根截骨和椎体切除术，取决于所需矫正度的大小和畸形所在的位置。

关键词：颈椎畸形，腰椎截骨，截骨，经椎弓根截骨，Smith–Petersen 截骨，胸腰椎，椎体切除

15.1 颈椎畸形的胸腰椎截骨矫形

众所周知，胸腰椎畸形的矫形手术对颈椎力线也有影响。作为对脊柱力线不良的反应，人体通过其代偿机制维持直立姿势，并使头部保持在骨盆上方以获得水平视野。在原发性胸腰椎畸形中，腰椎前凸（Lumbar Lordosis，LL）的丢失和（或）胸椎后凸（Thoracic Kyphosis，TK）的增加均伴随着骨盆倾斜度的增大，这是对下腰部和髋关节过伸的一种代偿机制，还会导致颈椎过度前凸以维持水平视野。

许多胸腰椎截骨的研究都描述过这些相邻区域术前术后的相互改变（图 15.1）。

胸腰椎后凸截骨矫形可使颈椎力线从过度前凸改善成为更加自然的前曲，这是由于 TK 减小与 LL 增加后不再需要代偿来维持矢状面平衡和水平视野。颈椎畸形得以矫正不是通过对颈椎力线进行直接矫正，而是通过胸腰椎截骨改善 T1 倾斜角和 C2~C7 矢状位垂直轴（Sagittal Vertical Axis，SVA）进而恢复水平视野而获得（图 15.2）。

胸腰椎截骨主要是为了治疗胸腰椎畸形的，对颈椎畸形的矫形效应是继发的。存在下列情形的颈椎畸形患者可行胸腰椎截骨：

- 颈椎畸形合并胸腰椎畸形伴整体矢状面失平衡。不合并胸腰椎畸形的颈椎畸形不是胸腰椎截骨的适应证。对于颈椎和胸腰椎畸形的患者来说，一定要先进行胸腰椎的矫形手术，因为胸腰椎畸形的矫形能够改善整体 SVA 和水平视野。很多情况下，在对胸腰椎畸形成功矫形后，残留的颈椎畸形已可耐受。同样的，胸腰椎畸形的矫形可使脊柱骨盆力线变得平衡，后者是评估计划进一步行颈椎畸形矫形的基础。如果胸腰椎畸形的矫形没有恢复水平视野和 SVA，那么就需要再做颈椎的截骨矫形。

- 固定性的颈椎畸形，如强直性脊柱炎（Ankylosing Spondylitis，AS）、弥漫性特发性骨肥厚症，或颈椎融合术后整体脊柱骨盆失代偿。对于颈椎有活动度的患者，胸腰椎畸形的矫形能够改变颈椎的力线。颈椎"未融合"的患者很难预测其颈椎力线的矫正程度。屈伸位片上可见的柔韧畸形或通过骨牵引能够纠正的"未融合"畸形可以行颈椎矫形手术，并不是胸腰椎截骨的适应证。不过，胸腰椎畸形进行截骨矫形术后

颈椎畸形预期可以得到纠正［不是指矫正颈椎前凸，而是指狭义的对颏眉垂线角（Chin‐Brow Vertical Angle，CBVA）和 SVA 的矫正］，这是因为融合后的颈椎并不代偿胸腰椎的改变。

15.2　强直脊柱的脊柱骨盆力线评估

15.2.1　X 线片上的整体脊柱力线

C7 铅垂线的 SVA 和 CBVA 是最重要的整体脊柱力线评估参数当中的两个。所有患者都应进行详尽的术前 X 线片检查，包括 36 in 站立位正侧位片以及常规的颈椎、胸椎和腰椎平片。侧位片应包括面部骨骼以允许测量 CBVA。矢状面失平衡严重的患者还要额外照一张颏眉线可见的侧位片。标准的侧位片并不能同时显示颈椎和面部骨骼。

计算机断层扫描（Computed Tomography，CT）和磁共振成像（Magnetic Resonance Imaging，MRI）是评估钙化、融合和椎管狭窄的必要检查。应测量下列基础脊柱力线参数：颈椎前凸角［C2 下终板（Lower Endplate，LEP）和 C7 LEP 的夹角］，T1 倾斜角、胸廓入口角、颈椎倾斜角、颈胸角［C6 上终板（Upper Endplate，UEP）和 T4 LEP 的夹角］、TK（T4 UEP 和 T12 LEP 的夹角）、胸腰角（T10 UEP 和 L2 LEP 的夹角）、LL（L1 UEP 和 L5 LEP 的夹角）、骶骨倾斜角、骨盆倾斜角，骨盆入射角（Pelvic Incidence，PI）（图 15.3）。

15.2.2　脊柱节段的融合状态

AS 或弥漫性特发性骨肥厚症患者的脊柱都有不同程度的钙化或假关节形成，即使在已经强直的节段

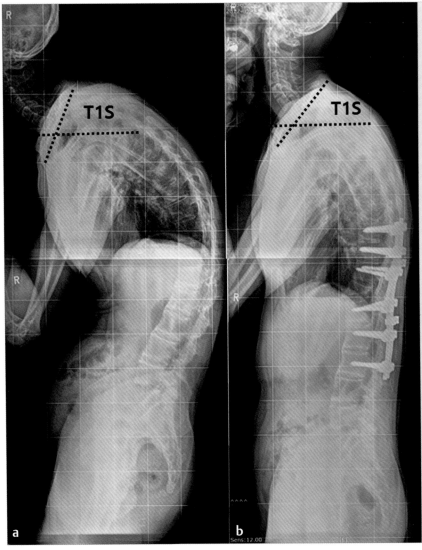

图15.1　35岁男性强直性脊柱炎患者的术前（a）和术后（b）全脊柱站立位X线片。他的胸腰段脊柱已融合并伴有后凸畸形，但颈椎节段仍有活动度。行T12经椎弓根截骨术后，胸腰段后凸和C7矢状位垂直轴都有明显改善。根据T1倾斜角（T1S）判断，尽管没有对颈椎做任何矫形，但他的颈椎从术前的过度前凸变成了术后的自然前曲状态

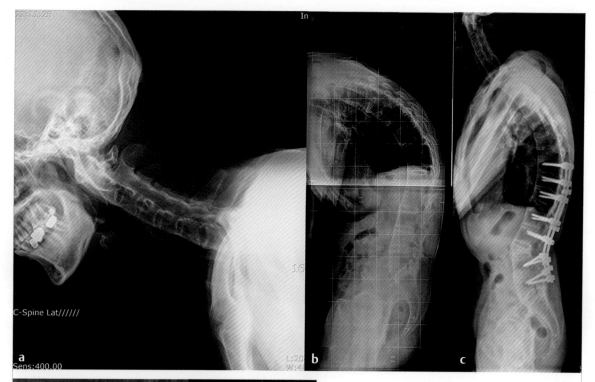

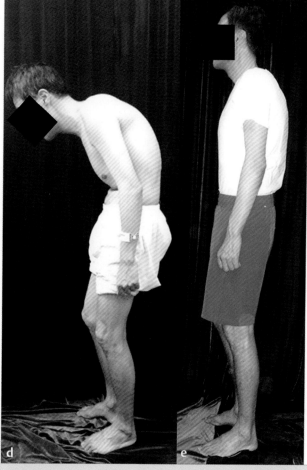

图15.2 53岁男性强直性脊柱炎患者的术前站立颈椎侧位片（a）和全脊柱侧位片（b）。术前，颈椎到胸腰椎已自发融合。可看到颈胸角（C6~T4）是正常的。行L3经椎弓根截骨后（c），他的腰椎前凸从5°提高到35°，C7矢状位垂直轴从23cm减小到8cm。胸腰段后凸的改善也使得颈椎畸形的外观得到了矫正。患者术前（d）和术后（e）的外观照显示，整体矢状面失衡已得到了明显的矫正。腰椎截骨的继发效应也使得颏眉垂线角的改善和水平视野的恢复成为可能。没有再做任何其他颈椎矫形手术

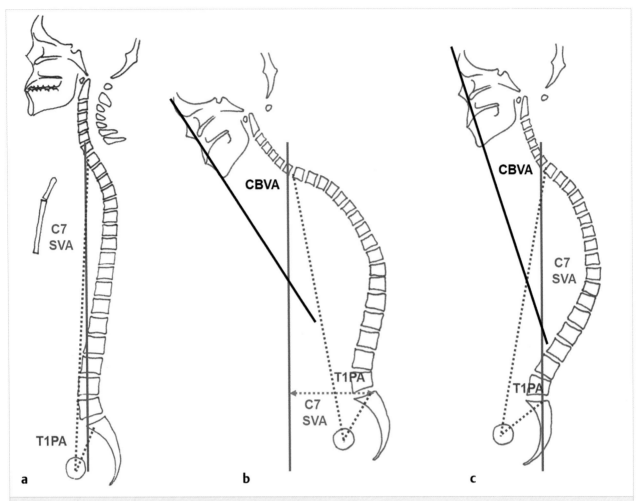

图15.3 示意图（a）正常矢状面脊柱平衡时的正常C7 SVA（蓝线）（与骶骨后上角的距离小于5cm）和正常T1骨盆角（Pelvic Angle，PA；红色虚线）（＜14°）。（b）整体矢状面失平衡时的脊柱骨盆力线。C7 SVA和T1PA增加。患者颈椎融合的情况下颏眉垂线角（Chin-Brow Vertical Angle，CBVA：黑线和蓝线的夹角）增加。（c）在（b）中同样的胸腰椎后凸代偿时的脊柱骨盆失平衡。代偿机制包括了骨盆后倾。骨盆后倾的结果是C7 SVA恢复正常，CBVA减小，但T1PA没有改变

仍可能发生。

融合终止在不完全钙化或假关节的交界区时可导致早期的交界性失败。在强直范围内延长固定节段可使固定更为坚强，也不会进一步丧失活动度。评估融合需照颈椎、胸椎、腰椎屈伸位平片以及全脊柱CT扫描。

15.3 胸腰椎截骨的手术规划

15.3.1 胸腰椎畸形的顶点

理想的截骨水平是在畸形的顶点，但在顶点截骨存在几点缺陷。首先，如果畸形范是弥散性的，那就很难确定畸形顶点的位置。其次，顶点可能处在一个很有挑战性的水平，如在胸椎中段，或是既往椎板切

除术后或者经椎间孔椎间融合术后硬膜瘢痕形成的水平。再次，在顶点部位截骨可能还不如在下方水平行同样角度的截骨矫形更能有效地恢复SVA。上述情况下，在非顶点水平截骨可能是更好的选择。

15.3.2 截骨水平

当患者存在弥漫性的TK或畸形顶点在胸椎中段时，手术医生可考虑行胸椎多节段Smith-Petersen截骨（SPO）或三柱截骨，包括经椎弓根截骨（Pedicle Subtraction Osteotomy，PSO）或椎体切除（Vertebral Column Resection，VCR），术式取决于畸形的僵硬程度和所需矫正度的大小。多节段SPO不适合用于完全强直或融合的脊柱。僵硬的严重畸形可选择PSO和VCR。

当患者胸腰椎交界区的角度大于 TK 而 LL 尚没有后凸时，胸椎下段（T11 或 T12）或腰椎上段（L1 或 L2）截骨是矫正 TK 和 LL 的有效手段。TK 和胸腰椎后凸不严重而腰椎后凸显著时，L3 或以下水平行 PSO 是矫正整体畸形的好方法。相比上腰椎 PSO，同等矫正度的下腰椎 PSO（L4 或 L5）由于力矩更长能更有效地恢复 SVA。然而，下腰椎 PSO 在技术层面上难度更高，因为椎弓根的解剖学大小、横突和椎体都比上腰椎要大，而且，大多数情况下还需要固定到骨盆以稳定远端的脊柱节段。

15.3.3 预估所需矫正度

C7 SVA 是整体脊柱力线最重要的指标之一。将 C7 SVA 到 S1 后上角的距离矫正到 5cm 以内是一个理想的目标。但是，C7 SVA 可能无法反映出通过骨盆后倾代偿的胸椎和（或）腰椎畸形程度大小。T1 骨盆角是最近提出的一个新的参数，是指股骨头轴线到 T1 椎体中心连线与股骨头轴线到 S1 UEP 中点连线的夹角，能反映出矢状面代偿患者将骨盆后倾和骨盆倾斜考虑在内的真实胸腰椎畸形情况，而且，研究显示，该参数与健康相关的生活质量结果相关（图 15.3）。T1 骨盆角在 14° 以内是理想的情况。颈椎到胸腰椎区域脊柱已强直的患者的 CBVA 要少矫正 10°~15°，这一点很重要，因为 CBVA 过度矫正可能加重术前已损害的水平视野和日常生活能力，如阅读、进食和下楼梯等。

脊柱截骨术后的矫正度大小取决于手术技术、骨质去除量、是否切除椎间盘、所需矫正度以及术者的经验。根据文献报道，SPO 的平均矫正度约为每个节段 10°。通常，SPO 要做 3~4 个节段，具体数量取决于所需矫正度的大小。传统的 PSO 每个节段可在矢状面上矫正 30°~40°，但截骨范围包括相邻椎间隙和椎体的广泛截骨能够增加矫正度。当患者需要进行冠状面矫形时，不对称 PSO 可同时矫正冠状面畸形。VCR 可最大限度上矫正矢状面和冠状面畸形。文献报道的矫正度在矢状面上为 37°~104°，冠状面上可高达 100°。

截骨矫形手术规划的第一步是确定所需的矫正度大小。然而，最适合的矫正度大小仍颇有争议。最为

古老简单的方法是只考虑畸形局部的情况，如 LL 或胸腰角。要将 LL 矫正到预期的前凸角大小，可使用任何截骨技术，包括 SPO~PSO 或 VCR。但是，最理想的 LL 并不融合确定，因为文献中的 LL 正常值范围是 30°~89°。每个患者的 LL 应与观察到的 PI 匹配。由于 PI 和 LL 密切相关，将 LL 重建到 PI 减去 LL 小于 10° 是一个可接受的目标。

Ondra 等 提出了一个依据 C7 SVA 三角法计算 PSO 水平所需矫正度的方法。尽管这些方法使预测矫正度变得简单，但由于未考虑骨盆的代偿，其结果可能导致矫形不足。

van Royen 等最早尝试预测矫正度，包括骨盆参数。他们演示了一种规划方法，基于 CBVA 和骶骨倾斜角预测 AS 患者截骨后的矫正度。Le Huec 等提出了一个更为复杂的"全平衡整合"方法，将髋关节屈曲和骨盆倾斜度纳入考虑计算所需矫正度。后来又出现了模拟软件。第一款软件是 ASKyphoplan，van Royen 等用其辅助制订 AS 患者的截骨矫形计划。最近，一个免费的计算机程序——Surgimap Spine（Nemaris Inc，New York，NY）——的可靠性得到了验证。在用 Surgimap 进行模拟的过程中，矫形的水平和程度是基于修正后的骨盆倾斜角制定的，这就避免了 SVA 的过度矫正。不过，模拟并未考虑到脊柱非融合节段的代偿性改变。而且，理想的骨盆倾斜角和实际的骨盆倾斜角恢复程度是无法进行预测的。

术中透视对于检查是否达成计划矫正度的效果是十分必要的。根据术中透视的情况，可能需要在截骨节段进一步去除骨质，或需进行其他节段的截骨。

15.3.4 胸腰椎截骨并发症

尽管 PSO 和 VCR 是矫正固定性或僵硬性胸腰椎畸形的好技术，但它们同样可能出现严重的并发症。脊柱截骨后主要担心神经并发症，包括脊髓损伤、神经根和马尾损伤。临床研究显示，PSO 术后神经系统并发症率为 4.2%~11%，2.8%~5.7% 的患者神经损害是永久性的。VCR 术后的神经并发症同样见诸报道。Suk 等报道，其临床系列病例后路 VCR 术后一过性神经损害的发生率为 6%~8%，永久性完全性脊髓损伤的发生率为 3%~6%。其他文献报道一过性神经并

发症的发生率为 2.7%~14%，永久性损伤的发生率为 2.8%~6.3%。除神经并发症外，脊柱截骨还可能发生多种外科和内科并发症。外科并发症包括手术部位感染、硬膜撕裂、脑脊液漏、螺钉位置不良、断棒、邻近节段骨折和近端交界性后凸。内科并发症包括麻醉后心肺不良事件、失血、深静脉血栓形成、肺栓塞以及脑血管意外。临床研究文献报道的总体并发症发生率跨度很大，为 25%~69%。一些研究报道，与 PSO 相比，VCR 的并发症发生率更高，VCR 更大的失血量和更长的手术时间可能造成了这一差异。但也有若干研究报道二者在并发症率方面无显著性差异。据报道，包括 SPO 或 Ponte 截骨的后柱截骨患者并发症率较低，17%~45%。不过报道中的神经系统并发症率只有 0~1.4%，明显低于三柱截骨。

15.4 胸腰椎截骨治疗脊柱强直患者颈椎矢状面平衡的效果

胸腰椎截骨后，CBVA、T1 倾斜角、颈椎倾斜角、C0~C2 角（如果有活动度）和 C2~C7 SVA 都发生了改变，C7 SVA 和整体脊柱力线也有变化。

15.5 手术技术

15.5.1 胸腰椎后柱截骨 (Smith-Petersen 截骨)

胸椎 SPO 全程常规进行脊髓监测，包括体感诱发电位和经颅运动诱发电位。腰椎行 SPO 时，自由肌电图有助于防止损伤神经根。患者体位摆放好后，必须照术中侧位片来确认胸腰椎力线并定位入路水平。

取正中皮肤切口，骨膜下剥离椎旁肌，显露棘突、椎板、椎小关节和横突。暴露范围通常是截骨水平上下各 3 个节段，但可根据固定强度和骨质疏松情况进行延伸。截骨前置入椎弓根螺钉。

截骨时，先 V 形切除椎板并对称地切除全部双侧椎小关节。切除椎板的范围包括头侧椎体的椎板下部和尾侧椎体的椎板上部，使用骨凿、Kerrison 咬骨钳或骨刀完成。闭合截骨端前，应彻底切除相应水平的黄韧带和小关节囊以避免硬膜囊和神经根撞击。彻底切除椎小关节是很重要的，特别是在腰椎 SPO 的操作

中，能够防止术后神经根病，还能获得最佳的矫正度数。如果畸形特别僵硬，或者需要更大的矫正度数时，离断横突和肋骨有助于在胸椎获得更大的矫形。SPO 一般做 3~4 个节段，取决于畸形的角度和僵硬度。

闭合截骨端时，先用不同的复位钳将适合矫正度的预弯棒缓慢轻柔地与椎弓根螺钉进行连接。安好棒后，在棒上椎弓根钉之间行节段间加压可闭合椎板间的空隙。没有上棒就对椎弓根螺钉头部进行加压的操作可能导致复位动作不受控制，发生椎弓根骨折、前柱断裂或节段移位。尽管文献报道的 SPO 术后神经并发症发生率低于三柱截骨，复位过程中对可能发生的椎板间硬膜撞击和任何的神经监测信号改变进行细致的监视仍非常关键。多节段 SPO 的最后步骤是去皮质骨和植骨以保证融合。

15.5.2 腰椎的经椎弓根截骨

患者俯卧在手术床上，胸部和骨盆软垫保护。一些医生喜欢使用可折叠手术床来闭合截骨间隙，但是很多医生不借助可折叠手术床，通过在棒上对椎弓根螺钉加压也可成功地闭合截骨间隙。尽管固定的长度取决于骨的强度和邻近节段是否有骨强直，但通常情况下需要固定截骨水平上下 3 个节段（图 15.4）。

椎板切除和椎小关节切除

PSO 的第一步是切除截骨水平的椎板，并用骨凿和（或）骨刀切除上方椎体的椎板下半部分和下关节突。广泛的椎板切除有助于防止硬膜囊褶皱和脊髓/马尾撞击，但椎板缺损处太宽时可能因骨缺损导致 PSO 不愈合、断棒和内固定失败。PSO 水平的椎板切除范围应为双侧峡部，还应使用 Leksell 咬骨钳或不同尺寸的 Kerrison 咬骨钳切除椎弓根边界外周围所有的骨性突出。上关节突应紧贴椎弓根上界予以切除，完全显露椎弓根的各个边界。需切除下方椎体的上关节突以避免神经根在截骨水平以下发生撞击。

切除横突和椎弓根

下一步是切除横突。用电刀和（或）弯角刮匙松解横突上的肌肉附着点、横突间肌和腰大肌。椎弓根

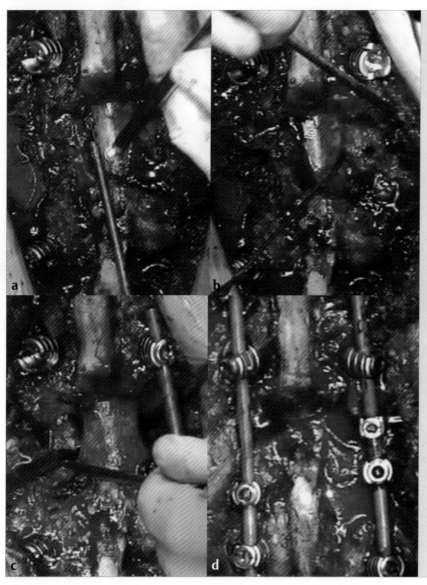

图15.4 腰椎经椎弓根截骨的术中照片。手术步骤的顺序包括（a）切除椎板和椎小关节，（b）切除横突和椎弓根，（c）椎体去松质骨和切除椎体侧壁，（d）闭合截骨端

边界完全分离出来以后，注意保护内侧的硬膜和上下方的神经根，可用骨刀切除椎弓根。用刮匙或高速磨钻逐步扩大打薄椎弓根壁，再切除椎弓根会更加容易且安全。

椎体去松质骨以及切除椎体后壁和侧壁

切除椎弓根后的下一步是椎体的去松质骨。行一侧去松质骨时，需在另一侧安装短的临时棒进行固定，以避免椎体的骨折和移位。使用不同尺寸的直刮匙和反角刮匙去除椎体内部的松质骨。椎体后壁可用打压器或反角刮匙压碎。椎体侧壁应予以楔形切除（钝性骨刀有助于柔和地闭合截骨端）。在这一阶段，椎体侧方的节段动脉很容易被骨刀伤及，所以需要在骨膜下剥离椎体侧壁，并用 Cobb 剥离子保护软组织。

止血材料如凝血酶配合吸收性明胶海绵的应用可有效减小松质骨出血。椎体前壁应保持完整，截骨复位时呈青枝骨折状态。对于椎体前壁较厚且强度较大时，术者可能需要用钝性骨刀或 Cobb 剥离子制造骨折。椎板切除量和椎体后壁去除的多少根据所需矫正度决定。

闭合截骨端

松开临时棒后截骨端会自发部分闭合。闭合截骨间隙最安全的方法是在棒上对椎弓根螺钉进行缓慢轻柔的加压。如果间隙不容易闭合，需去除更多的椎体松质骨和侧壁，而不是暴力复位。推荐以下几种方法避免 PSO 不愈合。第一，精准地切除椎板非常重要，可减小或消除截骨端闭合后头尾端椎板之间的间隙。第二，如果闭合截骨间隙后椎板切除处仍有缺损，使用结构骨植骨覆盖缺损区域是有效的。从中间劈开的棘突是植骨的良好来源。第三，可在邻近节段行椎间融合来消除节段活动。

15.5.3　胸椎下段和中段的三柱截骨：T5～T12

传统经椎弓根截骨

胸椎水平的 PSO 其椎板切除、椎小关节与横突切除的方法和腰椎 PSO 类似。胸椎 PSO 的一个独有的步骤是从肋椎关节处离断双侧肋骨头。使用 Cobb 剥离子或钝性骨刀有助于避免损伤胸膜或节段血管。离断肋骨头 – 椎体连接后，切除椎弓根、去松质骨和闭合截骨间隙与腰椎 PSO 的操作类似。与 L2 以下的腰椎 PSO 不同，单一水平矫正过多（大于 40°）可能导致硬膜囊向内翻折和脊髓撞击。对于这种情况，

行多个水平保留椎弓根下壁的改良 PSO 是更安全的做法。

胸椎中段的改良部分 PSO

这一术式保留了椎弓根的下壁，可避免在任何水平的过度矫正，但每个节段的矫正度仍高于 SPO，特别是在胸椎中段。这种截骨适用于脊柱完全骨化无法行 SPO 的情形。部分 PSO 可同时行腰椎 PSO，也可结合传统的 SPO、PSO 或 VCR 以获得胸腰椎的协同矫正。Kim 等报道，部分 PSO 的平均矫正度为18.8°。他们推荐在畸形所需矫正度位于 SPO 和传统 PSO 之间时可选择行部分 PSO（图 15.5 和图 15.6）。

后路椎体切除

考虑到后路 VCR 的矫形能力最强，所以这一技术只用于最严重、僵硬的畸形。在畸形顶点行后路

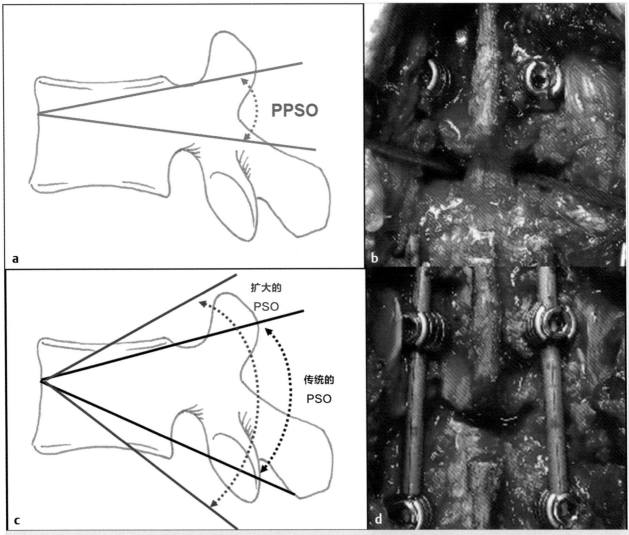

图15.5　部分经椎弓根截骨（Partial Pedicle Subtraction Osteotomy，PPSO）骨量切除的示意图（a）与传统经椎弓根截骨（Pedicle Subtraction Osteotomy，PSO）和截骨范围包括邻近椎间隙的扩大PSO对比；（b）PPSO的术中图像，截骨端闭合前（c）和闭合后（d）

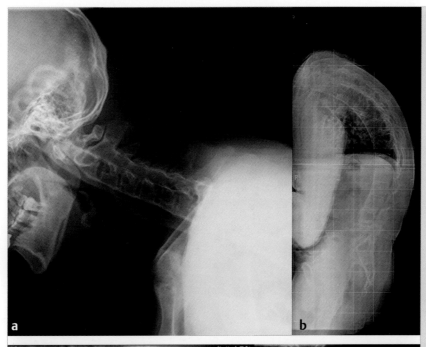

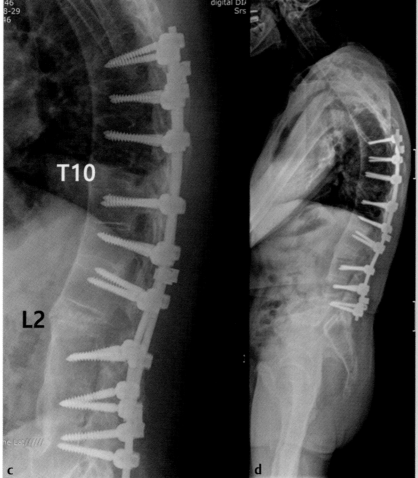

图15.6 48岁男性强直性脊柱炎患者，胸腰椎后凸畸形，术前站立位颈椎侧位片（a）和全脊柱侧位片（b）。由于脊柱在后凸状态融合，患者无法获得水平视野。但他的颈胸角（C6~T4）没有后凸。计划行上腰椎经椎弓根截骨和下胸椎部分经椎弓根截骨矫正胸腰段整体后凸畸形。（c）L2经椎弓根截骨和T10部分经椎弓根截骨后，整体和局部矢状面失平衡得到了显著的改善。（d）术后站立脊柱全长片显示矢状面平衡和颏眉垂线角明显改善，从48°矫正至18°，并未对颈椎畸形进行矫形

VCR 是十分有效的，但技术要求很高。基本的操作与 PSO 类似。椎板切除的范围通常要宽于 PSO 以显露上下椎间隙。椎板切除不足是一个常见的技术问题，可能导致椎间盘和邻近终板切除不彻底进而影响 Cage 的放置或植骨。切除横突后，必须切除双侧肋骨方能进行矫形和安放移植物。

肋骨切除的位置在肋椎连接部外侧 1.5~2in，根据椎间植入物的大小而定。切除肋骨时需先用电刀和（或）Cobb 剥离子剥离肋间肌在头尾端的附着点，然后在远点进行切除。近端肋软骨连接部可使用 Cobb 剥离子或钝性骨刀进行分离，以避免损伤胸膜或节段血管。椎体侧壁和后壁的切除操作与 PSO 类似。在切除椎弓根和椎体前，切断一侧肋间神经有助于扩大操作空间。切断神经根前，应先在背根神经节近点用 1-0 丝线或不可吸收性缝线将肋间神经进行结扎。结扎端可承受轻柔的牵拉，还可在放置植入物的过程中对硬膜囊起保护作用。接下来切除上下椎间盘两侧的后外侧角部分，有助于定位需切除的椎体范围。如果后路 VCR 不是用于脊柱肿瘤的切除，那么就不必完全切除椎体。但应去除足够量的椎体和上下终板以确保正确放置植入物。

15.6 结论

胸腰椎截骨主要是为了矫正胸腰椎畸形，颈椎畸形的矫形是 T1 倾斜角和 C2~C7 SVA 改善后的继发效应。胸腰椎截骨适用于固定性的颈椎畸形，如 AS、弥漫性特发性骨肥厚症，或颈椎融合术后整体脊柱骨盆失代偿的情形。虽然截骨的理想水平时在畸形的顶点位置，但以下情况时在非顶点水平截骨可能是更好的选择：（1）畸形是弥散性的；（2）畸形顶点位于手术难度较大的水平；（3）同样矫正度的情况下，顶点下方水平截骨比在顶点水平截骨更能有效地恢复 SVA。最佳矫正度的预估尚有争议。将 LL 重建到 PI 减去 LL 大约 10° 是最简单的局部判定方法。最近出现的计算机程序可模拟矫形效果，不仅包括局部的矫正度，还包括骨盆倾斜角的恢复情况。不过，当胸腰椎截骨的目的是为了矫正颈椎畸形时，CBVA 和 T1 倾斜角才是最为重要的两个参数。

颈椎椎弓根钉内固定最早分别由 LeConte 和 Borne 等于 1984 年在治疗 C2 hang-man 骨折中报道。然而，直到 20 世纪 90 年代早期，Abumi 才开始将这种方法应用于下颈椎。

参考文献

[1] Barrey C, Roussouly P, Perrin G, Le Huec JC. Sagittal balance disorders in se- vere degenerative spine. Can we identify the compensatory mechanisms? Eur Spine J. 2011; 20 Suppl 5:626–633.

[2] Diebo BG, Ferrero E, Lafage R, et al. Recruitment of compensatory mecha- nisms in sagittal spinal malalignment is age and regional deformity depend- ent: a full-standing axis analysis of key radiographical parameters. Spine. 2015; 40(9):642–649.

[3] Ha Y, Schwab F, Lafage V, et al. Reciprocal changes in cervical spine alignment after corrective thoracolumbar deformity surgery. Eur Spine J. 2014; 23 (3):552–559.

[4] Ferrero E, Liabaud B, Challier V, et al. Role of pelvic translation and lower-ex- tremity compensation to maintain gravity line position in spinal deformity. J Neurosurg Spine. 2016; 24(3):436–446.

[5] Day LM, Ramchandran S, Jalai CM, et al. Thoracolumbar realignment surgery results in simultaneous reciprocal changes in lower extremities and cervical spine. Spine. 2017; 42(11):799–807.

[6] Hwang SW, Samdani AF, Tantorski M, et al. Cervical sagittal plane decompen- sation after surgery for adolescent idiopathic scoliosis: an effect imparted by postoperative thoracic hypokyphosis. J Neurosurg Spine. 2011; 15(5):491– 496.

[7] Passias PG, Soroceanu A, Scheer J, et al. International Spine Study Group. Magnitude of preoperative cervical lordotic compensation and C2-T3 angle are correlated to increased risk of postoperative sagittal spinal pelvic mala- lignment in adult thoracolumbar deformity patients at 2-year follow-up.Spine J. 2015; 15(8):1756–1763.

[8] Protopsaltis T, Schwab F, Bronsard N, et al. International Spine Study Group. The T1 pelvic angle, a novel radiographic measure of global sagittal deformity, accounts for both spinal inclination and pelvic tilt and correlates with health- related quality of life. J Bone Joint Surg Am. 2014; 96(19):1631–1640.

[9] La Marca F, Brumblay H. Smith-Petersen osteotomy in thoracolumbar de- formity surgery. Neurosurgery. 2008; 63(3) Suppl:163–170.

[10] Smith-Petersen MN, Larson CB, Aufranc OE. Osteotomy of the spine for cor- rection of flexion deformity in rheumatoid arthritis. J Bone Joint Surg Am. 1945; 27(1):1–11.

[11] Boachie-Adjei O, Ferguson JAI, Pigeon RG, Peskin MR. Transpedicular lumbar wedge resection osteotomy for fixed sagittal imbalance: surgical technique and early results. Spine. 2006; 31(4):485–492.

[12] Cecchinato R, Berjano P, Aguirre MF, Lamartina C. Asymmetrical pedicle sub- traction osteotomy in the lumbar spine in combined coronal and sagittal im- balance. Eur Spine J. 2015; 24 Suppl 1:S66–S71.

[13] Kim KT, Park DH, Lee SH, Lee JH. Results of corrective osteotomy and treat- ment strategy for ankylosing spondylitis with kyphotic deformity. Clin Or- thop Surg. 2015; 7(3):330–336.

[14] Kim KT, Suk KS, Cho YJ, Hong GP, Park BJ. Clinical outcome results of pedicle subtraction osteotomy in ankylosing spondylitis with kyphotic deformity.Spine. 2002; 27(6):612–618.

[15] Dorward IG, Lenke LG, Stoker GE, Cho W, Koester LA, Sides BA. Radiographic and clinical outcomes of posterior column osteotomies in spinal deformity correction. Spine. 2014; 39(11):870–880.

[16] Suk SI, Chung ER, Kim JH, Kim SS, Lee JS, Choi WK. Posterior vertebral column resection for severe rigid scoliosis. Spine. 2005; 30(14):1682–1687.

[17] Suk SI, Kim JH, Kim WJ, Lee SM, Chung ER, Nah KH. Posterior vertebral col- umn resection for severe spinal deformities. Spine.

2002; 27(21):2374–2382.

[18] Bernhardt M, Bridwell KH. Segmental analysis of the sagittal plane alignment of the normal thoracic and lumbar spines and thoracolumbar junction. Spine. 1989; 14(7):717–721.

[19] Berthonnaud E, Dimnet J, Roussouly P, Labelle H. Analysis of the sagittal bal- ance of the spine and pelvis using shape and orientation parameters. J Spinal Disord Tech. 2005; 18(1):40–47.

[20] Vialle R, Levassor N, Rillardon L, Templier A, Skalli W, Guigui P. Radiographic analysis of the sagittal alignment and balance of the spine in asymptomatic subjects. J Bone Joint Surg Am. 2005; 87(2):260–267.

[21] Ondra SL, Marzouk S, Koski T, Silva F, Salehi S. Mathematical calculation of pedicle subtraction osteotomy size to allow precision correction of fixed sag- ittal deformity. Spine. 2006; 31(25):E973–E979.

[22] van Royen BJ, Scheerder FJ, Jansen E, Smit TH. ASKyphoplan: a program for deformity planning in ankylosing spondylitis. Eur Spine J. 2007; 16(9):1445– 1449.

[23] Le Huec JC, Leijssen P, Duarte M, Aunoble S. Thoracolumbar imbalance analy- sis for osteotomy planification using a new method: FBI technique. Eur Spine J. 2011; 20 Suppl 5:669–680.

[24] Akbar M, Terran J, Ames CP, Lafage V, Schwab F. Use of Surgimap Spine in sag- ittal plane analysis, osteotomy planning, and correction calculation. Neuro- surg Clin N Am. 2013; 24(2):163–172.

[25] Langella F, Villafañe JH, Damilano M, et al. Predictive accuracy of SurgimapTM surgical planning for sagittal imbalance: A cohort study. Spine. 2017; 42(22):E1297–E1304.

[26] Park YS, Kim HS, Baek SW, Oh JH. Preoperative computer-based simulations for the correction of kyphotic deformities in ankylosing spondylitis patients.Spine J. 2014; 14(10):2420–2424.

[27] La Maida GA, Luceri F, Gallozzi F, Ferraro M, Bernardo M. Complication rate in adult deformity surgical treatment: safety of the posterior osteotomies. Eur Spine J. 2015; 24 Suppl 7:879–886.

[28] Lenke LG, Newton PO, Sucato DJ, et al. Complications after 147 consecutive vertebral column resections for severe pediatric spinal deformity: a multicen- ter analysis. Spine. 2013; 38(2):119–132.

[29] Sciubba DM, Yurter A, Smith JS, et al. International Spine Study Group (ISSG). A comprehensive review of complication rates after surgery for adult deform- ity: A reference for informed consent. Spine Deform. 2015; 3(6):575–594.

[30] Geck MJ, Macagno A, Ponte A, Shufflebarger HL. The Ponte procedure: poste- rior only treatment of Scheuermann's kyphosis using segmental posterior shortening and pedicle screw instrumentation. J Spinal Disord Tech. 2007; 20 (8):586–593.

[31] Pizones J, Sánchez-Mariscal F, Zúñiga L, Izquierdo E. Ponte osteotomies to treat major thoracic adolescent idiopathic scoliosis curves allow more effec- tive corrective maneuvers. Eur Spine J. 2015; 24(7):1540–1546.

[32] Smith JS, Shaffrey CI, Lafage V, et al. International Spine Study Group. Sponta- neous improvement of cervical alignment after correction of global sagittal balance following pedicle subtraction osteotomy. J Neurosurg Spine. 2012; 17 (4):300–307.

[33] Kim KT, Park DH, Lee SH, Suk KS, Lee JH, Park KJ. Partial pedicle subtraction osteotomy as an alternative option for spinal sagittal deformity correction. Spine. 2013; 38(14):1238–1243.

第十六章　先天性颈椎畸形与半椎体

Joshua M. Pahys, Amer F. Samdani

摘要

　　先天性颈椎侧凸的诊治对临床医生来说非常具有挑战性，无论是简单还是复杂病例。早期评估肾脏及心脏等重要器官功能也非常必要。术前 MRI 检查明确是否存在髓内异常也是必要的。发育过程的异常会产生楔形椎骨或半椎体。分化过程异常导致两个椎体的部分或完全融合。先天性脊柱畸形可以表现为单独的椎体异常，也可以是发育异常和分化异常同时存在导致多节段问题。与完全嵌入稳定的半椎体相比，分化完全的半椎体导致畸形进展的可能性更大。其中先天性颈椎畸形更具挑战性，在颈椎畸形的基础上代偿的可能性较小。还可导致明显的斜颈和进展性胸腰椎代偿性畸形。支具治疗不是先天性颈椎畸形的有效治疗方法，但在手术干预之前被用于预防软组织挛缩。术前 Halo 架牵引的应用可以减少手术前某些畸形的程度，尤其是在严重颈椎后凸畸形的情况下。在几个病例报告中已经描述了半椎体切除术，通常需要采用前后路联合方法以避免椎动脉损伤。先天性脊柱侧凸治疗前景令人鼓舞。随着器械、术中导航和术中神经监测技术的不断改进，先天性脊柱侧凸治疗的安全性及有效性也朝着积极的方向不断发展。

　　关键词：先天性脊柱侧凸，颈椎畸形，斜颈，半椎体，Klippel-Feil 综合征

16.1　引言

　　先天性脊柱畸形主要是由于妊娠 4~6 周期间椎体发育不均衡导致。新生儿中先天性脊柱侧凸畸形的发病率约为 1/1000。单发的畸形遗传倾向可能性很小。然而，据报道，对于多个椎体畸形的患者，其兄弟姐妹患病风险为 5%~10%。

16.2　分型

　　先天性脊柱侧弯通常被描述为发育异常、分化异常或两者混合。约 80% 的畸形可划分为发育异常或分化异常，20% 为混合形式。分化脆弱包括相邻节段之间的骨桥形成。完全融合的椎体是由于双侧椎体分化脆弱合并椎间盘间隙融合所致。单侧骨桥通常出现在侧凸的凹侧。单侧未分化的骨桥融合了椎间盘间隙和/或脊柱一侧小关节，未分化的骨桥不包含生长板，因此不生长。

　　发育过程异常可产生楔状椎体或半椎体。楔形椎体是由于一侧椎体部分发育失败，但保留双侧椎弓根。与之相反，半椎体则是由于椎体一半发育失败。半椎体主要有 3 种类型：完全分化（65%）、部分分化（22%）和未分化（12%）。完全分化的半椎体上下均有正常椎间盘。部分分化的半椎体的一边与一侧相邻椎体融合，另一边有开放的椎间盘间隙。未分化的半椎体在相邻椎体之间没有椎间盘间隙。Hedequist 和 Emans 两位学者在之前的一篇先天性脊柱侧弯综述中已很好地描述了这些畸形。Kawakami 等提出利用三维 CT 重建技术对先天性脊柱侧弯进行三维分类。这种 3D 成像可以评估几种类型的畸形，并提供更多的畸形椎体的细节，单独的 X 线片无法提供。作者描述了 4 种类型的先天性椎体畸形：1 型，单发单纯型；2 型，多发简单型；3 型，复合型；4 型，分化异常型。最近，Williams 等报道了新的早发脊柱侧弯分型（Classification of Early-Onset Scoliosis, C-EOS）的初步验证。C-EOS 涵盖患者年龄、病因（包括先天性疾病）、关键 Cobb 角、后凸畸形和年进展率（Annual Progression Ratio, APR）。据报告，观察期间的可靠性极好。然而，两项研究均未将这些新分类方案与进展风险和/或患者预后相关联。

16.3 自然史

明确哪些先天性畸形会快速发展是困难的。一般而言 25% 的畸形不会继续进行，25% 的进展缓慢，而 50% 的畸形会快速进展。畸形进展的决定因素是基于畸形的类型、畸形位置以及患者的年龄。脊柱的纵向生长是椎体上、下终板生长的总和。病变节段的椎间盘间隙的存在和质量可以预测不对称生长的潜力，因为健康的椎间盘是畸形进展的典型预兆。完全分化的半椎体具有更高的畸形进展潜能，因为完整的椎间盘意味着生长潜能的存在。McMaster 和 Ohtsuka 报告了不同类型先天性脊柱畸形患者的恶化率。畸形进展风险最大的是单侧骨桥合并对侧半椎骨，其次是单侧骨桥、半椎骨、楔形椎骨和块状融合椎骨，其中块状融合椎骨最不可能引起任何严重畸形的疾病。当两个半椎体被一个正常椎体隔开，且两个半椎体位于脊柱两侧，并达到平衡，就会发生"半椎体节段性转移"。这种情况最常见于胸椎。直观地说，在这种情况下，非对称增长获得了平衡。然而高达 30% 的畸形患者中仍有进展的可能。就患者年龄而言，畸形进展速度最快的生长期通常在 5 岁之前和青少年时期。胸腰段脊柱畸形似乎比上胸椎和颈椎的畸形进展得更快。

代偿性畸形

与胸腰段脊柱不同，颈椎以上畸形的代偿可能性较小。此外，颈部半椎体常伴有其他畸形，如 Klippel-Feil 综合征，进一步减少可代偿节段的数量。这通常会导致头部倾斜。由此导致的斜颈和肩关节不平衡是先天性颈椎畸形的两个典型体征。如果畸形足够严重，头部倾斜会导致颈部肌肉软组织挛缩和面部不对称。为了达到平视，患者可能发生上胸椎代偿畸形；如果胸椎存在先天性畸形，那么躯干将向颈椎凸侧移动。有时，儿童会以长节段胸腰椎畸形来代偿原发性颈椎畸形。如果对颈椎畸形的治疗不及时，那么胸腰椎畸形就有可能成为固定畸形（图 16 1a，c，d）。

16.4 合并畸形

发育主要在妊娠 4~6 周，同时发育的还有泌尿生殖系统、肌肉骨骼和心血管系统。因此，许多先天性脊柱侧弯患者可能存在其他器官畸形的情况。这些畸形可以是孤立的，或与 VACTERL 综合征有关（椎体畸形、肛肠闭锁、心脏神经瘤、气管食管瘘、肾和肢体畸形）。骨骼系统应密切检查是否伴有其他部分畸形，包括颈部的 Klippel-Feil 综合征、上肢的 Sprengel's 畸形或桡骨缺损，和（或）下肢的髋关节发育异常等。

在这些儿童中，有 20%~40% 存在泌尿生殖系统异常。这些通常是解剖异常但肾功能正常。然而，所有这些患者都建议进行肾脏超声或脊柱 MRI 中肾脏的评估。在一系列先天性脊柱侧弯中，有 18%~26% 的患者发生心脏异常，室间隔缺损最常见。在进行任何外科手术之前，如有需要，应由心脏病专家进行超声心动图评估。多达 40% 的先天性脊柱侧弯患者存在神经轴异常。

我们已经观察到多种畸形的存在，包括脊膜纵裂、硬膜内脂肪瘤、脊髓空洞畸形和脊髓栓系。Shen 等最近报道了 226 例脊柱侧弯患者椎管内异常的发生率为 43%，其中最常见的是纵隔气肿。在本研究中，椎管内异常在胸椎半椎体和 / 或分化异常，以及半椎体与分化异常混合存在的患者中更常见。最近的两份报告显示，先天性脊柱侧弯与肋骨异常患者脊柱内异常的发生率明显高于非先天性脊柱侧弯和肋骨异常患者。

椎管内异常的临床指标可包括皮肤红斑，如毛斑或皮肤酒窝，或腹部反射不对称。建议在尝试通过外科手术矫正畸形之前，对束缚脊髓的任何异常进行神经外科干预。建议在进行任何外科手术之前对从枕骨到骶骨的整个脊柱进行 MRI 检查。

16.5 常见并发症

16.5.1 Klippel-Feil 综合征

Klippel-Feil 综合征典型表现为两个或两个以上的颈椎椎体先天性融合，短颈，低发际线。Klippel-Feil 综合征没有典型的临床表现，大多数患者没有明显症状。Brown 等报道，在对 1400 例颈椎畸形患者的研究中，先天性颈椎融合的总患病率为 0.71%。在这些患者中，大约75%的先天性融合发生在C1~C3（C2~C3融合是最常见的）。这些患者中大多数具有3个或3个以上颈椎节段的融合。Hensinger等建立了一个分类系统用于描述颈椎融合的位置和程度。Ⅰ型表现为C2与C3椎体融合合并寰椎枕化；Ⅱ型为长节段融合合并枕颈交界区异常；Ⅲ型表现为两个融合节段，中间是一个正常椎间隙。大多数学者认为Ⅲ型预后最差，主要因素是两个融合节段之间可活动椎间盘的过度应用。然而，相关研究的长期随访数据显示这些患者的神经损伤问题并未增加。Pizzutillo等研究报道，上颈

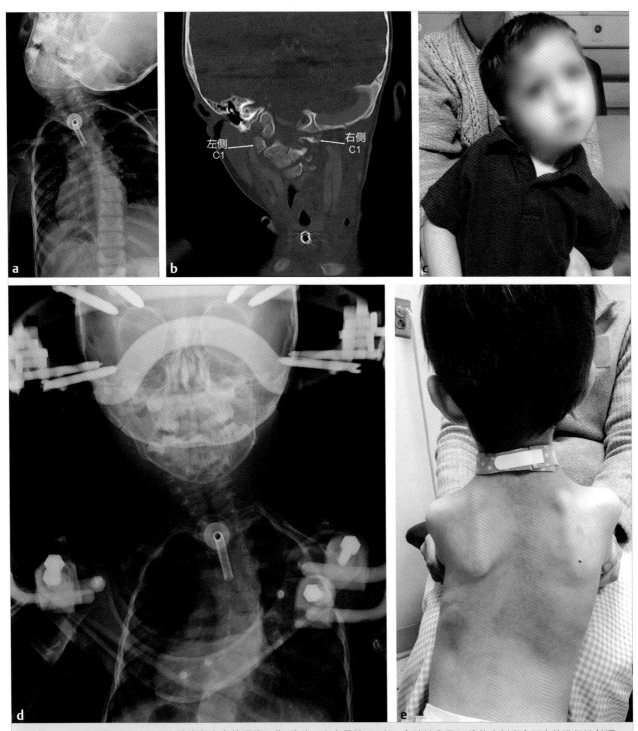

图16.1 （a）一例Pierre-Robin综合征患者的颈椎正位X线片，患者男性，3岁，合并继发于C1椎体右侧发育不全的进行性斜颈。（b）冠状CT扫描显示C1右侧侧块相对于左侧块的发育不全。（c）临床照片显示患者具有明显的斜颈和右肩抬高。（d）围手术期，放松胸锁乳突肌并佩戴Halo式矫形架后进行X线照相。（e）枕骨到C3后路融合术后1年的临床外观照

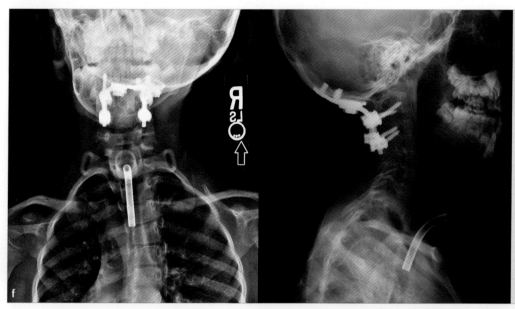

图16.1 （续）（f）
行后路枕骨到C3矫形固
定融合术后3年的正 /
侧位X线片。代偿性的
右侧胸椎侧弯几乎完全
纠正

椎过度活动的患者发生神经问题的风险增加，而颈椎下段过度活动的患者发生早期退行性疾病的风险增加。

16.5.2 Larsen 综合征

Larsen 综合征是一种结缔组织疾病，由丝状蛋白 B 基因突变引起。临床表现主要包括多关节脱位、内翻足、心脏脆弱和新生儿气管软化症。Larsen 综合征的患者通常存在颈椎畸形，特别是进行性后凸畸形，据报道可导致高位截瘫和死亡。诊断为 Larsen 综合征后，必须进行颈椎成像，以评估任何畸形和 / 或不稳定性（图 16.2a~c）。骨髓增生综合征合并脊髓压迫时，需要行充分减压融合术。

16.5.3 Goldenhar 综合征

Goldenhar 综合征是一种先天性疾病，表现为第一和第二鳃弓发育异常。临床表现包括颅面巨大、全脑畸形、心脏和肾脏脆弱。这些患者中 8%~61% 存在颈椎融合 / 半椎体，寰椎枕位化占 5%~30%，也可能存在齿状突发育不全及颅底凹陷等畸形。这些畸形会导致颈椎不稳定，需要行颅颈融合术。

16.5.4 黏多糖病

黏多糖贮积病（Mucopolysaccharidosis，MPS；Morquio 病和 Hurler 综合征）是由于常染色体隐性缺陷导致硫酸角蛋白和硫酸软骨素的积累。糖胺聚糖的积累导致齿状突发育不全，患者普遍存在寰枢椎不稳

和椎管受压。这导致一些学者推荐进行预防性枕颈融合术。

16.6 治疗

16.6.1 支具治疗

支具治疗先天性脊柱侧弯一直以来都是无效的，因此也不推荐用于胸腰段畸形的治疗。与之相似，支具对于先天性颈椎畸形的矫正或减慢畸形进展方面也没有明显效果。Ruf 等学者报道支具无法改善颈椎半椎体畸形患者的脊柱失衡。Dubousset 报告了 7 例单发半椎体畸形患者。尽管采用支具背心保守治疗，但所有患者最终需要进行融合矫形手术。Dubousset 博士指出："支撑不能矫正畸形或避免手术。"但是，作者继续报告"支具被应用于先天性颈椎畸形患者可预防软组织挛缩，为手术矫正畸形提供了有利条件"。因此，针对颈椎畸形患者，本文作者更倾向于建议患者佩戴颈托，在家中进行常规的伸展运动，以保持术前软组织的柔韧性。这种被动拉伸训练可以减少术中大量椎骨切除，合理地进行畸形矫正。

16.6.2 石膏固定

Demirkiran 等学者报道了应用去旋转身体石膏作为一种延缓策略来治疗明显的胸腰椎先天性畸形。学者证实身体石膏可以适度减少畸形，并且能够将手术时间推迟 26 个月，他们的论点是，年龄大、体型大

的患者对手术的耐受性强。如前所述，关于支具，还没有被证明适用于先天性颈椎畸形的治疗。

图 16.2（a）4 岁男性颈椎侧位 X 线，患有 Larsen 综合征，进行性脊髓病，继发进行性颈椎后凸性共济失调。（b）矢状位 CT 显示 C5 楔状椎体。C2~C7 的前后完全脱位，这是一例 Larsen 综合征患者颈椎影像学表现。（c）矢状面 T2 加权 MRI 显示脊髓受压，脊髓信号改变。（d）术前应用 Halo 式牵引架后拍摄侧立位 X 线片。（e）C3~C5 固定融合术后 2 年复查侧位 X 线。

16.6.3　术前应用 Halo 式背心或 Halo 式重力牵引架

Dubousset 描述了应用可伸展运动的 Halo 式架逐步矫正先天性斜颈畸形，在行枕颈融合术之前，获得了良好的畸形改善。本章作者针对继发于半椎体的先天性斜颈畸形患者，术前应用此项技术进行畸形矫正，逐渐拉伸 3~7 天，并获得水平凝视，从而使颅颈畸形凹陷处轻微舒张，接着进行后路枕骨到 C2 或 C3 脊柱融合固定，而不需要切除 C1 半椎体（图 16.1）。

术前应用 Halo 式牵引架可以减少术前畸形的程

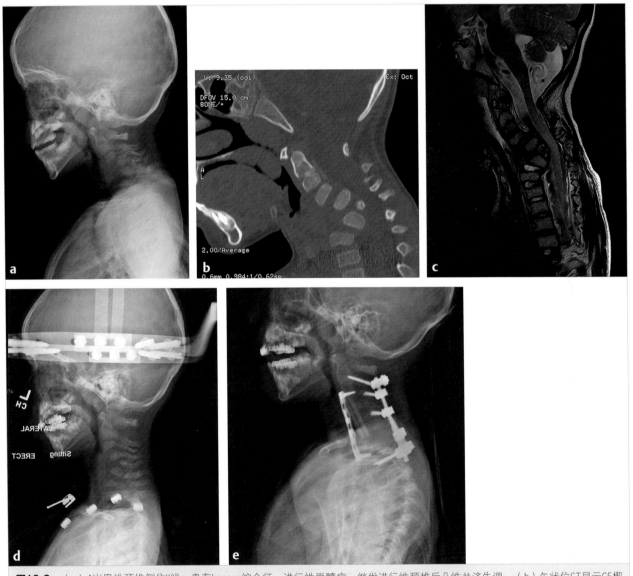

图16.2　（a）4岁男性颈椎侧位X线，患有Larsen综合征，进行性脊髓病，继发进行性颈椎后凸性共济失调。（b）矢状位CT显示C5楔状椎体。C2~C7的前后完全脱位，这是一例Larsen综合征患者颈椎影像学表现。（c）矢状面T2加权MRI显示脊髓受压，脊髓信号改变。（d）术前应用Halo式牵引架后拍摄侧立位X线片。（e）C3~C5固定融合术后2年复查侧位X线

度。这种技术仅适用于单发的先天性畸形，对于广泛固定的先天性融合畸形作用不大。针对几例需要

行前路减压/椎体切除的严重先天性颈椎后凸畸形患者，作者术前应用 Halo 式重力牵引架，具有安全性，

并有效减少了畸形后凸角度。这种治疗方式只能应用于认知功能完好的患者，患者能够完全遵循医嘱，并能清楚表达任何神经损伤并发症。牵引重量逐渐增加，治疗周期5~14天，期间应不间断的评估神经功能情况（图16.2）。我们必须特别小心谨慎，尤其对于那些后凸畸形造成脊髓前方压迫受损的患者。在这一患者群体中，由于进行性后凸畸形而导致的四肢瘫痪和死亡病例已有报道。

16.6.4 原位融合与半骺板发育畸形

严重的先天性颈椎畸形或已证实或预期恶化的患者应考虑手术治疗。鉴于这些畸形的罕见性，外科治疗的文献非常有限。为了避免颈椎椎体切除术导致的严重并发症，几位学者倡导采用双侧原位融合或凸侧单侧融合（半骺板发育异常患者）的方法。如前所述，对于跨越1~2个节段的孤立性畸形/半椎体，术前应用Halo式背心和/或Halo重力牵引架可实现一定程度的畸形矫正，但是对于多发僵硬的畸形或先天性骨桥形成的患者，作用不大。

Obeid等学者描述了由C7半椎体引起的颈胸侧凸畸形的成功治疗，采用术中导航椎弓根螺钉置入技术，对C6~T1的凸面进行单侧固定融合。然而，没有报道长期随访结果。

Winter等报道290例先天性脊柱侧凸后路融合的结果。单纯后路融合术的矫正率为28%，harrington棒内固定的应用将矫正率增加到36%。26%的患者融合后畸形进展大于10°（"融合块曲度"）。作者建议单侧骨桥形成的患者进行前凸融合术，以防止后凸融合术后畸形进展，特别是对侧半椎骨存在的情况下。这项研究没有具体评估脊柱的每个区域，但确实报告了颈胸交界区域的病例。

16.6.5 半椎体切除

半椎体切除是治疗进行性先天性脊柱侧弯畸形的有效方法。常见于胸腰椎畸形治疗，甚至有报道称在1岁患者的手术治疗中获得成功。然而，由于颈椎畸形发病率低，以及局部解剖和血管结构的复杂性致使颈椎半椎体切除具有很大挑战性，因此，目前关于颈椎半椎体切除的报道较少。在胸腰段脊柱先天性畸形

治疗中，单纯后路手术可以获得满意效果，且创伤相对较小。对于颈椎，由于椎动脉的解剖走行的因素，通常需要前后联合入路。

主张半椎体切除治疗先天性颈椎畸形的学者们认为，颈部半椎体畸形几乎不可能得到代偿，而且常合并其他畸形（如Klippel-Feil综合征）。因此，畸形以下节段的代偿可能性很小。此外，先天性斜颈患者试图实现水平凝视，往往会导致躯干代偿性移位到颈椎凸侧。

Deburge和Briard报告了一例14岁Klippel-Feil综合征合并C7半椎体引起进行性斜颈的病例。患者接受了4步手术：（1）C7前半椎体切除术；（2）去除C7后方附件，形成30°楔形；（3）截骨点Halo式石膏背心闭合复位固定；（4）C6~T1前路融合固定。术后Halo式石膏背心固定3个月，术后2年随访，稳定性很好。作者强调，外科医生必须在椎弓根前方、椎弓根后外侧角和横突处进行细致的操作，以最大限度地减少椎动脉损伤的可能性。

最近，Ruf等报道了3例行颈椎前后联合半椎体切除术的患者，平均年龄为9岁。半椎体分别位于C2~C3、C3~C4和C3~C5。手术过程分两个阶段完成，首先对病变椎体进行完椎板切除（图16.2e），切除整个关节突和后壁，暴露神经根和椎动脉。然后温柔的保护椎动脉，轻轻地向一侧牵开椎动脉，以便椎弓根的切除。然后进行颈椎前路手术，可以在同一天进行，也可以分阶段进行。接着切除横突孔前壁，然后半椎体仅有相邻的椎间盘连接。如果存在先天性融合，则在融合块中切除适当的楔块（30°）以获得足够的矫正。然后通过将头部弯曲到凸起的一侧来关闭前间隙。然后进行颈椎前方融合固定。作者报告说，如果需要达到稳定，或者在前路手术后有任何残留的后凸畸形，可以额外进行后路固定融合来补充。在这项研究中，作者报告了在平均超过4年的随访中，没有任何神经血管损伤的患者的畸形得到了适当的矫正。

16.7 结论

伴或不伴有半椎体的先天性颈椎畸形均是一种相对罕见的疾病，往往合并其他畸形的存在，包括骨

科相关和全身其他器官。心脏或肾脏畸形的发生率很高，因此在明确诊断的同时应全面评估心脏和肾脏。其他特殊疾病如 Klippel-Feil 综合征、Larsen 综合征，或 Goldenhar 综合征，常伴有颈椎畸形。对于进展性畸形应用支具保守治疗是无效的。然而，由于椎动脉的存在，颈椎半椎体切除与椎间固定融合需要前后路联合，手术复杂，风险较高。如果观察到患者的畸形进展，术前应采取支具治疗，以尽量减少手术干预的复杂性，并防止代偿畸形形成固定畸形。虽然技术要求很高，但是几个案例报告的治疗效果令人鼓舞。

参考文献

[1] Giampietro PF, Blank RD, Raggio CL, et al. Congenital and idiopathic scoliosis:clinical and genetic aspects. Clin Med Res. 2003; 1(2):125–136.

[2] Wynne-Davies R. Congenital vertebral anomalies: aetiology and relationship to spina bifida cystica. J Med Genet. 1975; 12(3):280–288.

[3] McMaster MJ, Ohtsuka K. The natural history of congenital scoliosis. A study of two hundred and fifty-one patients. J Bone Joint Surg Am. 1982; 64(8):1128–1147.

[4] Hedequist D, Emans J. Congenital scoliosis. J Am Acad Orthop Surg. 2004; 12(4):266–275.

[5] Hedequist D, Emans J. Congenital scoliosis: a review and update. J Pediatr Orthop.2007; 27(1):106–116.

[6] Kawakami N, Tsuji T, Imagama S, Lenke LG, Puno RM, Kuklo TR, Spinal Deformity Study Group. Classification of congenital scoliosis and kyphosis: a new approach to the three-dimensional classification for progressive vertebral anomalies requiring operative treatment. Spine. 2009; 34(17):1756–1765.

[7] Williams BA, Matsumoto H, McCalla DJ, et al. Development and initial validation of the Classification of Early-Onset Scoliosis (C-EOS). J Bone Joint Surg Am. 2014; 96(16):1359–1367.

[8] McMaster MJ. Congenital scoliosis. In: Weinstein SL, ed. The Pediatric Spine: Principles and Practice. 2 ed. Philadelphia, PA: Lippincott Williams & Wilkins; 2001:161–178.

[9] Shawen SB, Belmont PJ, Jr, Kuklo TR, et al. Hemimetameric segmental shift: a case series and review. Spine. 2002; 27(24):E539–E544.

[10] Dimeglio A. Growth in pediatric orthopaedics. J Pediatr Orthop. 2001; 21(4):549–555.

[11] Ruf M, Jensen R, Harms J. Hemivertebra resection in the cervical spine. Spine.2005; 30(4):380–385.

[12] Dubousset J. Torticollis in children caused by congenital anomalies of the atlas. J Bone Joint Surg Am. 1986; 68(2):178–188.

[13] Manaligod JM, Bauman NM, Menezes AH, Smith RJ. Cervical vertebral anomalies in patients with anomalies of the head and neck. Ann Otol Rhinol Laryngol.1999; 108(10):925–933.

[14] Deburge A, Briard JL. Cervical hemivertebra excision. J Bone Joint Surg Am.1981; 63(8):1335–1339.

[15] Basu PS, Elsebaie H, Noordeen MH. Congenital spinal deformity: a comprehensive assessment at presentation. Spine. 2002; 27(20):2255–2259.

[16] Buckley PS, Guille JT. Evaluation of the patient with a congenital spinal deformity.Semin Spine Surg. 2010; 22(3):110–112.

[17] Shen J, Wang Z, Liu J, Xue X, Qiu G. Abnormalities associated with congenital scoliosis: a retrospective study of 226 Chinese surgical cases. Spine. 2013; 38(10):814–818.

[18] Ghandhari H, Tari HV, Ameri E, Safari MB, Fouladi DF. Vertebral, rib, and intraspinal anomalies in congenital scoliosis: a study on 202 Caucasians. Eur Spine J. 2015; 24(7):1510–1521.

[19] McMaster MJ. Occult intraspinal anomalies and congenital scoliosis. J Bone Joint Surg Am. 1984; 66(4):588–601.

[20] Brown MW, Templeton AW, Hodges FJ, III. The incidence of acquired and congenital fusions in the cervical spine. Am J Roentgenol Radium Ther Nucl Med. 1964; 92:1255–1259.

[21] Hensinger RN, Lang JE, MacEwen GD. Klippel-Feil syndrome; a constellation of associated anomalies. J Bone Joint Surg Am. 1974; 56(6):1246–1253.

[22] Guille JT, Miller A, Bowen JR, Forlin E, Caro PA. The natural history of Klippel-Feil syndrome: clinical, roentgenographic, and magnetic resonance imaging findings at adulthood. J Pediatr Orthop. 1995; 15(5):617–626.

[23] Pizzutillo PD,Woods M, Nicholson L, MacEwen GD. Risk factors in Klippel-Feil syndrome. Spine. 1994; 19(18):2110–2116.

[24] McKay SD, Al-Omari A, Tomlinson LA, Dormans JP. Review of cervical spine anomalies in genetic syndromes. Spine. 2012; 37(5):E269–E277.

[25] Campbell RM, Jr. Spine deformities in rare congenital syndromes: clinical issues. Spine. 2009; 34(17):1815–1827.

[26] Johnston CE, II, Birch JG, Daniels JL. Cervical kyphosis in patients who have Larsen syndrome. J Bone Joint Surg Am. 1996; 78(4):538–545.

[27] Sakaura H, Matsuoka T, Iwasaki M, Yonenobu K, Yoshikawa H. Surgical treatment of cervical kyphosis in Larsen syndrome: report of 3 cases and review of the literature. Spine. 2007; 32(1):E39–E44.

[28] Feingold M, Baum J. Goldenhar's syndrome. Am J Dis Child. 1978; 132(2):136–138.

[29] Healey D, Letts M, Jarvis JG. Cervical spine instability in children with Goldenhar's syndrome. Can J Surg. 2002; 45(5):341–344.

[30] Montaño AM, Tomatsu S, Gottesman GS, Smith M, Orii T. International Morquio A Registry: clinical manifestation and natural course of Morquio A disease.J Inherit Metab Dis. 2007; 30(2):165–174.

[31] White KK, Steinman S, Mubarak SJ. Cervical stenosis and spastic quadriparesis in Morquio disease (MPS IV). A case report with twenty-six-year followup.J Bone Joint Surg Am. 2009; 91(2):438–442.

[32] Winter RB, Moe JH, MacEwen GD, Peon-Vidales H. The Milwaukee brace in the nonoperative treatment of congenital scoliosis. Spine. 1976; 1(2):85–96.

[33] Demirkiran HG, Bekmez S, Celilov R, Ayvaz M, Dede O, Yazici M. Serial derotational casting in congenital scoliosis as a time-buying strategy. J Pediatr Orthop.2015; 35(1):43–49.

[34] Hensinger RN. Congenital anomalies of the cervical spine. Clin Orthop Relat Res. 1991(264):16–38.

[35] Madera M, Crawford A, Mangano FT. Management of severe cervical kyphosis in a patient with Larsen syndrome. Case report. J Neurosurg Pediatr. 2008; 1(4):320–324.

[36] Muzumdar AS, Lowry RB, Robinson CE. Quadriplegia in Larsen syndrome. Birth Defects Orig Artic Ser. 1977; 13 3C:202–211.

[37] Obeid I, Taieb A, Vital JM. Circumferential convex growth arrest by posterior approach for double cervicothoracic curves in congenital scoliosis. Eur Spine J. 2013; 22(9):2126–2129.

[38] Winter RB, Moe JH, Lonstein JE. Posterior spinal arthrodesis for congenital scoliosis. An analysis of the cases of two hundred and ninety patients, five to nineteen years old. J Bone Joint Surg Am. 1984; 66(8):1188–1197.

[39] Ruf M, Harms J. Posterior hemivertebra resection with transpedicular instrumentation: early correction in children aged 1 to 6 years. Spine. 2003; 28(18):2132–2138.

[40] Chen Z, Qiu Y, Zhu Z, et al. Posterior-only hemivertebra resection for congenital cervicothoracic scoliosis: correcting neck tilt and balancing the shoulders.Spine. 2018; 43(6):394–401.

第十七章　复杂颈椎手术的危险分层与脆弱度

Emily K. Miller, Christopher I. Shaffrey

摘要

　　精准的风险分层对于术前患者辅导、手术计划确定、比较外科医生间的治疗效果、预测并发症发生率以及质量监测的发展是至关重要的。传统的统计方法已经确定了许多与增加并发症或其他不良后果风险相关的患者、手术和系统因素。目前的研究集中在整合这些因素并产生临床应用工具，以预测个体化风险。多年来，美国麻醉学家协会（American Society of Anesthesiologists，ASA）分级一直被用来对患者进行分类，并预测手术风险，然而，它只评估医学并发症，而不考虑其他可能影响治疗结局的因素。脆弱度提供了对患者所有因素的综合评估，以产生更个性化的患者风险评分。创伤度是一种定量的方法来比较不同手术过程的风险，有望成为一种个体化手术方案制订的实用工具。先进的预测模型使用复杂的算法来明确大数据中的模式，结合对患者和手术因素的评估，为每个患者提供个性化的风险评分。多学科会诊（MDT）也被用作风险分层的方法。虽然由于数量较少且更容易受到偏倚的影响，但这确实提供了一个机会去优化患者术前管理、调查其他治疗选择的合理性、优化手术过程，并确保围手术期提供患者的个体化风险评估。本章综述了目前可用的工具和该领域未来的研究方向。

　　关键词： 风险分层，脆弱度，创伤度，预测模型，多学科

17.1　引言

　　在医学的各个领域，个体化医疗正在兴起。当外科医生与患者讨论某一特定手术的风险和益处时，他们通常依赖平均值，并使用格式塔来估计某一特定患者的风险是高于还是低于平均值。风险分层研究的重点是与严重并发症和 / 或不良结局相关的因素，以提高术前风险预测。随着风险分层工具的日益可靠和普及，使得对患者耐受手术的个人风险进行更准确的评估成为可能。

　　脊柱手术，包括复杂的颈椎手术，有很高的并发症发生率。在一项对 78 例颈椎畸形患者的前瞻性研究数据中，44% 患者至少有一个并发症，24% 至少有一个主要并发症。在接受颈椎三柱截骨术的患者中，并发症发生率为 60%，再手术发生率为 33%。手术和麻醉技术的进步，通过减少生理影响，使得具有并发症的老年患者可以进行手术治疗。考虑到颈椎手术相关风险的程度，改进术前风险分层对于明确严重并发症风险最高的那些患者非常重要。那些风险最高的患者也可能是那些潜在收益最大的患者。在成人脊柱畸形中，尽管高龄患者的并发症发生率较高（75 岁以上的患者中为 62%），但这些患者在接受手术治疗后，疼痛和残疾的改善也更明显。考虑到潜在的益处和潜在的危害之间存在着巨大的差异，充分的术前风险分层策略是至关重要的，尤其是对于正在接受高风险手术的老年患者，应该将发病率及死亡率降到最低。

　　风险分层也是医疗成本效益策略制定和医疗质量监测的一个重要工具，并精确的对比不同外科医生间手术并发症发生率情况。减少并发症发生率、确定最有可能从术后重症监护中获益的患者以及术前出院计划等所有潜在的成本效益方法都是依赖于充分的风险分层。此外，在分析干预措施和手术技术的疗效变化时，对患者进行准确的风险分层是控制患者因素的关键。医疗卫生政策干预已经对比了影响医院支出的因素。随着比较医疗机构间和外科医师间并发症发生率成为常规，通过患者群体风险对患者进行精确的风险评估分析有利于权衡并发症发生率。如果目前的医疗保障系统继续朝着定额支付的方向发展，基于具体手术方案和患者因素评估并发症发生率非常重要，因为支付费用需要依据具体情况进行调整。所有这些卫

生政策面临的挑战都依赖于准确的患者和手术风险分级。鉴于准确的风险分层的重要性，本章调查了目前的风险分层工具的现状，这些工具如何能够应用于复杂的颈椎畸形，以及在哪些地方需要进一步的改进。幸运的是，随着许多新工具和策略的开发，在最近的研究中风险分层备受关注。随着这些方法变得更加量化和预测性更强，避免不适当的限制性医疗卫生政策规定，对防止医疗资源浪费至关重要。

17.2 回顾性回归模型

通过运用回归模型，研究人员基于并发症发生率、再手术率、生活质量、住院时间、再入院率和出院率确定了许多与预后不良相关的因素。这些因素可分为患者因素（表17.1）和手术因素（表17.2），

然而，考虑到术前风险因素的数量较多，在常规的住院问诊中不可能准确地评估和权衡每一个风险因素。为了解决这个问题，开发了风险评估工具。

17.3 危险分层的工具

1941年，美国麻醉医师协会（ASA）分类方案首次应用于评估患者术前的健康状态（表17.3），作为风险评估工具，应用至今，用于识别高风险患者。ASA分级的主要优点是易于使用和普及，但主要缺点是它只考虑并发症，不考虑其他患者或手术因素。ASA分级已被证明与主要并发症发生率和住院时间有很强的相关性。Charlson并发症指数是一个类似的工具，估计患者的10年死亡率，与并发症发生率相关，偶尔也用于风险分级（表17.4）。

表17.1 患者因素

确定的医学并发症	术前整体功能状态	心理因素	其他
心脏病	完全依赖	术前疼痛剧烈	物质 使用/滥用（尤其是香烟）
出血/凝血疾病	部分依赖	运动恐惧症	年龄
外周血管疾病	独立	自信心	性别
先发性脑血管病	自我照顾能力差	乐观	种族
肺病	iADLs（工具性日常生活活动能力量表），具有能动性	意志力	凝血功能（血小板低，凝血酶时间长，INR值高）
肾病		自我效能	前白蛋白水平
骨质疏松		压力	术前教导
糖尿病		悲观	相关科室支持
高血压病		社会支持	
神经系统疾病		痴呆	
癌症		认知能力差	
BMI指数			

缩略语：BMI，体重指数（Body Mass Index）；CVA，脑血管意外（Cerebrovascular Accident）；iADLs，工具性日常生活活动能力（Instrumental Activities of Daily Living）；INR，国际标准化比值（International Normalized Ratio）；PTT，部分凝血活酶时间（Partial Thrombop Lastin Time）

表17.2 手术因素

手术侵袭性	手术技术水平	系统因素
手术时间	从业时间	设施水平
截骨	复杂手术量	固定的脊柱团队（麻醉/护理）
骨盆固定		术前类固醇使用
融合长度		医院规模
失血量		

表 17.3 美国麻醉医师协会分级

分级	定义
1	无合并症（健康、不吸烟、基本不用药）
2	轻度系统性疾病（控制良好的高血压或糖尿病、吸烟）
3	严重的系统性疾病（控制不良的糖尿病、高血压、COPD、轻度充血性心力衰竭）
4	危及生命的严重系统性疾病（3个月内的心肌梗死、脑血管意外、短暂缺血事件、败血症）
5	不手术预期无法存活的临终患者（主动脉瘤破裂、严重创伤）
6	准备捐献器官的脑死亡患者

缩写：COPD，慢性阻塞性肺病

表17.4 并发症指数

分数	合并疾病
1	心肌梗死、充血性心功能不全、周围血管疾病、痴呆、脑血管疾病、慢性肺病、结缔组织疾病、无并发症的糖尿病、溃疡、慢性肝病或肝硬化
2	淋巴瘤、白血病、良性肿瘤、糖尿病并发症、中重度肾病、偏瘫
3	中重度肝病
6	恶性肿瘤、转移癌、艾滋病

17.4 脆弱度

在过去的 5 年里，学者们将脆弱度作为预测术后不良后果的有效工具。作为一种生理年龄而不是实际年龄的衡量标准，与单纯年龄因素相比，脆弱度被证明是一个更好的预测并发症发生率增加、住院时间延长、术后健康相关生活质量（HRQOL）评分较差的指标。脆弱度是对可能导致手术风险增加的患者因素的全面综述，包括并发症、心理健康、身体健康、社会支持和功能状态。考虑到美国和世界范围内的人口老龄化，再加上外科手术可以用于治疗有并发症的老年患者，囊括所有患者因素的风险评估工具变得尤为重要。

最近 3 项脊柱外科研究表明，脆弱度与并发症之间关系密切。然而，这些研究大多数都利用了改良的脆弱度。脆弱度基于这样的概念，即可以将脆弱作为在所有健康领域中的赤字累积来衡量。通过分析国家手术质量改善计划（NSQIP）数据库并确定 11 个记录的变量，进而形成了脆弱度，这些变量对应了加拿大健康与衰老脆弱度研究中 70 个变量中

的 16 个。但是，当 Searle 等测试了根据推荐的指标创建的脆弱度的精度和准确性时，发现脆弱度至少要包含 30~40 个变量才能保证精确和准确性，如果变量数目减少，尤其是小于 10 个变量，脆弱度测量结果的稳定性和准确性不能保证。换句话说，只要模型包含足够多的变量，脆弱度指数的精确变量构成并不影响脆弱度的计算。目前还没有研究比较使用修改后的脆弱度与完整的脆弱度（包括至少 30~40 个变量）或其他脆弱计算器（如脆弱表型）的精确程度。虽然修改后的脆弱度指数已被证明是近似于 ASA 的另一种有用的风险评估工具，但还没有确定这是否是一个准确的衡量脆弱度的指标。此外，这些研究的设计都是使用 NSQIP 数据库进行的。大型国家数据库依赖于目前的程序性术语，通过诊断来识别患者，这导致了纳入差异，它们只记录术后 30 天的并发症，而且与外科医师维护的数据库相比，它们的并发症报告较少。这导致明显的报告偏倚。

颈椎畸形脆弱度（CD-FI）是由国际脊柱研究组开发的，包括 40 个变量，是运用前面提到的验证方法开发的。它已被证明与主要并发症相关（图 17.1）。

以 CD-FI 为基础的成人脊柱畸形脆弱度（ASD-FI）在与主要并发症发生率和住院时间密切相关的多个数据库中得到了更广泛的研究及验证。基于这些数据，我们已经确定脆弱度是一项很好的脊柱手术风险评估工具。

开发一种基于脆弱度的风险分层工具的主要优势在于可以综合评估所有影响个体并发症风险、住院时间延长和其他不良事件的术前患者因素。

17.5　创伤度

虽然患者因素会增加个体对特定手术的并发症风险，但具体手术的创伤度也会显著改变预期风险。无论患者的生理状况如何，手术因素如三柱截骨术和骨盆内固定术都会对特定手术的风险产生重大影响。由 Mirza 等学者提出的脊柱手术创伤度指数（SSII），

是仅仅基于脊柱减压固定融合的节段数量（表 17.5）。该工具通过与失血量和手术时间的相关性得到验证，并已被证明与手术部位感染有显著相关性。然而，这一工具对于评估相似手术方式（如颈椎前路椎间盘切除和融合，是否前路钢板）差异性并无帮助，因此，对于评估患者个体手术风险也没有多大帮助。2017 年，Pellisé 和 Neuman 等学者提出了成人畸形手术复杂性指数（ADSCI）和成人脊柱畸形手术创伤度得分（ASDSIS），专注于比较 ASD 手术的创伤度（表 17.5）。与 ASD 手术中的 SSII 指数相比，两种模型与失血量和手术时间的相关性均有提高。目前尚无与并发症发生率和预后相关的研究结果发表，目前其研究正在进行中。

还需要进一步的研究来确定创伤度变量是否可以控制虚弱患者并发症和不良事件风险增加。

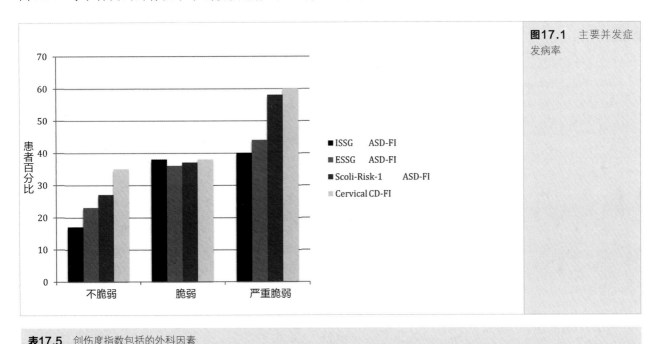

图17.1　主要并发症发病率

表17.5　创伤度指数包括的外科因素

脊柱手术创伤度指数	成人畸形手术复杂性指数（ADSCI）	成人脊柱畸形手术创伤度得分
融合节段的数量	融合节段数量	融合节段数量
减压节段的数量	减压节段数量	减压节段数量
椎弓根固定节段的数量	椎弓根固定节段数量	椎弓根固定节段数量
	骨水泥强化节段的数量	前路腰椎椎间融合的数量
	椎间融合节段的数量	后路腰椎椎间融合的数量
	SP 截骨的数量	SP 截骨的数量
	PSO 截骨的数量	三柱截骨的数量
	后来椎体切除的数量	骨盆内固定
	骨盆内固定	修订版 vs 最初版
	修订版 vs 最初版	

17.6　预测建模

先进的预测模型是一种新的、令人振奋的大数据方法，研究成果取得了重大进展。在过去的十年中，预测模型已经导致了非常精确的手术结果分析模型的发展。与预测模型不同，传统的统计方法旨在检验特定的假设，依赖于许多必要的假设，并为每个变量产生概率/危险比。虽然传统的统计方法，如回归，是基于大型群体的平均值，但预测分析是在大型数据集中确定模式，以便创建准确的、具有患者特异性的预测模型。复杂的计算机算法，甚至人工智能技术分析成百上千的患者的数百个变量，进而建立模型，预测一个特定的结果，而不需要任何对照组或假设。在脆弱度或创伤度指数中发现的变量可以很容易地纳入大型预测模型。

假设数据集是完整和准确的，可以为给定数据集中感兴趣的单个结果开发多种类型的模型，以确定对于模型的目标来说，哪种工具最有用。这些模型可以结合起来提高模型的整体精度。然而，为了保证模型的实用性，必须平衡模型的准确性、通用性和透明性。一个针对特定人群的非常精确的模型可能无法推广到其他数据集，或者它可能非常复杂，以至于创作者不知道模型是如何做出准确的预测。

在 ASD 中，先进的预测模型已被用于检测术后 2 年发生近端交界性后凸（Proximal Junctional Kyphosis，PJK）的风险、主要并发症的风险以及达到 Oswestry 功能障碍指数（ODI）最小临床重要差异（MCID）的可能性。对于 PJK 的预测，模型精度为 87.6%，ROC 曲线下面积区域（AUROC）为 0.89。对于主要并发症，模型的准确率为 86.3%，AUROC 为 0.89。对于 ODI 和 MCID，模型的准确率为 86%，AUROC 值为 0.96。预计将满足 MCID 的患者在术后 2 年的平均质量调整生命年（QALYs）显著高于未预计满足 MCID 的患者。通过预测模型，作者能够预测 ASD 患者获得的 2 年 QALYs。随着人工智能的发展，精确的预测模型可以作为一种医疗决策工具，用于手术决策和术前患者咨询。

17.7　多学科合作

另一种新的风险评估技术是术前进行多学科会诊，评估个体患者的手术风险，是否可以将风险降到最低，以及手术的替代治疗方案。在维吉尼亚梅森医学中心（VMMC），每月都要进行多学科会诊讨论病例，参会医师包括内科医生、理疗师、物理治疗师、两名指定的复杂脊柱手术麻醉师、护理复杂脊柱病例的护士以及神经外科医生和骨科医生。所有与会者在决定哪个患者可能从进一步的非手术治疗中获益、谁在手术治疗前需要进一步的医疗调整以及谁可以直接进入手术治疗方面享有平等的发言权。与前面提到的工具不同，多学科的联合会诊更容易受到与会者个人偏见、知识和经验的影响。在 VMMC，由多学科团队评估的 100 名外科医生已经决定进行腰椎融合手术的患者中，有 58 名患者被建议行非手术治疗。在进行手术治疗的 42 例患者中，30 天内均未出现并发症。通过这个方案，他们将手术治疗限制在低风险的患者身上。虽然这大大减少了并发症的数量，但它可能也已经排除了一些可能从手术中受益的患者。

此外，VMMC 还在多学科会诊研究的同时，启动了几个旨在降低手术风险的新的综合干预措施。降低手术风险的系统干预措施包括为患者提供术前指导课程；建立脊柱外科团队，其中包括护士、手术室技术人员、麻醉医生等脊柱外科相关专业技术人员；两名外科医生同时进行双侧手术，以减少手术时间；保证实验室参数可视化和血液产品供应顺利；分期手术以促进患者的生理稳定，规范出院协议，术后在 ICU 进行观察，早期的康复治疗。在评估多学科风险评估的影响时，这些干预措施可能会混淆变量。

17.8　重点 / 总结 / 临床应用

1. 准确、全面的风险分层至关重要。

- 由于保险报销和健康政策越来越依赖于患者的治疗结局，因此必须对个别患者进行风险分层，以确定预期的结果、住院时间和并发症发生率。
- 风险分层是必要的，以准确比较外科医生之间和医疗机构间的治疗效果。

- 个体化的风险评估允许更个体化的手术计划。外科手术的创伤度可以根据患者实际情况来制定，以适应高风险患者，以减少他们的个人风险的并发症或不良的结果。

- 外科医生应该对患者进行决策讨论，制定个性化风险评估和康复预期，这样患者就可以做出更好的决定。这可能会增加患者对手术干预的满意度。

2. 目前的实用工具，如 ASA 和 CCI，只关注合并疾病。虽然它们对于麻醉医生预测围手术期并发症（ASA）或预测 10 年死亡率（CCI）是有价值的评估，但它们在预测手术并发症和住院时间方面的价值受限于只关注单一患者因素（合并疾病）。

3. 术前脆弱度评估是一个包含所有导致手术干预风险增加的患者因素的综合评分。

- CD-FI 与主要并发症风险的增加密切相关，可作为系统调查的临床前回顾，为患者提供个性化的风险评估。

- 有许多其他的脆弱度评估工具，已得到很好的研究和验证，可用于准备手术患者的术前初级治疗。这些量表已被证明与脆弱度，如 CD-FI，密切相关。

- 改良的脆弱度虽然是一种很好的风险评估工具，但并不是脆弱的衡量标准，也不是对患者因素的全面评估。

4. 创伤度操作评分，包括 SSII、ADSCI 和 ASDSIS，在临床应用前需要进一步的调查。

- 3 个评分中 SSII 是唯一一个与感染并发症相关的指标。其他两个评分只是通过失血量和手术时间来衡量创伤度。

- SSII 虽然有助于区分大手术和小手术，但还不够详细，无法区分在手术策略上有微小变化的类似手术。需要为特定的外科手术制定更详细的指标。

- ADSCI 和 ASDSIS 非常详细，有助于确定 ASD 手术的创伤度；然而，目前尚无与并发症发生率和预后相关的研究结果发表，目前其研究正在进行中。

5. 先进的预测模型是风险评估的未来。最终，预测模型将能够评估特定手术的个体风险，包括所有

有可能影响特定结果（如并发症发生率）的相关因素。然而，这些工具目前还不能用于临床。

6. 多学科会诊作为一种风险评估方式，可能会受到相关参与者的偏见，但也能够优化患者的术前情况和提高围手术期外科团队的协作能力。

- 包括初级保健医生和其他提供干预措施、优化术前患者的相关技术人员，包括提供戒烟咨询和骨质疏松治疗等。

- 包括其他脊柱专家，如放射学脊柱医生和物理治疗师，可以通过提供对手术或非手术治疗方案的更彻底的讨论，提高与患者的风险 – 收益讨论。

- 参与会诊的人员，包括麻醉师、手术室护士和内科医师，确保在手术当天充分了解患者的病情和潜在的手术风险。

参考文献

[1] Smith JS, Ramchandran S, Lafage V, et al. International Spine Study Group.Prospective multicenter assessment of early complication rates associated with adult cervical deformity surgery in 78 patients. Neurosurgery. 2016; 79(3):378–388.

[2] Theologis AA, Tabaraee E, Funao H, et al. Three-column osteotomies of the lower cervical and upper thoracic spine: comparison of early outcomes, radiographic parameters, and peri-operative complications in 48 patients. Eur Spine J. 2015; 24 Suppl 1:S23–S30.

[3] Ambler GK, Brooks DE, Al Zuhir N, et al. Effect of frailty on short- and midterm outcomes in vascular surgical patients. Br J Surg. 2015; 102(6):638–645.

[4] Acosta FL, Jr, McClendon J, Jr, O'Shaughnessy BA, et al. Morbidity and mortality after spinal deformity surgery in patients 75 years and older: complications and predictive factors. J Neurosurg Spine. 2011; 15(6):667–674.

[5] Smith JS, Shaffrey CI, Glassman SD, et al. Spinal Deformity Study Group. Riskbenefit assessment of surgery for adult scoliosis: an analysis based on patient age. Spine. 2011; 36(10):817–824.

[6] Hughes M, Lip GY, Guideline Development Group, National Clinical Guideline for Management of Atrial Fibrillation in Primary and Secondary Care, National Institute for Health and Clinical Excellence. Stroke and thromboembolism in atrial fibrillation: a systematic review of stroke risk factors, risk stratification schema and cost effectiveness data. Thromb Haemost. 2008; 99:295–304.

[7] Kanis JA, Borgstrom F, De Laet C, et al. Assessment of fracture risk. Osteoporos Int. 2005; 16(6):581–589.

[8] Sheldon R, O'Brien BJ, Blackhouse G, et al. for the Canadian Implantable Defibrillator Study (CIDS) Investigators. Effect of clinical risk stratification on cost-effectiveness of the implantable cardioverter-defibrillator: the Canadian implantable defibrillator study. Circulation. 2001; 104(14):1622–1626.

[9] Ames CP, Scheer JK, Lafage V, et al. Adult spinal deformity: epidemiology,health impact, evaluation, and management. Spine Deform. 2016; 4(4):310–322.

[10] Buchlak QD, Yanamadala V, Leveque JC, Sethi R. Complication avoidance with pre-operative screening: insights from the Seattle spine team. Curr Rev Musculoskelet Med. 2016; 9(3):316–326.

[11] Flanigan DC, Everhart JS, Glassman AH. Psychological factors affecting rehabilitation and outcomes following elective orthopaedic surgery. J Am Acad Orthop Surg. 2015; 23(9):563–570.

[12] Wang K, Vitale M. Risk stratification: perspectives of the patient, surgeon,and health system. Spine Deform. 2016; 4(1):1–2.

[13] Wolters U, Wolf T, Stützer H, Schröder T. ASA classification and perioperative variables as predictors of postoperative outcome. Br J Anaesth. 1996; 77(2):217–222.

[14] Keats AS. The ASA classification of physical status–a recapitulation. Anesthesiology.1978; 49(4):233–236.

[15] Phan K, Kim JS, Lee NJ, Kothari P, Cho SK. Relationship between ASA scores and 30-day readmissions in patients undergoing anterior cervical discectomy and fusion. Spine. 2017; 42(2):85–91.

[16] Whitmore RG, Stephen JH, Vernick C, et al. ASA grade and Charlson Comorbidity Index of spinal surgery patients: correlation with complications and societal costs. Spine J. 2014; 14(1):31–38.

[17] Rockwood K, Song X, MacKnight C, et al. A global clinical measure of fitness and frailty in elderly people. CMAJ. 2005; 173(5):489–495.

[18] Farhat JS, Velanovich V, Falvo AJ, et al. Are the frail destined to fail? Frailty index as predictor of surgical morbidity and mortality in the elderly. J Trauma Acute Care Surg. 2012; 72(6):1526–1530, discussion 1530–1531.

[19] Joseph B, Pandit V, Sadoun M, et al. Frailty in surgery. J Trauma Acute Care Surg. 2014; 76(4):1151–1156.

[20] Kim SW, Han HS, Jung HW, et al. Multidimensional frailty score for the prediction of postoperative mortality risk. JAMA Surg. 2014; 149(7):633–640.

[21] Schuurmans H, Steverink N, Lindenberg S, Frieswijk N, Slaets JP. Old or frail: what tells us more? J Gerontol A Biol Sci Med Sci. 2004; 59(9):M962–M965.

[22] Yancik R. Population aging and cancer: a cross-national concern. Cancer J.2005; 11(6):437–441.

[23] Phan K, Kim JS, Lee NJ, et al. Frailty is associated with morbidity in adults undergoing elective anterior lumbar interbody fusion (ALIF) surgery. Spine J.2017; 17(4):538–544.

[24] Ali R, Schwalb JM, Nerenz DR, Antoine HJ, Rubinfeld I. Use of the modified frailty index to predict 30-day morbidity and mortality from spine surgery. J Neurosurg Spine. 2016; 25(4):537–541.

[25] Leven DM, Lee NJ, Kothari P, et al. Frailty index is a significant predictor of complications and mortality after surgery for adult spinal deformity. Spine. 2016; 41(23):E1394–E1401.

[26] Flexman AM, Charest-Morin R, Stobart L, Street J, Ryerson CJ. Frailty and postoperative outcomes in patients undergoing surgery for degenerative spine disease. Spine J. 2016; 16(11):1315–1323.

[27] Searle SD, Mitnitski A, Gahbauer EA, Gill TM, Rockwood K. A standard procedure for creating a frailty index. BMC Geriatr. 2008; 8(24):24.

[28] American Medical Association. Current Procedural Terminology: CPT 2016.Chicago, IL: American Medical Association; 2016.

[29] Poorman GW, Passias PG, Buckland AJ, et al. International Spine Study Group(ISSG). Comparative analysis of perioperative outcomes using nationally derived hospital discharge data relative to a prospective multicenter surgical database of adult spinal deformity surgery. Spine. 2017; 42(15):1165–1171.

[30] Miller EK, Ailon T, Neuman BJ, et al. International Spine Study Group. Assessment of a novel adult cervical deformity frailty index as a component of preoperative risk stratification.World Neurosurg. 2018; 109:e800–e806.

[31] Mirza SK, Deyo RA, Heagerty PJ, Turner JA, Lee LA, Goodkin R. Towards standardized measurement of adverse events in spine surgery: conceptual model and pilot evaluation. BMC Musculoskelet Disord. 2006; 7:53.

[32] Mirza SK, Deyo RA, Heagerty PJ, et al. Development of an index to characterize the "invasiveness" of spine surgery: validation by comparison to blood loss and operative time. Spine. 2008; 33(24):2651–2661, discussion 2662.

[33] Cizik AM, Lee MJ, Martin BI, et al. Using the spine surgical invasiveness index to identify risk of surgical site infection: a multivariate analysis. J Bone Joint Surg Am. 2012; 94(4):335–342.

[34] Pellisé F, Vila-Casademunt A, Núñez-Pereira S, et al. The Adult Deformity Surgery Complexity Index (ADSCI): a valid tool to quantify the complexity of posterior adult spinal deformity surgery and predict postoperative complications. Spine J. 2018; 18(2):216–225.

[35] Neuman BJ, Ailon T, Klineberg E, et al. Development and validation of a novel adult spinal deformity surgical invasiveness score: analysis of 464 patients.Neurosurgery. 2018; 82(6):847–853.

[36] Scheer JK, Osorio JA, Smith JS, et al. International Spine Study Group. Development of validated computer-based preoperative predictive model for proximal junction failure (PJF) or clinically significant PJK with 86% accuracy based on 510 ASD patients with 2-year follow-up. Spine. 2016; 41(22):E1328–E1335.

[37] Scheer JK, Smith JS, Schwab F, et al. International Spine Study Group. Development of a preoperative predictive model for major complications following adult spinal deformity surgery. J Neurosurg Spine. 2017; 26(6):736–743.

[38] Scheer JK, Oh T, Smith JS, Shaffrey CI, Daniels AH, Sciubba DM, Hamilton DK,Protopsaltis TS, Passias PG, Hart RA, Burton DC, Bess S, Lafage R, Lafage V,Schwab F, Klineberg EO, Ames CP, International Spine Study Group. Development of a validated computer-based preoperative predictive model for pseudarthrosis with 91% accuracy in 336 adult spinal deformity patients. Neurosurg Focus. 2018 Nov 1; 45(5):E11.

[39] Sethi RK, Pong RP, Leveque JC, Dean TC, Olivar SJ, Rupp SM. The Seattle Spine Team Approach to adult deformity surgery: a systems-based approach to perioperative care and subsequent reduction in perioperative complication rates. Spine Deform. 2014; 2(2):95–103.

[40] Yanamadala V, Kim Y, Buchlak QD, et al. Multidisciplinary evaluation leads to the decreased utilization of lumbar spine fusion: an observational cohort pilot study. Spine. 2017; 42(17):E1016–E1023.

第十八章　手术并发症和神经并发症

Brandon B. Carlson, Han Jo Kim, Justin S. Smith

摘要

颈椎畸形手术是高风险的操作，根据近期文献报道其并发症发生率高达 43.6%。患者面临众多内科和外科风险，包括与手术相关的新发神经功能障碍。本章总结了颈椎畸形矫正手术的常见手术并发症和神经并发症，并列举了目前为数不多的有关颈椎矫形文献。这将有助于手术医生做出术前规划并在术前谈话中提供恰当的依据。并且，为达到理想的预后，当并发症发生时，手术医生将会更好地识别、处理，从而采取更明智、更恰当的治疗方案。

关键词： 假关节，吞咽困难，C5 神经根麻痹，感染，内固定失败

18.1　前言

颈椎矫形手术目标明确，技术要求高，风险大。手术对患者生活质量的改善有深远影响，但在畸形矫正过程中，很多技术可能增加并发症的发生率。颈椎矫形前，手术医生应充分了解所有手术风险，并向患者详细交代所有可能发生的并发症。一项近期发表的前瞻性研究显示，早期（术后 30 天内）的总体并发症发生率为 43.6%，另一项研究结果显示，在三柱截骨术后 90 天内，患者的并发症发生率为 56.5%。并发症会产生一过性或持续性症状，并有可能永久改变患者的功能状态和 / 或生活质量。并发症的发生率因诊断水平、手术技术或患者因素而大相径庭。有些并发症在术中就被识别，而有些并发症直到术后都没有被确认。对并发症的治疗也因人而异，有些仅需要观察，而有些则需要急行外科处理。颈椎矫形外科医师应了解与手术、入路相关的常见不良反应，更要辨识出与矫形相关的术后并发症。本章重点讨论与矫形相关的手术并发症和神经并发症，列举文献并提供治疗策略方面的建议。

18.2　手术并发症

颈椎手术的并发症与手术类型、手术节段、手术入路、病理特征以及患者因素直接相关。根据最新前瞻性研究，颈椎矫形手术的并发症要高于其他颈椎手术。清楚认识潜在风险使手术医生能与患者准确沟通，尽早发现问题，在需要时快速、恰当地做出处理。本章讨论颈前路手术并发症、血管损伤、硬膜撕裂伴脑脊液漏、伤口并发症以及感染、假关节形成和内固定相关并发症。手术并发症总结于表 18.1。

18.2.1　颈椎前路手术并发症

由 Smith 和 Robinson 提出的颈椎前路手术入路安全性良好，可重复性强。与颈椎后路手术相比，前路手术并发症比较单一，主要包括血管、神经、气管和食管的损伤。这些并发症因涉及损伤结构，以及损伤程度的不同而表现各异。

颈椎前路手术中数条神经存在损伤风险。手术节段决定不同的损伤部位。在前路从 C1 向 C3 暴露过程中，舌下神经的损伤风险最高。这些损伤非常罕见，发生率为 0.01%。舌下神经麻痹会导致伸舌偏向患侧，以及因向口腔后部输送食物障碍造成的吞咽困难。喉上神经通常在 C3~C4 水平处损伤风险最大，有报告其发生率为 0%~1.25%。该神经具有两个分支：内侧支（感觉）和外侧支（运动）。内侧支的损伤会导致呼吸困难，而外侧支的损伤会因环甲肌功能丧失造成音调单一。喉返神经（Recurrent Laryngeal Nerve，RLN）在多个颈椎前路手术节段均易受到损伤，因其位于气管、食管沟中，常会因牵拉受伤。喉返神经损伤通常表现为声音嘶哑或音量减小，这是由于喉后部环杓肌的部分或完全麻痹造成的。交感神经链在前路暴露时也存在风险，因其

表18.1 颈椎手术并发症、发生率和相关危险因素总结

	发生率	危险因素
颈椎畸形手术	43.6%~56.5%	
手术并发症		
气道不畅	0.6%~1.6%	男性、高龄、手术时间、血肿、3节段以上手术
食管穿孔	0~3.4%	拉钩、器械、内植物腐蚀
吞咽困难	47%~50%	手术时间、多节段手术、C2~C4手术、使用rhBMP、吸烟、内分泌紊乱
血管损伤	0.7%~1.4%	椎动脉变异，广泛的次全切、器械位置不当，4级截骨、肿瘤/感染性手术
硬膜破裂和脑脊液漏	0%~18%	OPLL、翻修手术
感染	0.2%~1.6%（前路） 0.7%~4.7%（后路）	前后路联合手术、吸烟、静脉吸毒、营养不良、肥胖
硬膜外血肿	0.09%	
假关节形成	0~54%	融合节段数量、植骨材料、手术技术、吸烟
植入物位置不良或拔出	0.085%~7%	手术节段（上颈椎＞下颈椎）、假关节形成，次全切
神经并发症		
舌下神经	0.01%	C1~C3 显露
喉上神经	0~1.25%	C3~C4 显露
交感链和霍纳综合征	1.8%~2.8%（初次） 14.1（翻修）	牵引、拉钩、术后肿胀、颈胸交界区手术、翻修手术
脊髓损伤	0~1%	椎管狭窄（关节强硬）、插管、体位摆放、内固定、技术失误、畸形矫正
C5 麻痹	0~12.1%（前路） 0~30%（后路）	发病机理尚未完全理解
C8 神经损伤	14%	三柱截骨

缩写：OPLL，后纵韧带骨化（Ossification of the Posterior Longitudinal Ligament）；rhBMP，重组人骨形态生成蛋白（Recombinant Human Bone Morphogenetic Protein）

位于颈长肌的外侧缘。为降低这些结构损伤的风险，在暴露椎体时应小心将颈长肌由内向外轻轻掀起。交感神经链的损伤可导致霍纳综合征（上睑下垂、瞳孔缩小和无汗）。据报道，霍纳综合征的发病率为0.06%~1%。

气道损伤或呼吸衰竭是重要的与前路手术相关的危及生命的并发症。气道损伤的原因可能是软组织肿胀、血肿、内固定失效或移植物移位。颈椎前路手术后重新插管的总体风险较低，在一项大型回顾性研究中报告的发生率为0.5%。他们发现，在3个节段以上的颈前路手术中，这一比率增加到1.6%，然而，却无法对颈椎矫形手术进行评估。其他与术后气道受损相关的风险因素包括男性、高龄、并发症数量增加，血肿形成和手术时间延长。对于发生急性气道失代偿的患者，应考虑病因，例如血肿、脑脊液（Cerebrospinal Fluid，CSF）漏或钢板/移植物移位，可能需要紧急干预。根据最近一项关于颈椎畸形手术的前瞻性报告，呼吸衰竭的发生率为5.1%。

畸形矫过程中手术时间的延长，颈椎序列的明显变化，或更多的融合节段均有可能成为增加呼吸衰竭发生率的因素。

学者们提出了几种在高危患者中控制气道水肿或术后气道保护的方法。一项随机对照试验提出围手术期使用类固醇可减轻椎前软组织肿胀，类固醇的使用可减轻气道水肿、改善吞咽、缩短住院时间。也有学者提出了局部和全身使用类固醇的方法，但是，使用剂量、使用方法和用药时间尚未被充分研究。对于已知长期使用皮质类固醇的患者，应谨慎使用咽后局部类固醇。Lee 等的个案报道提出，这种应用可能导致食管穿孔风险增加。对于高危患者，采用联合入路或手术时间延长的患者，手术医生还应该考虑术后在重症监护室维持气管插管来保护气道。在计划可能使用前路或前后路联合的严重畸形手术时，需要仔细考虑手术类型和患者因素并与患者讨论。

食管穿孔损伤很少见，有报道其发生率为 0~3.4%。患者如果在 24h 内被漏诊，死亡率为 20%，如果延迟治疗超过 24h 则死亡率高达 50%。穿孔损伤可能发生在放置拉钩或其他器械时，或来源于螺钉、钢板或内置物脱位。食道损伤会在术中被发现，或因时间推移内置物／移植物被侵蚀后被发现。出现吞咽困难、吞咽疼痛、感染、误吸或气道受损的患者，可以通过内窥镜检查，对比增强的计算机断层扫描（CT）扫描和／或钡增强的食管造影图进行诊断。治疗可能很复杂，可能需要放置经皮内镜下胃造瘘管进行营养，静脉注射抗生素以防止感染，并在耳鼻喉科和胸外科医师的协助下进行修复或重建。这些可能是毁灭性的，并且可能危及生命。

与食管损伤一样，气管损伤在颈前路手术中非常少见，通常与放置牵开器、锐器扎伤或划伤，或与内植物或移植物的侵蚀有关。此类损伤的治疗很复杂，通常需要头颈外科专业诊治。目前没有关于颈椎畸形手术中气管损伤的具体报道。

众所周知，颈椎前路手术后的相关不良事件包括吞咽和发声困难。其发生率远高于食管或气管损伤。吞咽困难的真实发生率在文献中很难确定。然而，3 项前瞻性研究报告了术后早期的发生比率分别

为 48%、50% 和 47%。应向患者告知前路手术后吞咽困难的风险。据报道与吞咽困难的发生有关的因素包括手术时间延长、手术节段增加、从 C2 到 C7 的畸形角度增大、使用自动牵引器、气管内压升高、腹侧器械的尺寸和位置，更多上颈段暴露（C2~C4）、使用重组人骨形态发生蛋白 2（recombinant human Bone Morphogenetic Protein-2, rhBMP-2）、分期手术、合并内分泌疾患和吸烟。尽管大多数吞咽困难病例无须干预即可自愈，但症状缓解可能需要几个月或更长时间，并对患者的康复产生不利影响。在出现难治性症状 6~9 个月后，患者可能需要进一步评估并转诊给耳鼻喉科医生。在评估术后晚期新发吞咽困难或吞咽困难加重的患者时，外科医生应保持警惕，并考虑由于植入或移植物侵蚀造成食管穿孔可能。据报道，11.5% 的颈椎矫形患者出现术后早期吞咽。但是，在前后联合手术的患者中，这一比率增加到 24.1%。

发声障碍的发生率在文献中没有被确切提及。原因之一是无法进行统一定义。另一个原因是，对于发声障碍，患者自我报告和客观喉镜检查结果发生率差异很大。颈椎前路手术后最常见的发声障碍是喉返神经损伤或麻痹。喉返神经损伤与术中牵拉、术后软组织肿胀、颈胸交界交界处的手术以及翻修手术有关。据报道，喉返神经损伤的发生率在初次手术中为 1.8%~2.8%，而在翻修手术中高达 14.1%。尸体研究表明左侧喉返神经变异率更低，曾经人们认为左侧入路可能会降低损伤率；然而，最近的研究表明，双侧入路损伤率相似。近期，据文献报道，颈椎矫形术后发声障碍发生率并不高。但是，如果采用前路或联合入路进行矫形手术，尤其是在翻修病例中，外科医生应意识到这种风险。

18.2.2　血管损伤

颈椎前路或后路手术均可能会引起血管损伤。颈椎手术中椎动脉损伤很少见，报道的发生率为 0.07%~1.4%。椎动脉的位置因颈椎水平而异，然而，在经典前路手术暴露时其并不常见。据报道，人群中存在下颈椎椎动脉解剖变异多达 20%。在腹侧或背侧暴露时，椎体次全切或内植物放置过程中，

可能会遇到曲折和 / 或异位的椎动脉。在正常血管解剖手术中，如椎体次全切除、4 级截骨术（从钩椎关节至横突孔的彻底切除）、治疗脊柱肿瘤和感染等疾病也会增加椎动脉损伤的风险。通过仔细评估术前 MRI 或对比增强 CT 扫描，手术医生能够识别解剖变异并做出适当计划。在一项大样本多中心 AO 脊柱数据库中，对 16 582 例颈椎病例进行了回顾，发现了 14 例椎动脉损伤，通过术后回顾，其中 50% 患者术前影像显示血管解剖变异。

按照经典椎动脉的解剖，其被分为 4 个节段，V1~V4。V1 节段起始于锁骨下动脉向远端到 C6 横突孔，腹侧到 C7 横突。V2 节段始于 C6 横突孔，终止于 C1 横突孔。第三段（V3）从寰椎延伸至枕骨大孔，V4 节段位于硬膜内，从枕骨大孔延伸至小脑后下动脉，与椎旁动脉汇合成为基底动脉。4 个部分中的任何一个都可能发生血管损伤。在下颈椎，椎动脉比寰椎区域解剖变异更小。侧块螺钉和椎弓根螺钉置钉时，下颈椎的动脉损伤率均较低。根据 Abumi 等单报道，712 枚颈椎椎弓根螺钉中，有 1 例发生了动脉损伤（0.6%）。尽管在下颈椎侧块螺钉置钉时理论上存在周围组织损伤的风险，但目前文献中没有具体的动脉损伤报告。然而，毫无疑问，这种并发症的发生率确实很低。相比之下，对寰枢椎置钉造成的动脉损伤率更高，为 4.1%~8.2%，尤其是在经关节置钉的情况下。鉴于某些颈椎畸形患者可能需要对这些节段进行置钉，手术医生应仔细检查术前影像学检查，阅读术前 CT 或磁共振血管造影以明确辨别血管解剖结构。如果计划在 C7 行三柱截骨术，术前需行 CT 血管造影以仔细评估椎动脉和其颈胸交界处的走行。这对于在颈胸交界处安全地完成手术至关重要。各研究报告提示在颈椎矫形过程中血管损伤发生率很低，范围为 0%~1.3%。然而，对这些结构的损伤可能是灾难性的，并危及生命。

如果受损，则应考虑填塞、栓塞、手术修复和结扎。直接结扎应该是最后的治疗选择，据报道死亡率高达 12%。如果怀疑椎动脉损伤，应立即请血管外科医生会诊。如果可以局部控制出血，建议术后立即进行血管造影。应在重症监护室对患者的神经功能进行监测。治疗目标应集中于预防椎 - 基底动脉缺血和脑血管事件。

18.2.3　硬膜撕裂和脑脊液漏

在颈椎手术中硬脑膜撕裂或脑脊液漏很少见。据报道，颈椎前路手术的发生率为 0~8.3%。在矫形手术和涉及后纵韧带骨化的手术中，CSF 渗漏更为常见，据报道后者的发生率高达 32%。在后路手术中也可能会出现脑脊液漏，据报道比率为 0.3%~13%，而翻修手术的脑脊液漏比率高达 18%。脑脊液漏可能导致功能锻炼的开始时间推迟，延长住院时间，增加内科成本，伤口并发症以及再次手术。有报告显示在 78 例颈椎矫形病例中，有 2 例（2.6%）患者出现硬脑膜撕裂。一旦发生脑脊液漏，应在或不在封闭剂辅助下直接修复。正确的多层伤口闭合非常关键，许多作者建议使用筋膜下引流（仔细监测引流输出）或腰大肌引流。假性囊肿的形成很少见，报道的发生率为 0.08%。对于难治性病例，可以考虑进行腹膜分流或翻修手术。硬脑膜撕裂患者有其他并发症的风险，包括伤口愈合延迟，恢复时间延长，肺部并发症，脑膜炎甚至死亡。

18.2.4　伤口并发症和感染

在脊柱外科手术中很少发生手术部位伤口并发症和感染。有报告显示前路手术后深部感染率为 0.2%~1.6%，而后路手术的深部感染率为 0.7%~4.7%。最近的报道表明，接受颈椎矫形手术患者的感染率略高，单一前路手术的感染率为 0，而单一后侧入路为 7.9%，联合入路为 6.8%。其中，深部感染占 6.4%。这些比率与人口因素没有显著相关性；但是，其他研究表明，饮酒、吸烟、静脉内药物滥用、营养不良和肥胖会使脊柱患者易患手术部位感染。术前应考虑这些可改善的危险因素。感染的范围从浅表到深层不等，治疗方法多样。患者可能需要进行手术清创，内植物去除或更换，并且可能需要复杂的伤口闭合或皮瓣重建。通常需要敏感的抗生素，并且可能需要长期使用。

另一种与伤口相关的并发症是症状性硬膜外血肿，其影响可能具有毁灭性。如果怀疑有硬膜外血肿，早期识别和手术清理是神经系统恢复的关键。

Schroeder 等在 2017 年的一篇报告指出，在 16 582 例颈椎手术中症状性硬膜外血肿的发生率为 0.09%。在已知患有硬膜外血肿的患者中，延迟诊断的患者残留神经功能障碍的发生率更高，并且在最终随访中与健康相关的生活质量评分（Health-Related Quality Of Life，HRQOL）没有改善。外科医生应意识到这种并发症，及时做出诊断，并立即采取治疗措施，以帮助患者获得最佳的神经功能恢复。

18.2.5　假关节

假关节是指脊柱关节固定术后骨融合失败。这是任何脊柱手术都有可能发生的并发症。在颈椎手术中，假关节可在前路或后路手术后发生。骨不连可能没有症状，但是，它们可能会导致疼痛，反复出现的根性放射性症状或髓性压迫症状、畸形、内植物移位或失败。假关节的发展是多因素的，可能与手术节段数量、移植物类型、生物力学稳定性和患者因素有关。最近 30 年的报告试图阐明假关节相关因素并指导医生进行最佳治疗。

单节段手术假关节的发生率为 0~11%，两个节段手术假关节的发生率为 0~63%，3 个或 3 个以上节段的假关节发生率为 0~54%。这些研究包括其他混杂变量，例如自体骨移植与同种异体骨移植的使用，前路内固定器的使用差异以及不同的终板处理方法。尽管存在这些差异，但被大部分学者认同的是，随着颈椎前路融合节段的增加，骨不连率也会增加。对于可能需要进行多节段矫形手术的患者，应向这些患者说明多节段手术术后融合失败的可能。除了融合节段的数量外，假关节的发生率还与椎间植骨材料有关。自体骨，同种异体骨或合成材料（例如 PEEK、钛或碳纤维）均可用于椎间融合的填充。关于自体骨和同种异体骨的使用，基于影像学表现的假关节发生率报道相互矛盾，尤其是在多节段手术中。其他因素，例如包装材料和手术技术，也可能有助于解释这些差异结果。此外，在颈椎前路手术中，自体骨和 Cage 材料之间的融合率已有报道。独立的椎间融合器也用于颈椎融合术。然而，多节段融合的临床疗效和假关节发病率尚未有完整的报道。

前路固定也是可能影响假关节发病率的因素。

尽管有些报告显示使用前路钢板与否的融合率相似，但最近的一项荟萃分析表明，即使在单节段手术中，前路固定也可以提高假关节发生率。目前，锁定螺钉技术可以增加固定刚度并有助于防止螺钉松动或拔出。最近，动态锁定钢板设计已经被引入，其理论上的优势是保持内固定和植骨材料的载荷分享，并可能提高融合率。但是，需要进一步研究以确定其临床效果。

患者本身因素会严重影响融合率。文献中确定的最相关因素是吸烟或烟草暴露。其他因素，例如代谢性骨病或营养不良等并发症，应在术前计划和向患者沟通病情期间始终予以考虑，这些并发症有可能影响手术效果。

必须密切随访患者以观察患融合情况。在颈椎动态 X 线片上测量棘突间距离是一种检测颈椎融合手术后活动范围的方法，其中 2mm 或更小的活动度与稳定融合高度相关。CT 薄扫是评估颈椎融合度的首选方法；但是，所有影像学方法都有其局限性，外科手术探查仍然是评估是否彻底融合的"金标准"。

18.2.6　内置物相关并发症

颈椎矫形手术通常在椎体周围放置内固定。可以通过各种方法将器械插入腹侧和 / 或背侧。在前路，腹侧钢板和螺钉可用于桥接融合节段。具有集成固定螺钉的椎间融合器也已被研发。在颈椎后路手术中，目前已经应用的技术包括导丝技术、侧块螺钉、椎弓根螺钉、经椎板螺钉和经关节螺钉技术。无论采用哪种技术，内固定的安放会在术中和术后产生风险。

颈椎手术中，螺钉位置不佳是有害的并发症。前路手术中，螺钉长度不佳会导致医源性脊髓损伤（Spinal Cord Injury，SCI）和麻痹。当使用非锁定双皮质螺钉时，这种并发症更为常见。随着锁定松质螺钉和钢板技术的发展，这种并发症现在已不常见。根据钢板的位置和螺钉角度，螺钉可能会进入相邻的椎间盘间隙，累及椎间孔或椎动脉。颈椎后路手术可能会出现脊髓、神经根、小关节或动脉损伤，尤其是在寰枢椎节段。Harms 和 Melcher 报告统计，螺钉位置不良的发生率在寰椎中为 0~4%，在枢椎中为 0~7%。在下颈段，椎弓根断裂并不常见，并且根据解剖标志或通过椎间孔切开进行直接椎弓根触诊的置钉技术都被证明是安全有效的。

螺钉拔出，断裂和固定失败很少见，但确实会发生。最近发表的 12 903 例患者综述中发现，11 例患者（0.085%）因螺钉拔出或螺钉位置不佳接受再手术。在颈椎中，这可能与远端交界性后凸畸形相关，此情况将在后续章节中介绍。如果存在假关节，内植物可能会疲劳并失效。此外有报道显示，多节段前路锥体次全切除术后失败率高，内植物移位风险大。尽管有报道称颈椎矫形内固定失败率较低，但如果矫形过程中行必要的锥体次全切除或截骨，手术医生应意识到这些风险。我们在图 18.1 中介绍了内固定失败和螺钉拔出的情况。

18.3 神经系统并发症

与颈椎矫形手术相关的神经系统损伤并不少见，并可能出现暂时或永久性症状。脊髓和 / 或神经根可能会发生损伤。手术入路不同，易受损的神经也不同。另外，神经损伤可能发生在术中定位期间。在治疗的所有阶段都应确定和考虑可能造成伤害的因素。本节将回顾潜在的神经系统并发症，包括颈椎矫形手术后出现的脊髓损伤和神经根损伤。表 18.1 总结了神经系统并发症。

18.3.1 脊髓损伤

医源性脊髓损伤在颈椎手术中并不常见，报道的发生率为 0~1%。损伤可能在手术的多个步骤中发生，包括插管、摆体位、内固定、减压、技术性错误和 / 或矫形过程。术中低血压也可引起 SCI，特别是在由于颈椎基础病变先存在脊髓压迫的患者中。

已有报道称与插管或摆体位相关的 SCI 在颈部手术中也可以见到。唐氏综合征、类风湿性关节炎、强直性脊柱炎、感染、肿瘤或其他炎症性关节病等多种疾病可能会使融合不稳定。但是，插管引起的 SCI 更有可能与椎管狭窄和颈椎病有关而不是颈椎不稳定。手术医生应与麻醉师和神经科医生密切合作，并应考虑使用纤维喉镜插管以将术前 SCI 风险降至最低。

术中 SCI 可能源于多种病因。神经监测可以帮助医生在减压，置钉或矫形操作过程中了解神经系统的变化。神经监测包括运动诱发电位（Motor Evoked Potentials，MEPs）、体感诱发电位（Somatosensory Evoked Potentials，SSEPs）和肌电图（Electromyography，EMG）。根据脊髓的解剖结构，可以通过 MEPs 识别出脊髓前角的皮质脊髓束损伤，而 SSEPs 的变化可识别背侧感觉传导束的损伤。手术医生应在颈椎矫形手术时应用术中神经监测，并在术中整合这些信息，以确保脊髓安全。一旦确定了神经监护变化，治疗团队成员应对所有可能的因素进行迅速评估，并应按指示进行迅速干预。如果在手术操作之后发生了变化，则应评估该步骤并尽可能取消。应当始终检测血红蛋白水平，平均动脉压以及神经监测。

颈椎在矫正畸形过程中发生 SCI 风险较高。据报道，在坐位和俯卧位进行颈椎过伸截骨术时均有可能出现 SCI。然而，大多数神经系统损伤是短暂的，永久性功能障碍并不常见。术后急性内固定失败或硬膜外血肿可能导致 SCI 延迟出现。及时识别，紧急 MRI 和紧急手术干预为治疗的关键。

在确定 SCI 后，治疗方法通常取决于致病原因或外科医生的偏好。SCI 后使用类固醇治疗目前仍有争议。一些治疗中心常规使用类固醇，而另一些则不使用。维持脊髓灌注至关重要，且 SCI 患者应始终处于持续监测，并考虑在术后早期（例如 85mm Hg 持续 3~5 天）保持较高的平均动脉压。确保脊髓充分减压和脊柱稳定将为 SCI 提供最佳恢复条件。但是，SCI 的预后很难准确确定，持续缓慢的恢复可能会在手术后持续数月或更长时间。

18.3.2 神经根损伤

在前后联合入路手术过程中可能会出现新的颈神经根功能障碍。最常报告的功能障碍涉及 C5 神经根。这可能表现为孤立的三角肌无力和 / 或感觉减退，伴或不伴有 C5 支配区皮肤刺痛。大多数患者表现为单侧受累，在 8% 的患者中累及双侧。有报告表明，与前路手术相关的 C5 神经根麻痹的发生率为 0~12.1%，后路为 0~30%，平均发生率为 4.6%。在一项 78 例颈椎矫形病例的研究中，6.4% 的患者出现了 C5 麻痹。颈椎术后这种并发症的发病机制尚不完全清楚。Sakaura 等提出了 5 个可能的途径，这些途径可以独立或共同起作用。术中损伤、减压后脊髓后漂致颈 5 神经根栓系牵拉、脊髓缺血、节段性脊髓功能不全以及缺血再灌注损伤等因素都可能导致此种并发症。一旦确定，尚无明确的治疗方法。外科医生应首先检查影像学资料是否存在神经根受压的任何表现。如果可疑损伤，还可通过肌电图排除臂丛神经病变。在明确病因并确认并不需特殊干预后，可用物理疗法提供支持治疗，以防止因固定而引起肩膀不适或后遗症。不完全性运动功能障碍的症状，

可在 2 年内通过保守和支持治疗完全缓解。在一项样本量最大的 C5 麻痹临床研究中，54.2% 的患者症状完全缓解，25.4% 的患者残存部分功能障碍，17.0% 的患者术后无明显恢复（3.4% 的随访损失）。如果术后出现 C5 神经根麻痹，应仔细询问患者。

众所周知，C2 神经根损伤是与寰椎固定相关的并发症。保护神经可以防止受伤，一些作者主张因由于寰枢椎固定损伤 C2 神经根的风险大而故意放弃固定。术后神经痛可能是由于神经牵拉伤，神经断裂或内植物激惹引起的。通常采用对症支持治疗。

C8 神经根损伤最常见于低位颈椎过伸截骨术，

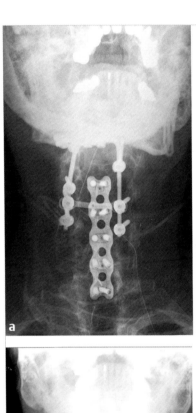
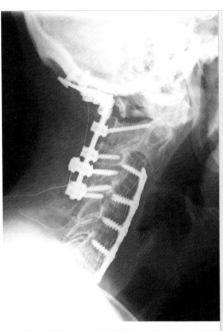
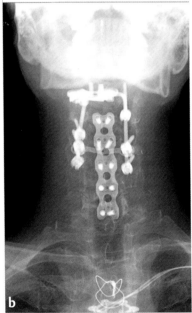
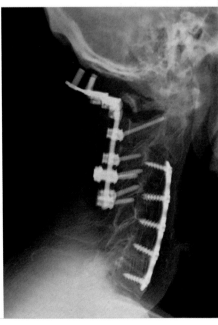

图18.1 病例示意：62岁老年男性，多年前曾行C3~C7前路颈椎间盘切除术。最近，他因脊髓型颈椎病由另一名医生施行了后路枕骨到C5的手术（a）。术后10天时，他主诉感觉到钢板松动，并且无法维持水平注视（b）。他接受了翻修手术，发现近端内固定失败，且C6~C7假关节形成。翻修手术包括枕骨到C7的内固定、枕骨到C2的异体骨结构植骨加强，以及超说明书使用重组人骨形态生成蛋白-2和自体髂骨植骨

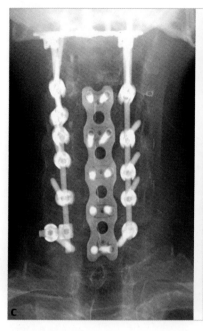
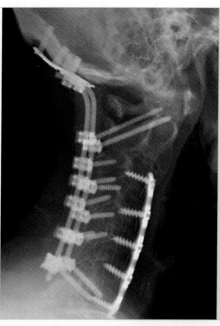

图18.1 （续）（c）该病例的问题是急性内固定失败伴螺钉拔出，同时在既往多节段前路颈椎融合最下端的C6~C7水平还有未被发现的假关节形成

据报道其发生率为14%。其他有关颈椎三柱截骨术的研究表明，非C5神经根运动功能障碍的发生率为0~8.7%。通过在手术过程中向手术医生提供直接反馈，神经监测技术的进步将会降低神经根损伤的比率，对手术产生积极意义。在下颈椎进行三柱截骨术时，手术医生应确保C8神经根充分减压，并在矫形操作期间密切分析神经监测数据。C8~T1神经根麻痹表现为特定的手内在肌功能障碍以及支配区的感觉障碍。外科医生应熟悉其肌支和皮支分布情况。C8-T1运动神经经正中神经支配拇短展肌、拇短屈肌、拇对掌肌，以及外侧2束蚓状肌。C8~T1的感觉神经向远端延续为前臂内侧皮神经，支配前臂尺掌侧和背侧的皮肤感觉。如果术后发现C8神经麻痹，则应考虑进行CT扫描以评估椎动脉孔。如果神经减压充分，可进行物理治疗并观察恢复情况。

18.4　总结

　　与其他颈椎手术相似，颈椎矫形手术风险在各个步骤均可出现。然而，近期报道的颈椎矫形并发症发生率高于其他颈椎手术。了解潜在的手术和神经系统并发症，使外科医生可以对患者进行全面的术前沟通，并在术后做出预见性处理。即使拥有高超的手术技术，在处理颈椎畸形时也可能导致并发症。这些并发症应予以识别和恰当处理，以确保患者的最佳预后。

参考文献

[1] Smith JS, Ramchandran S, Lafage V, et al. International Spine Study Group.Prospective multicenter assessment of early complication rates associated with adult cervical deformity surgery in 78 patients. Neurosurgery. 2016; 79(3):378–388.

[2] Smith JS, Shaffrey CI, Lafage R, et al. ISSG. Three-column osteotomy for correction of cervical and cervicothoracic deformities: alignment changes and early complications in a multicenter prospective series of 23 patients. Eur Spine J.2017; 26(8):2128–2137.

[3] Smith GW, Robinson RA. The treatment of certain cervical-spine disorders by anterior removal of the intervertebral disc and interbody fusion. J Bone Joint Surg Am. 1958; 40-A(3):607–624.

[4] Ames CP, Clark AJ, Kanter AS, et al. Hypoglossal nerve palsy after cervical spine surgery. Global Spine J. 2017; 7(1) Suppl:37S–39S.

[5] Tempel ZJ, Smith JS, Shaffrey C, et al. A multicenter review of superior laryngeal nerve injury following anterior cervical spine surgery. Global Spine J.2017; 7(1) Suppl:7S–11S.

[6] Bertalanffy H, Eggert HR. Complications of anterior cervical discectomy without fusion in 450 consecutive patients. Acta Neurochir (Wien). 1989; 99(1–2):41–50.

[7] Traynelis VC, Malone HR, Smith ZA, et al. Rare complications of cervical spine surgery: Horner's syndrome. Global Spine J. 2017; 7(1) Suppl:103S–108S.

[8] Marquez-Lara A, Nandyala SV, Fineberg SJ, Singh K. Incidence, outcomes, and mortality of reintubation after anterior cervical fusion. Spine. 2014; 39(2):134–139.

[9] Lim S, Kesavabhotla K, Cybulski GR, Dahdaleh NS, Smith ZA. Predictors for airway complications following single- and multilevel anterior cervical discectomy and fusion. Spine. 2017; 42(6):379–384.

[10] Jeyamohan SB, Kenning TJ, Petronis KA, Feustel PJ, Drazin D, DiRisio DJ. Effect of steroid use in anterior cervical discectomy and fusion: a randomized controlled trial. J Neurosurg Spine. 2015; 23(2):137–143.

[11] Lee SH, Mesfin A, Riew KD. Delayed esophageal perforation after anterior cervical fusion and retropharyngeal steroid use: a report of two cases. Spine J.2015; 15(10):e75–e80.

[12] Fountas KN, Kapsalaki EZ, Machinis T, Robinson JS. Extrusion of a screw into the gastrointestinal tract after anterior cervical

spine plating. J Spinal Disord Tech. 2006; 19(3):199–203.

[13] Hershman SH, Kunkle WA, Kelly MP, et al. Esophageal perforation following anterior cervical spine surgery: case report and review of the literature. Global Spine J. 2017; 7(1) Suppl:28S–36S.

[14] Orlando ER, Caroli E, Ferrante L. Management of the cervical esophagus and hypofarinx perforations complicating anterior cervical spine surgery. Spine.2003; 28(15):E290–E295.

[15] Frempong-Boadu A, Houten JK, Osborn B, et al. Swallowing and speech dysfunction in patients undergoing anterior cervical discectomy and fusion: a prospective, objective preoperative and postoperative assessment. J Spinal Disord Tech. 2002; 15(5):362–368.

[16] Bazaz R, Lee MJ, Yoo JU. Incidence of dysphagia after anterior cervical spine surgery: a prospective study. Spine. 2002; 27(22):2453–2458.

[17] Smith-Hammond CA, New KC, Pietrobon R, Curtis DJ, Scharver CH, Turner DA.Prospective analysis of incidence and risk factors of dysphagia in spine surgery patients: comparison of anterior cervical, posterior cervical, and lumbar procedures. Spine. 2004; 29(13):1441–1446.

[18] Finn MA, MacDonald JD. C2-C3 anterior cervical fusion: technical report. Clin Spine Surg. 2016; 29(10):E536–E541.

[19] Kang SH, KimDK, Seo KM, Lee SY, Park SW, KimYB. Swallowing function defined by videofluoroscopic swallowing studies after anterior cervical discectomy and fusion: a prospective study. J Korean Med Sci. 2016; 31(12):2020–2025.

[20] Liu J, Hai Y, Kang N, Chen X, Zhang Y. Risk factors and preventative measures of early and persistent dysphagia after anterior cervical spine surgery: a systematic review. Eur Spine J. 2018; 27(6):1209–1218.

[21] Nagoshi N, Tetreault L, Nakashima H, et al. Risk factors for and clinical outcomes of dysphagia after anterior cervical surgery for degenerative cervical myelopathy: results from the AOSpine International and North America Studies.J Bone Joint Surg Am. 2017; 99(13):1069–1077.

[22] Wang T, Ma L, Yang DL, et al. Factors predicting dysphagia after anterior cervical surgery: a multicenter retrospective study for 2 years of follow-up.Medicine (Baltimore). 2017; 96(34):e7916.

[23] Beutler WJ, Sweeney CA, Connolly PJ. Recurrent laryngeal nerve injury with anterior cervical spine surgery risk with laterality of surgical approach. Spine.2001; 26(12):1337–1342.

[24] Erwood MS, Hadley MN, Gordon AS, Carroll WR, Agee BS, Walters BC. Recurrent laryngeal nerve injury following reoperative anterior cervical discectomy and fusion: a meta-analysis. J Neurosurg Spine. 2016; 25(2):198–204.

[25] Kilburg C, Sullivan HG, Mathiason MA. Effect of approach side during anterior cervical discectomy and fusion on the incidence of recurrent laryngeal nerve injury. J Neurosurg Spine. 2006; 4(4):273–277.

[26] Burke JP, Gerszten PC, Welch WC. Iatrogenic vertebral artery injury during anterior cervical spine surgery. Spine J. 2005; 5(5):508–514, discussion 514.

[27] Rampersaud YR, Moro ER, Neary MA, et al. Intraoperative adverse events and related postoperative complications in spine surgery: implications for enhancing patient safety founded on evidence-based protocols. Spine. 2006; 31(13):1503–1510.

[28] Lunardini DJ, Eskander MS, Even JL, et al. Vertebral artery injuries in cervical spine surgery. Spine J. 2014; 14(8):1520–1525.

[29] Hsu WK, Kannan A, Mai HT, et al. Epidemiology and outcomes of vertebral artery injury in 16582 cervical spine surgery patients: an AOSpine North America Multicenter Study. Global Spine J. 2017; 7(1) Suppl:21S–27S.

[30] Peng CW, Chou BT, Bendo JA, Spivak JM. Vertebral artery injury in cervical spine surgery: anatomical considerations, management, and preventive measures. Spine J. 2009; 9(1):70–76.

[31] Ames CP, Smith JS, Scheer JK, et al. International Spine Study Group. A standardized nomenclature for cervical spine soft-tissue release and osteotomy for deformity correction: clinical article. J Neurosurg Spine. 2013; 19(3):269–278.

[32] Ebraheim NA, Xu R, Ahmad M, Heck B. The quantitative anatomy of the vertebral artery groove of the atlas and its relation to the posterior atlantoaxial approach.Spine. 1998; 23(3):320–323.

[33] Abumi K, Shono Y, Ito M, Taneichi H, Kotani Y, Kaneda K. Complications of pedicle screw fixation in reconstructive surgery of the cervical spine. Spine.2000; 25(8):962–969.

[34] Kim HJ, Piyaskulkaew C, Riew KD. Comparison of Smith-Petersen osteotomy versus pedicle subtraction osteotomy versus anterior-posterior osteotomy types for the correction of cervical spine deformities. Spine. 2015; 40(3):143–146.

[35] Wollowick AL, Kelly MP, Riew KD. Pedicle subtraction osteotomy in the cervical spine. Spine. 2012; 37(5):E342–E348.

[36] Edwards CC, II, Heller JG, Murakami H. Corpectomy versus laminoplasty for multilevel cervical myelopathy: an independent matched-cohort analysis.Spine. 2002; 27(11):1168–1175.

[37] Hannallah D, Lee J, Khan M, Donaldson WF, Kang JD. Cerebrospinal fluid leaks following cervical spine surgery. J Bone Joint Surg Am. 2008; 90(5):1101–1105.

[38] Smith MD, Bolesta MJ, Leventhal M, Bohlman HH. Postoperative cerebrospinal- fluid fistula associated with erosion of the dura. Findings after anterior resection of ossification of the posterior longitudinal ligament in the cervicalspine. J Bone Joint Surg Am. 1992; 74(2):270–277.

[39] Ailon T, Smith JS, Nassr A, et al. Rare complications of cervical spine surgery: pseudomeningocoele. Global Spine J. 2017; 7(1) Suppl:109S–114S.

[40] Eismont FJ, Wiesel SW, Rothman RH. Treatment of dural tears associated with spinal surgery. J Bone Joint Surg Am. 1981; 63(7):1132–1136.

[41] Fehlings MG, Smith JS, Kopjar B, et al. Perioperative and delayed complications associated with the surgical treatment of cervical spondylotic myelopathy based on 302 patients from the AOSpine North America Cervical Spondylotic Myelopathy Study. J Neurosurg Spine. 2012; 16(5):425–432.

[42] Olsen MA, Nepple JJ, Riew KD, et al. Risk factors for surgical site infection following orthopaedic spinal operations. J Bone Joint Surg Am. 2008; 90(1):62–69.

[43] Pahys JM, Pahys JR, Cho SK, et al. Methods to decrease postoperative infections following posterior cervical spine surgery. J Bone Joint Surg Am. 2013;95(6):549–554.

[44] Schroeder GD, Hilibrand AS, Arnold PM, et al. Epidural hematoma following cervical spine surgery. Global Spine J. 2017; 7(1) Suppl:120S–126S.

[45] Bohlman HH, Emery SE, Goodfellow DB, Jones PK. Robinson anterior cervical discectomy and arthrodesis for cervical radiculopathy. Long-term follow-up of one hundred and twenty-two patients. J Bone Joint Surg Am. 1993; 75(9):1298–1307.

[46] Samartzis D, Shen FH, Lyon C, Phillips M, Goldberg EJ, An HS. Does rigid instrumentation increase the fusion rate in one-level anterior cervical discectomy and fusion? Spine J. 2004; 4(6):636–643.

[47] Wang JC, McDonough PW, Endow K, Kanim LE, Delamarter RB. The effect of cervical plating on single-level anterior cervical discectomy and fusion. J Spinal Disord. 1999; 12(6):467–471.

[48] Zdeblick TA, Ducker TB. The use of freeze-dried allograft bone for anterior cervical fusions. Spine. 1991; 16(7):726–729.

[49] Samartzis D, Shen FH, Matthews DK, Yoon ST, Goldberg EJ, An HS. Comparison of allograft to autograft in multilevel anterior cervical discectomy and fusion with rigid plate fixation. Spine J. 2003; 3(6):451–459.

[50] Wang JC, McDonough PW, Endow KK, Delamarter RB. Increased fusion rates with cervical plating for two-level anterior cervical discectomy and fusion.Spine. 2000; 25(1):41–45.

[51] Bolesta MJ, Rechtine GR, II, Chrin AM. Three- and four-level anterior cervical discectomy and fusion with plate fixation: a prospective study. Spine. 2000;25(16):2040–2044, discussion 2045–2046.

[52] Emery SE, Fisher JR, Bohlman HH. Three-level anterior cervical discectomy and fusion: radiographic and clinical results. Spine. 1997; 22(22):2622–2624, discussion 2625.

[53] Papadopoulos EC, Huang RC, Girardi FP, Synnott K, Cammisa FP, Jr. Three-level anterior cervical discectomy and fusion with

plate fixation: radiographic and clinical results. Spine. 2006; 31(8):897–902.

[54] Wang JC, McDonough PW, Kanim LE, Endow KK, Delamarter RB. Increased fusion rates with cervical plating for three-level anterior cervical discectomy and fusion. Spine. 2001; 26(6):643–646, discussion 646–647.

[55] Shriver MF, Lewis DJ, Kshettry VR, Rosenbaum BP, Benzel EC, Mroz TE. Pseudoarthrosis rates in anterior cervical discectomy and fusion: a meta-analysis. Spine J. 2015; 15(9):2016–2027.

[56] Hwang SL, Lee KS, Su YF, et al. Anterior corpectomy with iliac bone fusion or discectomy with interbody titanium cage fusion for multilevel cervical degenerated disc disease. J Spinal Disord Tech. 2007; 20(8):565–570.

[57] Topuz K, Colak A, Kaya S, et al. Two-level contiguous cervical disc disease treated with peek cages packed with demineralized bone matrix: results of 3-year follow-up. Eur Spine J. 2009; 18(2):238–243.

[58] Fraser JF, Härtl R. Anterior approaches to fusion of the cervical spine: a metaanalysis of fusion rates. J Neurosurg Spine. 2007; 6(4):298–303.

[59] Hilibrand AS, Fye MA, Emery SE, Palumbo MA, Bohlman HH. Impact of smoking on the outcome of anterior cervical arthrodesis with interbody or strutgrafting. J Bone Joint Surg Am. 2001; 83-A(5):668–673.

[60] Cannada LK, Scherping SC, Yoo JU, Jones PK, Emery SE. Pseudoarthrosis of the cervical spine: a comparison of radiographic diagnostic measures. Spine.2003; 28(1):46–51.

[61] Buchowski JM, Liu G, Bunmaprasert T, Rose PS, Riew KD. Anterior cervical fusion assessment: surgical exploration versus radiographic evaluation. Spine.2008; 33(11):1185–1191.

[62] Harms J, Melcher RP. Posterior C1-C2 fusion with polyaxial screw and rod fixation. Spine. 2001; 26(22):2467–2471.

[63] Abumi K, Itoh H, Taneichi H, Kaneda K. Transpedicular screw fixation for traumatic lesions of the middle and lower cervical spine: description of the techniques and preliminary report. J Spinal Disord. 1994; 7(1):19–28.

[64] Albert TJ, Klein GR, Joffe D, Vaccaro AR. Use of cervicothoracic junction pedicle screws for reconstruction of complex cervical spine pathology. Spine.1998; 23(14):1596–1599.

[65] Peterson JC, Arnold PM, Smith ZA, et al. misplaced cervical screws requiring reoperation. Global Spine J. 2017; 7(1) Suppl:46S–52S.

[66] Sasso RC, Ruggiero RA, Jr, Reilly TM, Hall PV. Early reconstruction failures after multilevel cervical corpectomy. Spine. 2003; 28(2):140–142.

[67] Vaccaro AR, Falatyn SP, Scuderi GJ, et al. Early failure of long segment anterior cervical plate fixation. J Spinal Disord. 1998; 11(5):410–415.

[68] Wang JC, Hart RA, Emery SE, Bohlman HH. Graft migration or displacement after multilevel cervical corpectomy and strut grafting. Spine. 2003; 28(10):1016–1021, discussion 1021–1022.

[69] Zdeblick TA, Bohlman HH. Cervical kyphosis and myelopathy. Treatment by anterior corpectomy and strut-grafting. J Bone Joint Surg Am. 1989; 71(2):170–182.

[70] Cramer DE, Maher PC, Pettigrew DB, Kuntz C, IV. Major neurologic deficit immediately after adult spinal surgery: incidence and etiology over 10 years at a single training institution. J Spinal Disord Tech. 2009; 22(8):565–570.

[71] Daniels AH, Riew KD, Yoo JU, et al. Adverse events associated with anterior cervical spine surgery. J Am Acad Orthop Surg. 2008; 16(12):729–738.

[72] Emery SE, Bohlman HH, Bolesta MJ, Jones PK. Anterior cervical decompression and arthrodesis for the treatment of cervical spondylotic myelopathy.Two to seventeen-year follow-up. J Bone Joint Surg Am. 1998; 80(7):941–951.

[73] Daniels AH, Hart RA, Hilibrand AS, et al. Iatrogenic spinal cord injury resulting from cervical spine surgery. Global Spine J. 2017; 7(1) Suppl:84S–90S.

[74] Hindman BJ, Palecek JP, Posner KL, et al. Cervical spinal cord, root, and bony spine injuries: a closed claims analysis. Anesthesiology. 2011; 114(4):782–795.

[75] Etame AB, Than KD, Wang AC, La Marca F, Park P. Surgical management of symptomatic cervical or cervicothoracic kyphosis due to ankylosing spondylitis.Spine. 2008; 33(16):E559–E564.

[76] Langeloo DD, Journee HL, Pavlov PW, de Kleuver M. Cervical osteotomy in ankylosing spondylitis: evaluation of new developments. Eur Spine J. 2006; 15(4):493–500.

[77] Simmons EH. The surgical correction of flexion deformity of the cervical spine in ankylosing spondylitis. Clin Orthop Relat Res. 1972; 86(86):132–143.

[78] Tokala DP, Lam KS, Freeman BJ, Webb JK. C7 decancellisation closing wedge osteotomy for the correction of fixed cervico-thoracic kyphosis. Eur Spine J.2007; 16(9):1471–1478.

[79] Sakaura H, Hosono N, Mukai Y, Ishii T, Yoshikawa H. C5 palsy after decompression surgery for cervical myelopathy: review of the literature. Spine.2003; 28(21):2447–2451.

[80] Hashimoto M, Mochizuki M, Aiba A, et al. C5 palsy following anterior decompression and spinal fusion for cervical degenerative diseases. Eur Spine J.2010; 19(10):1702–1710.

[81] Ikenaga M, Shikata J, Tanaka C. Radiculopathy of C-5 after anterior decompression for cervical myelopathy. J Neurosurg Spine. 2005; 3(3):210–217.

[82] Thompson SE, Smith ZA, Hsu WK, et al. C5 palsy after cervical spine surgery:a multicenter retrospective review of 59 cases. Global Spine J. 2017; 7(1)Suppl:64S–70S.

[83] Chen Y, Chen D, Wang X, Guo Y, He Z. C5 palsy after laminectomy and posterior cervical fixation for ossification of posterior longitudinal ligament. J Spinal Disord Tech. 2007; 20(7):533–535.

[84] Greiner-Perth R, Elsaghir H, Böhm H, El-Meshtawy M. The incidence of C5-C6 radiculopathy as a complication of extensive cervical decompression: own results and review of literature. Neurosurg Rev. 2005; 28(2):137–142.

[85] Imagama S, Matsuyama Y, Yukawa Y, et al. Nagoya Spine Group. C5 palsy after cervical laminoplasty: a multicentre study. J Bone Joint Surg Br. 2010; 92(3):393–400.

[86] Minoda Y, Nakamura H, Konishi S, et al. Palsy of the C5 nerve root after midsagittal-splitting laminoplasty of the cervical spine. Spine. 2003; 28(11):1123–1127.

[87] Takemitsu M, Cheung KM, Wong YW, Cheung WY, Luk KD. C5 nerve root palsy after cervical laminoplasty and posterior fusion with instrumentation. J Spinal Disord Tech. 2008; 21(4):267–272.

[88] Simmons ED, DiStefano RJ, Zheng Y, Simmons EH. Thirty-six years experience of cervical extension osteotomy in ankylosing spondylitis: techniques and outcomes. Spine. 2006; 31(26):3006–3012.

[89] Stoker GE, Kim HJ, Riew KD. Differentiating c8-t1 radiculopathy from ulnar neuropathy: a survey of 24 spine surgeons. Global Spine J. 2014; 4(1):1–6.

第十九章　内科相关并发症

Flynn Andrew Rowan, Ananth S. Eleswarapu, Eric Klineberg

摘要

成人颈椎畸形（Adult Cervical Deformity，ACD）手术矫正后的内科并发症并不少见。本章讨论 ACD 手术后常见的内科并发症，以及它们的危险因素、预防和管理。

关键词： 吞咽困难，发声困难，感染，肺炎，呼吸衰竭

19.1　简介

与大多数其他脊柱外科手术相比，成人脊柱畸形（ASD）手术的并发症发生率更高。部分原因是患者年龄较大，潜在并发症多，以及此类手术对患者的生理需求更高。这些并发症包括手术和内科并发症，后者是本章的重点。对这些潜在陷阱的了解使颈椎矫形医生能够对其早预防，早预知，早识别并因此减轻其对患者的不良影响。

尽管有大量 ASD 手术后医学并发症相关进展的文献，但是关于 ACD 手术的文献尤其少。尽管原则上这两类患者之间的并发症有很多相似之处，但也存在相当大的差异，如表 19.1 所示。本章将重点讨论与 ACD 相关的并发症。

19.2　并发症

许多接受 ACD 手术的患者都是老年患者，有很多潜在的并发症。由于矫形手术对患者造成极大的生理负担，因此围手术期和术后内科并发症很常见也就不足为奇了。据报道，在 ASD 患者中，整体并发症发生率（内科相关并发症和手术并发症）高达 26.8%，其中大多数以心脏、肺部、感染或胃肠道并发症为代表。ACD 的总体并发症发生率高达 67%。表 19.1 总结了 ASD 术后最常见的内科并发症类型。

表19.1　成人颈椎畸形手术和成人脊柱畸形手术并发症发生率对比

	成人颈椎畸形手术	成人脊柱畸形手术
吞咽困难/发音困难	11.5%	< 2%
感染	6.4%~7.9%	2.4%~4%
肺炎	5.2%	0.6%
呼吸衰竭	5.1%	0.6%
肺栓塞	1.3%~3.9%	1%~2%
深静脉血栓形成	10%	0.7%

19.2.1　吞咽和发音困难

吞咽困难和发音困难可能是 ACD 手术后最常见的并发症，尽管这通常是短暂的。由于其持续时间短暂，且许多患者对轻度吞咽困难辨认不足，很难确定其真正的发病率。在一项针对 78 名接受 ACD 手术的患者的多中心研究中，国际脊柱研究小组（ISSG）发现吞咽困难率为 11.5%。一项单中心研究发现，只有 2.6% 的患者患有严重的长期吞咽困难需要使用胃管。发生这种情况的原因很多。首先，与任何颈椎前路手术一样，气管和食道的牵拉可能会导致吞咽困难和发音困难。其次，颈椎畸形（尤其是后凸畸形）的存在可能会导致潜在的吞咽功能障碍，在手术后可能会加重病情。气管和食道的排列解剖变化可能会引起吞咽困难，特别是病程较长的僵硬性固定畸形。矫正严重的，长期存在的后凸畸形会使这些结构处于张力状态，从而导致吞咽困难和声音障碍。此外，有研究证明，使用重组人骨形态发生蛋白（recombinant human Bone Mor- phogenetic Protein，rhBMP）可加重吞咽困难。

由于吞咽困难和发音困难的发病率很高，并且病因多种多样，因此很难完全预防，特别是采用颈前方入路或进行较严重的畸形矫正时。但是，规范

的手术技术可能能够降低其严重性。尽管许多颈椎畸形患者可能存在潜在插管困难，但先进插管技术的使用对于预防与长时间或多次插管相关的气道创伤可能是有用的。在颈前方入路时应注意避免对食道和气管过度或长时间牵拉。尽管术中应用类固醇激素已成功地降低了吞咽困难的发生率，但作者认为，激素带来的感染风险更大于其好处，特别是在治疗严重复杂畸形的情况下。

19.2.2　感染

幸运的是，颈椎前路手术后的感染较少见，但感染在颈椎后路手术中更常见。与其他颈后路手术相比，矫形手术时间和失血量的增加也可能导致感染风险增加。ISSG 多中心研究发现深部手术部位感染率为 6.4%，浅层感染率为 3.8%。Grosso 等报道了相同的深部感染率为 7.9%。有趣的是，这些比率大大高于 ISSG 和其他小组所报告的畸形手术的总体感染率 2.4% ~4% 的数据。

与其他任何手术一样，切皮前给予预防性抗生素。与脊柱外科其他部位术区相比，需要对颈后区浓密的头发进行细致的处理。头发应剪短，以尽量减少对手术部位的污染。理想情况下，应在术前手术室外进行操作，以防手术室中空气污染。此外，我们对颈椎后路手术采用标准化方法，包括术中使用稀释的碘伏冲洗以及伤口内局部使用万古霉素粉剂。

颈椎后路的伤口并发症很常见。伤口闭合很关键，应该以分层的方式进行。建议分别关闭深层肌肉，颈筋膜和浅表肌肉。通常用不可吸收的缝合线封闭皮肤，以使它们留在原处更长的时间，以使下面的组织愈合。术后应进行常规检查伤口，以评估是否有任何早期伤口感染或裂开迹象。有研究显示颈后伤口的愈合依赖于全身营养状况。在颈椎后路患者中，营养过度消耗很常见，并且吞咽困难会在术后加重病情。鼻饲肠内营养或蛋白质奶昔，或用其他方式促进营养对于为伤口成功愈合提供基础是至关重要的。

19.2.3　呼吸系统并发症

ASD 手术后最常见的死亡原因是呼吸衰竭。

ACD 手术后的呼吸系统并发症很常见，并且是多因素的。由于气管与颈椎的紧密解剖关系及其排列方式，畸形矫正可能会改变气道动力学。发音障碍可能与呼吸系统并发症有关。吞咽困难可能会使患者发生误吸事件，这可能引发局限性肺炎、肺炎或呼吸窘迫。最后，术后使用颈托可能会进一步降低呼吸功能。ISSG 报告有 5.1% 的 ACD 患者出现呼吸衰竭。同样，Grosso 等发现在术后患者中肺炎发生率为 5.2%。与 ASD 队列研究相比，ISSD 报告的肺炎发生率只有 0.6%，并且再次插管的发生率仅为 0.3%。

由于这些原因，颈椎矫形术后应密切监测呼吸状态。与麻醉医生的沟通至关重要。应当考虑术后将患者转移到重症监护病房（ICU）或其他更高级别的病房，尤其是在手术时间较长或存在任何类型呼吸困难的患者中。此外，在术后即刻和术后早期应考虑使用连续动脉血氧仪进行监测。

19.2.4　深静脉血栓 / 肺栓塞

颈椎手术后深静脉血栓形成（DVT）或肺栓塞（PE）的发生率不高，发生率为 1% ~2%。但是，由于矫形手术对患者的生理条件要求高，特别是采用前后联合手术的比例更高，而使接受 ACD 手术的患者增加血栓形成风险。现有文献结果千差万别，PE 发生率为 1.3% ~3.9%，DVT 高达 44%。因此，尽管可用的数据有限，但目前现有的文献确实反映出不可忽略的血栓并发症增加情况。

必须针对每个患者量身定制预防血栓形成的方法。虽然抗血栓泵和早期功能锻炼有助于预防 DVT，但抗凝药物的使用仍存在争议。使用抗凝药物后硬膜外血肿或伤口血肿 / 皮下积液的风险可能超过其益处。

19.3　并发症的风险因素

像所有手术一样，准确的术前计划对改善手术效果至关重要。对择期矫形手术前对患者并发症的评估和治疗更是如此。许多研究试图确定可预测 ASD 手术患者术后并发症的围手术期危险因素。然而，这些研究中有许多是针对 ASD 手术的，并未特定于颈椎矫形手术。

拟行矫形患者的并发症的危险因素中包括滥用药物或酒精，以及吸烟和肥胖，这些危险因素在术前可得到矫正。任何情况下，都应建议和鼓励患者在进行 ASD 手术之前，通过饮食、运动及戒烟来调整这些可改变的危险因素。不可更改的因素包括患者年龄以及现存的并发症，例如心脏、肺或肾脏疾病。这些不可改变的因素也增加了术后并发症的风险。这些并发症应在术前评估中确定，患者、心内科专家、内科医生以及外科麻醉师应齐力面对消除围手术期风险。

尽管有些原发性疾病可导致颈椎继发畸形，但应对这些情况进行识别和评估，以便术后预防性处理。这些疾病包括类风湿关节炎和强直性脊柱炎等炎性疾病，帕金森病等神经系统疾病及重症肌无力等神经肌肉疾病。还有引起继发性畸形的其他疾病，包括创伤、术后放疗或颈椎术后。

19.3.1　年龄

文献中有相互矛盾的数据支持以下假设，即老年患者术后内科并发症风险更高。脊柱畸形研究小组最近的一项研究发现，接受矫形手术的患者的总体并发症随着年龄的增长而显著增加。他们将患者分为 25~44 岁、45~64 岁和 65~85 岁不同年龄组，并确定了并发症的发生率分别为 17%、42% 和 71%。但是，这些结果并未区分内科并发症和手术并发症。相比之下，尽管他们的研究可能不足以证实这种差异，但 ISSG 并未将年龄作为颈椎畸形患者的特定危险因素。

19.3.2　内科并发症

考虑到许多接受 ACD 手术的患者为高龄患者，内科并发症的出现并不奇怪。这会使这些患者的术中和术后护理更具挑战性。考虑到 ACD 手术后呼吸系统并发症的风险增加，应考虑潜在的呼吸系统疾病。此外，已有学者发现并发症的增加是再次入院的独立风险因素。

19.4　并发症对患者愈后的影响

与术后无并发症发生的患者相比，有关 ACD 术后出现并发症患者的愈后的文献不足。但是，现有文献确实表明大多数患者可以获得整体改善。矫形术后的内科并发症与围手术期费用以及住院时间的增加有关。但研究并未显示并发症对 ASD 术后患者远期愈后有影响，Oswestry 残疾指数（ODI）、SF-

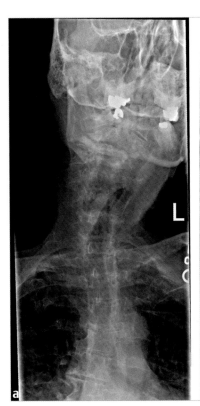
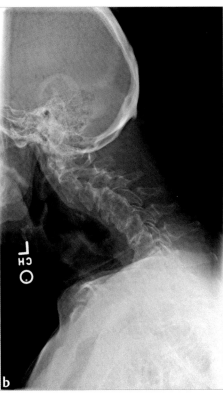

图19.1　术前X线片。（a）僵硬的冠状面畸形导致如同"知更鸟"的头部位置。（b）侧位中立位片显示正常前凸显著丢失

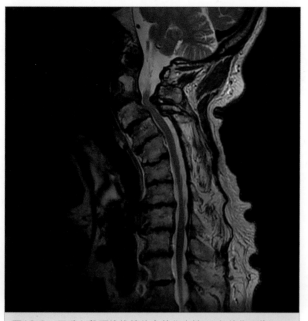

图19.2 严重上段颈椎椎管狭窄的代表性MRI矢状位图像，C2/C3最显著

36、脊柱侧弯研究学会评分（SRS）在 2 年随访中观察到的患者满意度评分都有类似的改善，而无论患者是否出现围手术期并发症。

19.5 案例

图 19.1 显示了一名 72 岁女性的前后位和侧位 X 线片，该女性患者表现为颈部疼痛及目光无法平视。除了明显的矢状面畸形外，患者同时存在严重的冠状面畸形，导致头部处于类似"知更鸟"的姿势。此外，病史和体格检查还发现了与脊髓型颈椎病相符的体征和症状，这在 MRI 上得到了证实（图 19.2）。

患者进入手术室后接受了颈椎前后联合入路减压、融合和畸形矫正（图 19.3）。术后，由于呼吸道水肿，她被送入 ICU 接受呼吸支持。因无法脱机，

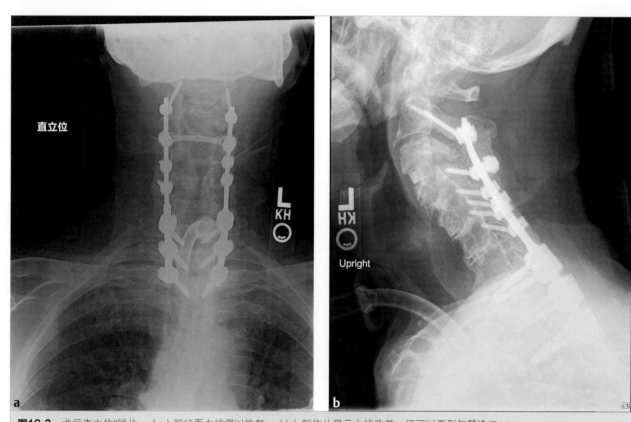

图19.3 术后直立位X线片。（a）冠状面力线得以恢复。（b）侧位片显示力线改善，还可以看到气管造口

在术后第 5 天决定进行气管切开术，这在 X 线片中可以看出（图 19.3）。

一个月后，她进行了气管切开封堵术，并最终拔除球囊。她对手术结果感到满意。她可以轻松走动，

其脊髓型颈椎病的症状以及颌眉垂线角得到了改善。

这位患者的治疗过程突出了本章讨论的几个方面。该患者术后气道并发症的危险因素包括高龄、前后入路联合手术、手术时间延长以及脊柱僵硬性

前凸畸形的矫正。尽管颈椎序列和头部位置有了明显改善，但这种固定性畸形的矫正可能导致其气道的对位和/或张力改变，从而导致肿胀。

参考文献

[1] Sciubba DM, Yurter A, Smith JS, et al. International Spine Study Group (ISSG).A comprehensive review of complication rates after surgery for adult deformity: a reference for informed consent. Spine Deform. 2015; 3(6):575–594.

[2] Charosky S, Guigui P, Blamoutier A, Roussouly P, Chopin D, Study Group on Scoliosis. Complications and risk factors of primary adult scoliosis surgery: a multicenter study of 306 patients. Spine. 2012; 37(8):693–700.

[3] Blamoutier A, Guigui P, Charosky S, Roussouly P, Chopin D, Study Group on Scoliosis. Surgery of lumbar and thoracolumbar scolioses in adults over 50. Morbidity and survival in a multicenter retrospective cohort of 180 patients with a mean follow-up of 4.5 years. Orthopaedics & Traumatology: Surgery & Research. 2012; 98(5):528–535.

[4] Grosso MJ, Hwang R, Krishnaney AA, Mroz TE, Benzel EC, Steinmetz MP. Complications and outcomes for surgical approaches to cervical kyphosis. J Spinal Disord Tech. 2015; 28(7):E385–E393.

[5] Smith JS, Ramchandran S, Lafage V, et al. International Spine Study Group. Prospective multicenter assessment of early complication rates associated with adult cervical deformity surgery in 78 patients. Neurosurgery. 2016f; 79(3):378–388.

[6] Randall DR, Strong EB, Belafsky PC. Altered pharyngeal structure and dynamics among patients with cervical kyphosis. Laryngoscope. 2017; 127(8):1832–1837.

[7] Radcliff KE, Bennett J, Stewart RJ, et al. Change in angular alignment is associated with early dysphagia after anterior cervical discectomy and fusion. Clin Spine Surg. 2016; 29(6):248–254.

[8] Fineberg SJ, Ahmadinia K, Oglesby M, Patel AA, Singh K. Hospital outcomes and complications of anterior and posterior cervical fusion with bone morphogenetic protein. Spine. 2013; 38(15):1304–1309.

[9] Edwards CC, II, Dean C, Edwards CC, Phillips D, Blight A. Can dysphagia following anterior cervical fusions with rhBMP-2 be reduced with local Depomedrol application? A prospective, randomized, placebo-controlled, doubleblind trial. Spine. 2016; 41(7):555–562.

[10] Tomov M, Mitsunaga L, Durbin-Johnson B, Nallur D, Roberto R. Reducing surgical site infection in spinal surgery with betadine irrigation and intrawound vancomycin powder. Spine. 2015; 40(7):491–499.

[11] Sebastian A, Huddleston P, III, Kakar S, Habermann E, Wagie A, Nassr A. Risk factors for surgical site infection after posterior cervical spine surgery: an analysis of 5,441 patients from the ACS NSQIP 2005–2012. Spine J. 2016; 16(4):504–509.

[12] Lee NJ, Kothari P, Kim JS, et al. Nutritional status as an adjunct risk factor for early postoperative complications following posterior cervical fusion. Spine. 2017; 42(18):1367–1374.

[13] Hamilton DK, Kong C, Hiratzka J, et al. Patient satisfaction after adult spinal deformity surgery does not strongly correlate with health-related quality of life scores, radiographic parameters, or occurrence of complications. Spine.2017; 42(10):764–769.

[14] Smith JS, Klineberg E, Lafage V, et al. International Spine Study Group. Prospective multicenter assessment of perioperative and minimum 2-year postoperative complication rates associated with adult spinal deformity surgery. J Neurosurg Spine. 2016; 25(1):1–14.

[15] Epstein NE. Intermittent pneumatic compression stocking prophylaxis against deep venous thrombosis in anterior cervical spinal surgery: a prospective efficacy study in 200 patients and literature review. Spine. 2005; 30(22):2538–2543.

[16] Etame AB, Wang AC, Than KD, La Marca F, Park P. Outcomes after surgery for cervical spine deformity: review of the literature. Neurosurg Focus. 2010; 28(3):E14.

[17] Sansur CA, Smith JS, Coe JD, et al. Scoliosis research society morbidity and mortality of adult scoliosis surgery. Spine. 2011; 36(9):E593–E597.

[18] Schwab FJ, Hawkinson N, Lafage V, et al. International Spine Study Group. Risk factors for major peri-operative complications in adult spinal deformity surgery: a multi-center review of 953 consecutive patients. Eur Spine J. 2012;21(12):2603–2610.

[19] Smith JS, Shaffrey CI, Glassman SD, et al. Spinal Deformity Study Group. Riskbenefit assessment of surgery for adult scoliosis: an analysis based on patient age. Spine. 2011; 36(10):817–824.

[20] Daubs MD, Lenke LG, Cheh G, Stobbs G, Bridwell KH. Adult spinal deformity surgery: complications and outcomes in patients over age 60. Spine. 2007; 32(20):2238–2244.

[21] Smith JS, Shaffrey CI, Berven S, et al. Spinal Deformity Study Group. Improvement of back pain with operative and nonoperative treatment in adults with scoliosis. Neurosurgery. 2009; 65(1):86–93, discussion 93–94.

[22] Carreon LY, Puno RM, Dimar JR, II, Glassman SD, Johnson JR. Perioperative complications of posterior lumbar decompression and arthrodesis in older adults. J Bone Joint Surg Am. 2003; 85-A(11):2089–2092.

[23] Cloyd JM, Acosta FL, Jr, Cloyd C, Ames CP. Effects of age on perioperative complications of extensive multilevel thoracolumbar spinal fusion surgery. J Neurosurg Spine. 2010; 12(4):402–408.

[24] Shen FH, Samartzis D, Fessler RG, eds. Textbook of the Cervical Spine. Maryland Heights, MO: Saunders (Elsevier); 2015

[25] Schairer WW, Carrer A, Deviren V, et al. Hospital readmission after spine fusion for adult spinal deformity. Spine. 2013; 38(19):1681–1689.

[26] Worley N, Marascalchi B, Jalai CM, et al. Predictors of inpatient morbidity and mortality in adult spinal deformity surgery. Eur Spine J. 2016; 25(3):819–827.

[27] Diebo BG, Jalai CM, Challier V, et al. Novel index to quantify the risk of surgery in the setting of adult spinal deformity: a study on 10,912 patients from the Nationwide Inpatient Sample. Clin Spine Surg. 2017; 30(7):E993–E999.

[28] Fischer CR, Terran J, Lonner B, et al. Factors predicting cost-effectiveness of adult spinal deformity surgery at 2 years. Spine Deform. 2014; 2(5):415–422.

[29] Yeramaneni S, Robinson C, Hostin R. Impact of spine surgery complications on costs associated with management of adult spinal deformity. Curr Rev Musculoskelet Med. 2016; 9(3):327–332.

[30] Auerbach JD, Lenke LG, Bridwell KH, et al. Major complications and comparison between 3-column osteotomy techniques in 105 consecutive spinal deformity procedures. Spine. 2012; 37(14):1198–1210.

[31] Schwartz DM, Auerbach JD, Dormans JP, et al. Neurophysiological detection of impending spinal cord injury during scoliosis surgery. J Bone Joint Surg Am. 2007; 89(11):2440–2449.

第二十章　颈椎畸形和脊髓型颈椎病的关系

Peter G. Passias

摘要

　　本章研究了颈椎畸形（Cervical Deformity，CD）和脊髓型颈椎病（Cervical Spondylotic Myelopathy，CSM）的相互联系。目前，大家对 CD 的临床表现和影像学表现越来越了解。尽管 CD 可以在没有神经功能障碍的情况下发生，但它的存在已被证明与 CSM 密切相关，因为颈椎对位不良会导致脊髓受压或形变，为适应畸形从而并导致神经系统症状。本章介绍了 CSM 的病理生理，其自然病史和临床表现，探究与 CD 相关的其他 CSM 病因，包括后纵韧带骨化、Chiari 畸形和寰枢椎脱位。接下来讨论 CD 和 CSM 是如何关联的，两者如何产生许多相同的神经系统症状，以及用于评估 CSM 和 CD 患者的相关影像学参数和临床结果指标。本章探讨治疗 CD 和 CSM 患者的手术和技术目标，重点强调在为这些患者制订恰当的治疗方案时要同时考虑脊髓压迫和脊柱畸形两方面。

　　关键词： 颈椎畸形，脊髓型颈椎病，颈椎矫形，脊髓减压，颈椎对位不良，后凸畸形

20.1　前言

　　脊髓型颈椎病（CSM）是颈椎继发于退行性变而引起的一种临床状态。以与脊髓功能障碍相符的临床症状和体征为特征，通常包括手部笨拙及行走不稳。当颈椎发生退行性变而使脊髓受压时，会出现锥体束受压症状。CSM 是 55 岁以上脊髓病患者的最常见病因。全面采集病史并进行体格检查可以早期诊断和预防进一步的神经功能障碍，并改善临床疗效。CSM 临床表现各不相同，根据其严重程度和伴随症状，其愈后也异常复杂。根据临床症状、体征和影像学表现，颈椎畸形（CD）逐步被大家认知。尽管 CD 可以在没有神经功能障碍的情况下发生，但它的存在已被证明与 CSM 密切相关，因为颈椎对线不良会导致脊髓受压或形态改变，从而适应畸形，

导致相应神经系统症状。

20.2　脊髓型颈椎病的病理生理学

　　CSM 是颈部脊髓病的最常见原因。这是一种与年龄有关的退变性疾病，包括脊髓直接压迫和缺血性功能障碍。CSM 在男性中更常见，主要存在于 55 岁以上的患者中。CSM 患者的人口统计学特征因地理位置而异，CSM 患者的平均年龄在北美最大，在亚洲最小。脊髓压迫可以由其前部组织退变（包括骨赘和椎间盘骨赘复合体）以及后方压迫引起，并且可以跨越颈椎的多个节段。尽管退变可能发生于颈椎的任何节段，但最常发生在 C5~C6 和 C6~C7 水平。先天性颈椎管狭窄（先天性狭窄）与退行性改变共同作用，随着时间的推移更容易导致脊髓病症状。颈脊髓的髓内压增高在 MRI T2 加权像上显示为脊髓水肿信号，长期的髓内高压最终可导致脊髓软化和脱髓鞘，而这与脊髓长期压迫导致的椎管体积减小有关。

　　CSM 的发生还与颈椎后凸畸形有关，在该畸形中，畸形角度的进展会压迫和 / 或牵拉脊髓并引起症状。颈椎对位不良会导致脊髓的前缘和后缘受压，而横向直径会扩大。脊髓在脊柱的后凸节段收到牵拉与压迫，会导致髓内压升高和神经元损伤，并可能使脊髓产生脱髓鞘改变。对于颈椎后凸畸形的患者，脊髓因椎体后凸而向椎管前部漂移，并在端椎后方受到压迫。随着颈椎的后凸畸形进展，脊髓遭受额外的机械应力并被拉长。在后突畸形的颈椎屈曲时，拉长的脊髓再次出现过度拉伸，应力增加，从而导致脊髓病。

20.3　颈椎病的自然病史

　　CSM 的自然病史建立在相互矛盾的临床结果和评价的研究之上。CSM 通常发生于中老年患者，可

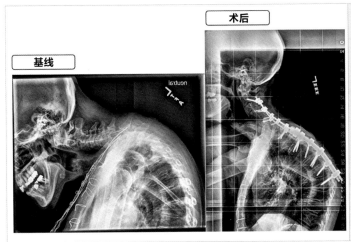

图20.1　伴有脊髓病的颈椎畸形患者术后仅改善了力线。
1例有基础脊髓病症状的颈椎畸形患者手术前后的X线片。
该患者是一名73岁的女性，TS-CL77°，CSVA90°。术前NDI
评分为42，MJOA为13。她接受了C2~T7后路融合术，并
在T2水平进行了三柱截骨。术后力线改善，TS-CL减少至
34°，CSVA减少到54°，但脊髓病症状没有改善（术后MJOA
评分14）。CSVA，颈椎矢状位垂直轴；MJOA，改良的日本
骨科学会评分；NDI，颈部残疾指数；TS-CL，T1倾斜角减
去颈椎前凸角

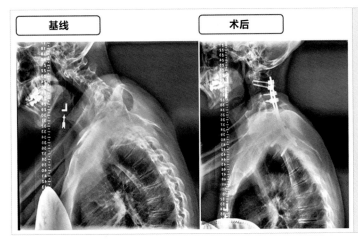

图20.2　伴有脊髓病的颈椎畸形患者术后力线和脊髓病症
状均有改善。1例有基础脊髓病症状的颈椎畸形患者手术
前后的X线片。该患者是一名58岁的女性，TS-CL72°，CSVA
40°。术前NDI评分为66，MJOA为7。她接受了C2~T3后路融
合，并且在C2~C4和C6~C7水平进行了减压和SPO。术后颈
椎力线改善，TS-CL下降至33°，CSVA减少到25°。她的脊
髓病症状也得到了改善，MJOA评分从7（严重）增加到14
（中度）。CSVA，颈椎矢状位垂直轴；MJOA，改良的日本
骨科学会评分；NDI，颈部残疾指数；TS-CL，T1倾斜角减
去颈椎前凸角

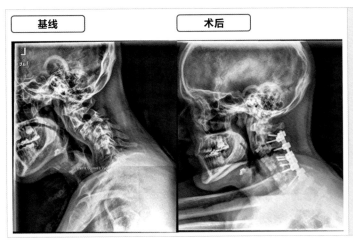

图20.3　伴有脊髓病的颈椎畸形患者术后仅改善了脊髓病
症状。1例有基础脊髓病症状的颈椎畸形患者手术前后的X
线片。该患者是一名40岁的男性，TS-CL40°，CSVA46°。
术前NDI评分为54，MJOA为11。他接受了C2~T2后路减压融
合术。术后CSVA恶化（46°~50°）。脊髓病症状明显改善
（MJOA评分从11增加到17），NDI从54改善到4。CSVA，颈
椎矢状位垂直轴；MJOA，改良的日本骨科学会评分；NDI，
颈部残疾指数；TS-CL，T1倾斜角减去颈椎前凸角

在相当一段时间内无症状出现，出现症状后进展缓慢。有研究表明，95％的CSM患者病情进展缓慢，神经功能逐步下降，只有5％的患者出现快速，急剧的恶化。其他研究也显示出类似结果，其中一些患者的神经功能迅速下降，而大部分患者的神经功能进展缓慢。

鉴于CSM是一种进行性疾病，若不进行手术干预，症状性CSM患者中有20％~60％将出现加重。CSM进展各不相同，并且因人而异，很难统一CSM治疗共识。一项前瞻性研究通过日本骨科协会（JOA）评分评估神经系统预后，结果显示有15％的患者在1年的随访中JOA评分降低或停留于14分不变，而在3年的随访中，JOA评分降低的比例为27％。在另一项前瞻性研究中作者观察到了同样的结果：CSM患者的1年的平均JOA得分为15，10年随访的平均中位JOA得分为15。与以上研究结果不同的是，一项回顾性研究显示，31％的CSM患者在3年随访时JOA评分降低，而在4年随访时，JOA评分降低的患者比例增加到37％。

一些神经功能恶化或出现影响功能症状的患者需接受手术治疗。在一项为期3~7年的随访研究中，4％~40％的保守治疗患者在4年后接受了手术治疗。一项研究提示，颈椎过度活动，节段性后凸畸形和颈椎失稳是手术治疗的指征。JOA评分的降低与症状持续时间呈负相关，严格的保守治疗有更高的改善率。脊髓受压节段数量及轴向MRI上受压严重是CSM患者进行手术治疗的重要预后因素。另有研究报道，CSM手术与改善功能、改善残疾、改善生活质量相关，而与疾病的严重程度无关。

20.4 脊髓型颈椎病的临床表现

鉴于脊髓发出的神经将信号传递扩散到身体的各个部位，因此CSM患者会出现多种症状。通常，患者会出现上肢症状，例如手无力和麻木，以及运动障碍，其特征是无法执行精细的运动，难以扣紧衬衫并持物不稳。CSM患者同样会出现平衡问题和步态不稳。不到50％的CSM患者出现颈部疼痛，尽管CD患者的这一比率更高。虽然发生率较低，CSM患者也可出现Lhermitte征阳性和括约肌功能障碍。

CSM更严重的进展表现为下肢轻度瘫痪和手部麻木。CSM最常累及C5~C6、C6~C7节段，然后是C4~C5和C3~C4节段。在脊髓损伤或症状恶化之前及早识别症状和进行治疗对于取得最佳临床效果至关重要。

20.5 与颈椎畸形相关的其他脊髓型颈椎病病因

后纵韧带骨化

后纵韧带骨化（OPLL）可引起颈椎管狭窄。OPLL是引起颈椎病的最常见原因之一，特别是在亚洲人群中，日本人的患病率最高（发生率为1.9％~4.3％）。随着OPLL的进展，它最终会导致脊髓受压和脊髓病。文献报道颈椎椎板切除后出现后凸畸形，在治疗OPLL时，颈椎对线不良是关键的考虑因素。通过椎管成形术治疗椎管内占位大于60％的OPLL患者时，颈椎前凸（Cervical Lordosis，CL）至关重要，有研究显示，即使椎管内骨性占位比例高，椎板成形术后颈椎前凸越大，疗效越佳。K线用单一标准评价颈椎对线和OPLL大小，可帮助外科医生在考虑颈椎畸形的情况下决定OPLL患者的手术方式。从C2将C7的椎管中点绘制K线，然后将OPLL病例分为两种情况：K线（＋），OPLL不超过K线；K线（－），OPLL超出K线。

20.6 寰枢椎脱位

寰枢椎脱位是指寰枢椎间的稳定性丧失，由外伤、炎症、特发性或先天性异常引起的关节之间正常关系的丧失。脊髓病是寰枢椎脱位的一种临床表现，可导致更严重的症状，并增加与寰枢椎脱位相关的发病率和死亡率。虽然罕见，但寰枢椎脱位与复杂的通常需要手术干预的CD相关。已有研究表明，下颈椎的排列在某种程度上是由寰枢椎脱位方向决定的，前脱位导致下颈椎过度前凸，后脱位导致颈椎曲度变直或后凸畸形，所有这些都是为了维持整体平衡。

颈椎鹅颈畸形首先被报道于多节段椎板切除术、肿瘤切除术和骨髓炎患者中，其次是上颈椎手术史的患者。最近，研究着眼于鹅颈畸形患者的术前畸形发展，慢性寰枢椎脱位的患者存在颈枕后凸畸形和下颈椎过度前凸。另一项研究探讨了继发于慢性寰枢椎脱位的天鹅颈畸形的是否可以通过矫正颈枕畸形得以恢复，并将天鹅颈畸形定义为下颈椎前凸大于 30° 并伴有上颈椎后凸（小于 0°）。作者发现，这些鹅颈畸形可以在矫正颈枕 CD 后缓慢自行恢复。

20.7　Chiari 畸形

Chiari 畸形最常见的是 1 型，小脑扁桃体疝出于于枕骨大孔下方，引起脑干和脊髓受压，中断脑脊液。一名 51 岁患者因 Chiari 畸形接受硬膜内手术，术后复发脊髓型颈椎病，进行性后凸 CD 和脊髓拴系。尽管临床表现不同，脊柱畸形通常与 Chiari 1 畸形相关。

20.8　脊髓型颈椎病和颈椎畸形

20.8.1　颈椎畸形合并脊髓型颈椎病

伴有颈椎后凸畸形的 CSM 是由小关节和椎间盘退变逐渐引起的卢斯卡骨关节半脱位所致。根据以前的报告介绍，CD 和 CSM 大多数同时发生于 60 岁以上的患者中，其中大多数是男性。考虑到脊柱后凸畸形的进展会导致颈椎病恶化以及可能不可逆转的脊髓压迫和脊髓病症状，对于同时患有 CD 及 CSM 的患者，其手术治疗比例可能要高于患有单独 CD 或 CSM 的患者。通过外科矫正脊椎对线不良和 CSM 引起的脊髓受压，可以缓解神经功能障碍加重，并有助于改善患者的整体生活质量。大家均了解 CSM 的自然病史，其一旦出现症状通常会快速进展，对这些合并 CSM 的 CD 患者，早期手术干预可改善预后。

CD 是一组复杂的疾病，其病因包括退变，炎性关节病、创伤、外科手术及其他原因。CD 在冠状面和矢状面均可发生。但是，矢状面畸形更为常见。畸形可以是原发性（通常是先天性的）或继发性（医源性或强直性脊柱炎）。颈椎后凸畸形是最常见的颈椎畸形，通常是医源性因素造成，比如椎板切除术后出现的后凸畸形。当畸形开始出现时，会导致姿势改变，包括头部和颈部向前移动，并且施加于脊柱上的负荷变化会对脊柱畸形产生进一步影响。此外，有报道称合并 CSM 的低头畸形会进展为弹性下

颌贴胸畸形，尽管这种情况很少见，但会给患者的生活质量带来严重影响。这些临床表现显示出 CD 和 CSM 相似且相互联系的退变过程，因为椎骨的后凸畸形加剧了多间盘退变对脊髓造成的压迫作用。

早先的报道显示上颈椎与下颈椎排列的相互影响。研究表明，上颈椎融合手术后，尤其是寰枢椎脱位的患者，下颈椎的排列可能产生相应改变。另一项研究表明，通过手术将寰枢椎关节固定于过度前凸时，下颈椎会代偿为矢状面后凸畸形。另一项研究表明，对于上颈椎和下颈椎同时存在畸形的复杂的颈畸形患者，矫正上颈椎畸形时，下颈椎畸形可得到恢复。他们还发现，在颈枕畸形矫正术后，年龄是重要且独立的预测因素，与下颈椎的恢复角度有关，提示年轻和颈椎弹性较好的患者术后可以更好地代偿以保持水平直视。有个案报道显示一名急性鹅颈后凸畸形的患者，在椎板切除术后出现了椎管狭窄和脊髓受压。

20.8.2　合并的 CD 的常用分类 CSM 和影像学表现

CD 的新分类系统的发展是基于 CD 矫正技术的进展以及对颈椎矢状面对线的深入理解。Ames-ISSG 等开发的这种分类系统主要根据畸形定点的位置（位于颈椎、胸椎还是颈胸交界处）来描述 CD，并以以下参数做出进一步描述：颈椎矢状垂直轴（cervical Sagit Tal Vertical Axis，cSVA）、T1 倾斜角减去颈椎前凸角（T1 Slope Minus Cervical Lordosis，TS-CL）、颌眉垂线角（Chin‐Brow Vertical Angle，CBVA）、改良 SRS-Schwab 分型和改良的 JOA（MJOA）评分。我们发现新分型中增加对脊髓病的评估至关重要。颈椎后凸畸形加重后，前方的致病因素导致脊髓悬垂且过度拉长，从而导致脊髓病的进展。这会导致脊髓直接的神经损伤和缺血性改变。CD 矫正改善了影像上显示的颈椎对位，并改善了疼痛、残疾以及神经和脊髓病相关预后。

20.8.3　相关的影像学参数

评估颈椎对位的最常见的放射学参数包括 CL、cSVA、TS-CL 和 CBVA。在年轻人中，CL 的标准值

范围为 15°±10°，60 岁以上患者为 25°±16°。虽然 CSVA 的标准值为（1.5±1）cm，但研究表明 CSVA 大于 4cm 与健康相关生活质量评分（Health-Related Quality-Of-Life，HRQOL）的下降直接相关。TS-CL 同时考虑了 CL 和 T1 斜率，研究表明该参数应小于 17°，TS-CL 值越高，临床疗效越差。CBVA 值在 Ames 的 CD 分类系统中范围从 1°~10°，该参数特别适用于处理严重，僵硬的后凸 CD，因为水平视线的丢失会显著影响生活质量和日常活动。

20.8.4 颈椎畸形与脊髓型颈椎病改善与预后的关系

多项研究检查了无症状和脊柱畸形患者的影像学参数与 HRQOL 评分之间的关系，并且者之间的相关性已得到很好的证实。Tang 等得出结论，C2~C7 SVA 大于 4cm 的畸形矫正术后，术后 6 个月的颈部残疾指数（Neck Disability Index，NDI）评分更差。他们研究的局限之一是由于缺乏可用数据而无法对术前颈椎畸形程度和 HRQOL 得分做出评价。最近，Iyer 等研究了退行性颈椎病患者的颈部残疾与术前颈椎畸形之间的关系。他们得出结论，CL 和 T1 倾斜角增加与 NDI 减少相关。发现增加 CSVA 是术前高 NDI 的独立预测因素。这两项研究均证明，在治疗颈椎矢状面畸形时，将 CSVA 恢复至 4cm 以下作为目标非常重要。但是重要的是需要注意，颈椎对位并不是恢复 CD 矫正手术后改善患者预后的唯一因素。术后脊髓病的改善也可能有助于改善患者的预后指标，但这种影响的程度在文献中尚不明确。

此外，一项纳入重度 CD 患者的前瞻性研究表明，术后 1 年，与仅在畸形参数方面有所改善的患者相比，脊髓病症状和 MJOA 功能评分的改善与的良好预后显著相关。此报告与其他初步研究表明，CD 畸形术后，颈椎对位的矫正和改善与预后有着密切的联系，是患者生活质量改善的关键驱动因素。

20.9 颈椎畸形引起的脊髓症状

进行性颈椎后凸畸形与脊髓病相关。脊柱畸形会导致脊髓向椎体飘移并拉长，从而增加脊髓的张力。如前所述，随着弯曲的加重，脊髓受压形状趋于扁平。脊髓相对固定导致髓内压升高以及神经元损伤和脊髓脱髓鞘。另外，当脊髓上的血管变扁时，血液供应减少，出现异常的血液供应。一项以小猎鸟为对象研究发现，后凸畸形程度与脊髓扁平化程度之间存在显著相关性。通过血管造影进一步研究显示，脊髓前部血供减少。颈椎矢状面畸形与颈椎病紧密联系。当脊柱发生退行性变化并形成骨赘时，除了韧带和小关节肥大以外，还会出现颈椎管狭窄并压迫脊髓。长期狭窄和压迫可导致脊髓缺血，从而导致灰质和白质脱髓鞘和坏死。脊髓的变化可首先观察到压迫节段的高信号强度检测，然后出现脊髓软化或坏死变化的"蛇眼"表现。

20.10 颈椎畸形和脊髓型颈椎病的外科治疗

20.10.1 颈椎畸形和脊髓型颈椎病患者的技术目标

无神经受压的颈椎畸形可不行中央管减压。如果仅靠矫形无法获得足够的脊髓减压，则除了矫正畸形和维持稳定外，还需要进行中央管减压。引起脊髓病的脊髓原有损伤可能是直接压迫的结果，也可能是由于畸形牵张的结果。在决定最合适的手术方法之前，外科医生有两个需要考虑的相关因素。首先是确定矫正畸正的方法，其次是考虑神经减压的入路。某些患者中，仅靠畸形复位即可充分减压。现有但尚未发表的数据表明，对于颈椎畸形并存在脊髓病症状的患者，仅靠调整畸形即可改善一部分患者的症状。其他需要考虑的变量包括年龄、并发症、全脊柱矢状面稳定性、颈椎矢状面稳定性、刚性或柔性 CD、吸烟状况、体重指数、既往颈椎手术入路、合并胸腰椎畸形、腹侧与背侧压迫、局灶性或弥漫性压迫及致压原因。入路可选择腹侧，背侧或两者结合。

后方减压的常规术式包括单纯椎板切除术、椎板成形术以及融合术。决定手术方式时，颈椎对线和前凸是重要因素。单纯椎板切除术是侵入性最小的手术，但即使在术前颈椎曲度变直（30%）和脊柱前凸存在（14%）的患者中，术后颈椎后凸畸形的发生率也会增加。在颈椎存在畸形的病例中，单独椎板切除术的适用性更低。

在 2013 年发表的一篇综述指出，手术治疗 CSM 时，与椎管成形术相比，椎板减压 + 融合术的总体有效率并不高于前者。此外，只有两篇文章研究了两种方法对后凸畸形的发展的影响。一篇针对多节段 CSM 患者的文章发现，椎板切除 + 融合术的椎体后凸畸形发生率比椎管成形术高（0∶15%）。该研究还发现椎板切除 + 融合组的椎体前凸丢失明显高于椎板成形术。术前存在 CL 的 CSM 患者中，椎板成形术后脊柱前凸轻度增加（1.8°），并保持了术前活动度的 87.9%。最近的一项大型研究结果更为直观，其比较了椎板成形术与椎板切除 + 融合术，尽管融合组术前脊柱前凸明显更小（5.8°∶10.9°），但两组术后矢状面 Cobb 角并未发现有明显差异。通过测量 Nurick 评分发现，融合手术与神经功能改善有关。但其手术时间长，失血量多。两组之间的颈部疼痛评分相差不大。这项研究强调了在 CD 中这两种方法之间无法进行匹配比较的偏倚。具体而言，对于术前矢状面平衡较差的患者，外科医生不太可能在两个后路选项之间随机选择，而是会选择椎板切除术 + 融合术而不是椎板成形术。

前路神经减压的方法包括前颈椎间盘切除术 + 融合术、前路椎间盘置换术、椎体次全切除术、前颈椎间盘切除术 + 融合术 + 椎体切除术。有人建议，无背侧压迫的 CSM 患者，采用多个前路椎间盘切除术代替椎体切除术或椎间盘切除术 + 椎体次全切除术，可能获得较好的神经功能恢复，更轻微的颈部疼痛和更好的矢状面矫形效果。

20.10.2 颈椎畸形伴脊髓型颈椎病患者的手术目标

目前比较 CD 伴 CSM 患者前后入路预后的文献不足。Uchida 等比较了 CSM 合并颈椎后凸畸形大于 10 度患者的前路减压 + 融合与后路开门手术术的情况，这些患者在侧位 X 线片上也处于中立位置（平均：15.9° ±5.9°），且颈椎后凸至少达到 10°。他们的研究结果表明，与椎板成形术相比，前路椎体次全切除术在中立位和屈曲位的后凸角要小得多。对 CSM 的前路和后路手术进行比较（不限于畸形）的

更多综述发现，两者均无明显优势。MJOA 的神经功能预后相似，C5 麻痹的发生率相似，后路手术的椎管直径较大，前路手术的感染率较低，后路的吞咽困难发生率较低。

目前并没有理想的畸形矫正度数。一项对 56 例 CSM 手术病例的分析发现，通过 MJOA 测量，颈椎矢状位平衡（C2~C7）与脊髓病严重程度之间无相关性。但此项研究并非专门针对畸形人群。Tang 等的研究结果表明，在接受颈椎后路融合术的患者中，C2 SVA 测量的矢状 CD 与术后 HRQOL 降低有关。他们建议将大于 40mm 的 C2~C7 SVA 作为阈值，超过此阈值将对 HRQOL 产生负面影响。这建议将 C2~C7 SVA 减小为小于 40mm，作为 CD 校正的最小阈值；但是，有必要进一步研究以确认这一点。在校正 CD 时需要评估的其他放射学参数包括：T1S－C2－C7 脊柱前凸小于 15°，CBVA 为 –10° ~ 20°。CBVA 低于 –10° 的患者在水平注视测试中得分明显较低。已提出 CBVA 上限为 20°，但上限为 10° 可能是一个更好的目标。T1 倾斜角和 CL（T1S－C2－C7 前凸）之间的不匹配可以解释随着 T1 倾斜角的增加，对脊柱前凸需求也相应增加。专家的意见指出，小于 15° 是一个合理的目标。应当再次指出，先前提到的对准参数在文献中已被确认为公认的值，但是必须对每位患者进行评估并根据他们的特殊需要和畸形进行治疗。从恢复畸形功能的角度来看，手术目标应该是恢复平视，减少肌肉紧张并最大限度地减少轴向颈痛。最后，研究表明，在所有后凸畸形亚型中，颈椎伸直时脊髓压迫增加幅度大于屈曲时幅度。这表明，在尝试矫正畸形之前对脊髓进行减压是明智的选择，特别是对于过伸型畸形。

总之，在 CSM 和颈椎畸形的情况下，手术目标是双重的，即神经减压以及 CD 的减少和稳定。目前缺乏具体手术入路的证据。外科医生必须根据受压的位置、畸形的大小以及他们对各种方法熟悉程度，对患者进行个性化处理。

20.10.3 并发颈椎畸形和脊髓型颈椎病的病例实例

我们展示了并发 CD 和 CSM 患者的 3 个案例。

在图 20.1 中，患者只能在术后改善颈椎对线。在图
20.3 中，患者仅在脊髓病方面有所改善，术后 CSVA
增加。

图 20.2 显示了患有 CSM 的 CD 患者，该患者在
手术矫正后颈椎排列和脊髓病症状均得到改善。

参考文献：

[1] Lebl DR, Hughes A, Cammisa FP, Jr, O'Leary PF. Cervical spondylotic myelopathy: pathophysiology, clinical presentation, and treatment. HSS J. 2011; 7(2):170–178.

[2] Yarbrough CK, Murphy RKJ, Ray WZ, Stewart TJ. The natural history and clinical presentation of cervical spondylotic myelopathy. Adv Orthop. 2012;2012:480643.

[3] Klineberg E. Cervical spondylotic myelopathy: a review of the evidence. Orthop Clin North Am. 2010; 41(2):193–202.

[4] Montgomery DM, Brower RS. Cervical spondylotic myelopathy. Clinical syndrome and natural history. Orthop Clin North Am. 1992; 23(3):487–493.

[5] Fehlings MG, Kopjar B, Ibrahim A, et al. Geographic variations in clinical presentation and outcomes of decompressive surgery in patients with symptomatic degenerative cervical myelopathy: analysis of a prospective, international multicenter cohort study of 757 patients. Spine J. 2018; 18(4):593–605.

[6] Payne EE, Spillane JD. The cervical spine; an anatomico-pathological study of 70 specimens (using a special technique) with particular reference to the problem of cervical spondylosis. Brain. 1957; 80(4):571–596.

[7] Ahn JS, Lee JK, Kim BK. Prognostic factors that affect the surgical outcome of the laminoplasty in cervical spondylotic myelopathy. Clin Orthop Surg. 2010;2(2):98–104.

[8] Breig A, Turnbull I, Hassler O. Effects of mechanical stresses on the spinal cord in cervical spondylosis. A study on fresh cadaver material. J Neurosurg. 1966;25(1):45–56.

[9] Lee J, Koyanagi I, Hida K, Seki T, Iwasaki Y, Mitsumori K. Spinal cord edema: unusual magnetic resonance imaging findings in cervical spondylosis. J Neurosurg.2003; 99(1) Suppl:8–13.

[10] Tetreault LA, Dettori JR, Wilson JR, et al. Systematic review of magnetic resonance imaging characteristics that affect treatment decision making and predict clinical outcome in patients with cervical spondylotic myelopathy. Spine.2013; 38(22) Suppl 1:S89–S110.

[11] Dickson RA. The aetiology of spinal deformities. Lancet. 1988; 1(8595):1151–1155.

[12] Uchida K, Nakajima H, Sato R, et al. Cervical spondylotic myelopathy associated with kyphosis or sagittal sigmoid alignment: outcome after anterior or posterior decompression. J Neurosurg Spine. 2009; 11(5):521–528.

[13] Albert TJ, Vacarro A. Postlaminectomy kyphosis. Spine. 1998; 23(24):2738–2745.

[14] Masini M, Maranhão V. Experimental determination of the effect of progressive sharp-angle spinal deformity on the spinal cord. Eur Spine J. 1997; 6 (2):89–92.

[15] Cuellar J, Passias P. Cervical spondylotic myelopathy: a review of clinical diagnosis and treatment. Bull Hosp Jt Dis (2013). 2017; 75(1):21–29.

[16] Matz PG, Anderson PA, Holly LT, et al. Joint Section on Disorders of the Spine and Peripheral Nerves of the American Association of Neurological Surgeons and Congress of Neurological Surgeons. The natural history of cervical spondylotic myelopathy. J Neurosurg Spine. 2009; 11(2):104–111.

[17] Clarke E, Robinson PK. Cervical myelopathy: a complication of cervical spondylosis. Brain. 1956; 79(3):483–510.

[18] Nurick S. The pathogenesis of the spinal cord disorder associated with cervical spondylosis. Brain. 1972; 95(1):87–100.

[19] Lees F, Turner JW. Natural history and prognosis of cervical spondylosis. BMJ 1963; 2(5373):1607–1610.

[20] Tetreault LA, Côté P, Kopjar B, Arnold P, Fehlings MG, AOSpine North America and International Clinical Trial Research Network. A clinical prediction model to assess surgical outcome in patients with cervical spondylotic myelopathy: internal and external validations using the prospective multicenter AOSpine North American and international datasets of 743 patients. Spine J. 2015; 15(3):388–397.

[21] Karadimas SK, Erwin WM, Ely CG, Dettori JR, Fehlings MG. Pathophysiology and natural history of cervical spondylotic myelopathy. Spine. 2013; 38(22)Suppl 1:S21–S36.

[22] Kalsi-Ryan S, Karadimas SK, Fehlings MG. Cervical spondylotic myelopathy: the clinical phenomenon and the current pathobiology of an increasingly prevalent and devastating disorder. Neuroscientist. 2013; 19(4):409–421.

[23] Kadaňka Z, Bednařík J, Novotný O, Urbánek I, Dušek L. Cervical spondylotic myelopathy: conservative versus surgical treatment after 10 years. Eur Spine J. 2011; 20(9):1533–1538.

[24] Kadanka Z, Mares M, Bednaník J, et al. Approaches to spondylotic cervical myelopathy: conservative versus surgical results in a 3-year follow-up study.Spine. 2002; 27(20):2205–2210, discussion 2210–2211.

[25] Kadanka Z, Mares M, Bednarík J, et al. Predictive factors for spondylotic cervical myelopathy treated conservatively or surgically. Eur J Neurol. 2005; 12(1):55–63.

[26] Kadanka Z, Bednařík J, Vohánka S, et al. Conservative treatment versus surgery in spondylotic cervical myelopathy: a prospective randomised study.Eur Spine J. 2000; 9(6):538–544.

[27] Matsumoto M, Chiba K, Ishikawa M, Maruiwa H, Fujimura Y, Toyama Y. Relationships between outcomes of conservative treatment and magnetic resonance imaging findings in patients with mild cervical myelopathy caused by soft disc herniations. Spine. 2001; 26(14):1592–1598.

[28] Matsumoto M, Toyama Y, Ishikawa M, Chiba K, Suzuki N, Fujimura Y. Increased signal intensity of the spinal cord on magnetic resonance images in cervical compressive myelopathy. Does it predict the outcome of conservative treatment? Spine. 2000; 25(6):677–682.

[29] Nakamura K, Kurokawa T, Hoshino Y, Saita K, Takeshita K, Kawaguchi H. Conservative treatment for cervical spondylotic myelopathy: achievement and sustainability of a level of "no disability". J Spinal Disord. 1998; 11(2):175–179.

[30] Oshima Y, Seichi A, Takeshita K, et al. Natural course and prognostic factors in patients with mild cervical spondylotic myelopathy with increased signal intensity on T2-weighted magnetic resonance imaging. Spine. 2012; 37(22):1909–1913.

[31] Sumi M, Miyamoto H, Suzuki T, Kaneyama S, Kanatani T, Uno K. Prospective cohort study of mild cervical spondylotic myelopathy without surgical treatment. J Neurosurg Spine. 2012; 16(1):8–14.

[32] Yoshimatsu H, Nagata K, Goto H, et al. Conservative treatment for cervical spondylotic myelopathy. prediction of treatment effects by multivariate analysis. Spine J. 2001; 1(4):269–273.

[33] Shimomura T, Sumi M, Nishida K, et al. Prognostic factors for deterioration of patients with cervical spondylotic myelopathy after nonsurgical treatment. Spine. 2007; 32(22):2474–2479.

[34] Fehlings MG, Wilson JR, Kopjar B, et al. Efficacy and safety of surgical decompression in patients with cervical spondylotic myelopathy: results of the AOSpine North America prospective multi-center study. J Bone Joint Surg Am.2013; 95(18):1651–1658.

[35] Geck MJ, Eismont FJ. Surgical options for the treatment of cervical spondylotic myelopathy. Orthop Clin North Am. 2002; 33(2):329–348.

[36] Li H, Wang J, Chen G, Li F, Zhu J, Chen Q. Combined upper cervical canal stenosis and cervical ossification of the posterior longitudinal ligament resulting in myelopathy: A case series and literature review. J Clin Neurosci.2017; 45:270–275.

[37] Matsunaga S, Sakou T. Ossification of the posterior longitudinal ligament of the cervical spine: etiology and natural history. Spine. 2012; 37(5):E309–E314.

[38] Kim TJ, Bae KW, Uhm WS, Kim TH, Joo KB, Jun JB. Prevalence of ossification of the posterior longitudinal ligament of the cervical spine. Joint Bone Spine. 2008; 75(4):471–474.

[39] Ikegawa S. Genetics of ossification of the posterior longitudinal ligament of the spine: a mini review. J Bone Metab. 2014; 21(2):127–132.

[40] Harsh GR, IV, Sypert GW, Weinstein PR, Ross DA, Wilson CB. Cervical spine stenosis secondary to ossification of the posterior longitudinal ligament. J Neurosurg. 1987; 67(3):349–357.

[41] Lin D, Ding Z, Lian K, Hong J, Zhai W. Cervical ossification of the posterior longitudinal ligament: Anterior versus posterior approach. Indian J Orthop.2012; 46(1):92–98.

[42] Kim B, Yoon DH, Shin HC, et al. Surgical outcome and prognostic factors of anterior decompression and fusion for cervical compressive myelopathy due to ossification of the posterior longitudinal ligament. Spine J. 2015; 15(5):875–884.

[43] Kaptain GJ, Simmons NE, Replogle RE, Pobereskin L. Incidence and outcome of kyphotic deformity following laminectomy for cervical spondylotic myelopathy. J Neurosurg. 2000; 93(2) Suppl:199–204.

[44] Fujimori T, Iwasaki M, Okuda S, et al. Long-term results of cervical myelopathy due to ossification of the posterior longitudinal ligament with an occupying ratio of 60% or more. Spine. 2014; 39(1):58–67.

[45] Fujiyoshi T, Yamazaki M, Kawabe J, et al. A new concept for making decisions regarding the surgical approach for cervical ossification of the posterior longitudinal ligament: the K-line. Spine. 2008; 33(26):E990–E993.

[46] Yang SY, Boniello AJ, Poorman CE, Chang AL, Wang S, Passias PG. A review of the diagnosis and treatment of atlantoaxial dislocations. Global Spine J. 2014; 4(3):197–210.

[47] Wang S, Passias PG, Cui L, et al. Does atlantoaxial dislocation influence the subaxial cervical spine? Eur Spine J. 2013; 22(7):1603–1607.

[48] Wadia NH. Myelopathy complicating congenital atlanto-axial dislocation. (Astudy of 28 cases). Brain. 1967; 90(2):449–472.

[49] Reddy KRM, Rao GSU, Devi BI, Prasad PVS, Ramesh VJ. Pulmonary function after surgery for congenital atlantoaxial dislocation: a comparison with surgery for compressive cervical myelopathy and craniotomy. J Neurosurg Anesthesiol.2009; 21(3):196–201.

[50] Papadopoulos SM, Dickman CA, Sonntag VK. Atlantoaxial stabilization in rheumatoid arthritis. J Neurosurg. 1991; 74(1):1–7.

[51] Sim FH, Svien HJ, Bickel WH, Janes JM. Swan-neck deformity following extensive cervical laminectomy. A review of twenty-one cases. J Bone Joint Surg Am. 1974; 56(3):564–580.

[52] Fassett DR, Clark R, Brockmeyer DL, Schmidt MH. Cervical spine deformity associated with resection of spinal cord tumors. Neurosurg Focus. 2006; 20(2):E2.

[53] Malik GM, Crawford AH, Halter R. Swan-neck deformity secondary to osteomyelitis of the posterior elements of the cervical spine. Case report. J Neurosurg.1979; 50(3):388–390.

[54] Toyama Y, Matsumoto M, Chiba K, et al. Realignment of postoperative cervical kyphosis in children by vertebral remodeling. Spine. 1994; 19(22):2565–2570.

[55] Passias PG, Wang S, Kozanek M, Wang S, Wang C. Relationship between the alignment of the occipitoaxial and subaxial cervical spine in patients with congenital atlantoaxial dislocations. J Spinal Disord Tech. 2013; 26(1):15–21.

[56] Passias PG, Wang S, Zhao D, Wang S, Kozanek M, Wang C. The reversibility of swan neck deformity in chronic atlantoaxial dislocations. Spine. 2013; 38(7): E379–E385.

[57] Speer MC, Enterline DS, Mehltretter L, et al. Review article: Chiari Type I malformation with or without syringomyelia: prevalence and genetics. J Genet Couns. 2003; 12(4):297–311.

[58] McVige JW, Leonardo J. Neuroimaging and the clinical manifestations of Chiari malformation Type I (CMI). Curr Pain Headache Rep. 2015; 19(6):18.

[59] Akar E, Kara S, Akdemir H, Kırış A. 3D structural complexity analysis of cerebellum in Chiari malformation type I. Med Biol Eng Comput. 2017; 55 (12):2169–2182.

[60] Heller RS, Hwang SW, Riesenburger RI. Dorsal cervical spinal cord herniation precipitated by kyphosis deformity correction for spinal cord tethering. World Neurosurg. 2017; 100:709.e1–709.e4.

[61] Kelly MP, Guillaume TJ, Lenke LG. Spinal deformity associated with Chiari malformation. Neurosurg Clin N Am. 2015; 26(4):579–585.

[62] Eule JM, Erickson MA, O'Brien MF, Handler M. Chiari I malformation associated with syringomyelia and scoliosis: a twenty-year review of surgical and nonsurgical treatment in a pediatric population. Spine. 2002; 27(13):1451–1455.

[63] Smith JS, Ramchandran S, Lafage V, et al. Prospective multicenter assessment of early complication rates associated with adult cervical deformity surgery in 78 patients. Neurosurgery. 2016; 79(3):378–388.

[64] Smith JS, Lafage V, Schwab FJ, et al. International Spine Study Group. Prevalence and type of cervical deformity among 470 adults with thoracolumbar deformity. Spine. 2014; 39(17):E1001–E1009.

[65] Scheer JK, Tang JA, Smith JS, et al. International Spine Study Group. Cervical spine alignment, sagittal deformity, and clinical implications: a review. J Neurosurg Spine. 2013; 19(2):141–159.

[66] Steinmetz MP, Stewart TJ, Kager CD, Benzel EC, Vaccaro AR. Cervical deformity correction. Neurosurgery. 2007; 60(1, Suppl 1):S90–S97.

[67] Belanger TA, Milam RA, IV, Roh JS, Bohlman HH. Cervicothoracic extension osteotomy for chin-on-chest deformity in ankylosing spondylitis. J Bone Joint Surg Am. 2005; 87(8):1732–1738.

[68] Zdeblick TA, Bohlman HH. Cervical kyphosis and myelopathy. Treatment by anterior corpectomy and strut-grafting. J Bone Joint Surg Am. 1989; 71(2):170–182.

[69] Rahimizadeh A, Soufiani HF, Rahimizadeh S. Cervical spondylotic myelopathy secondary to dropped head syndrome: report of a case and review of the literature.Case Rep Orthop. 2016; 2016:5247102.

[70] Kraus DR, Peppelman WC, Agarwal AK, DeLeeuw HW, Donaldson WF, III. Incidence of subaxial subluxation in patients with generalized rheumatoid arthritis who have had previous occipital cervical fusions. Spine. 1991; 16(10) Suppl:S486–S489.

[71] Agarwal AK, Peppelman WC, Kraus DR, et al. Recurrence of cervical spine instability in rheumatoid arthritis following previous fusion: can disease progression be prevented by early surgery? J Rheumatol. 1992; 19(9):1364–1370.

[72] Zygmunt SC, Christensson D, Säveland H, Rydholm U, Alund M. Occipito-cervical fixation in rheumatoid arthritis–an analysis of surgical risk factors in 163 patients. Acta Neurochir (Wien). 1995; 135(1–2):25–31.

[73] Yoshimoto H, Ito M, Abumi K, et al. A retrospective radiographic analysis of subaxial sagittal alignment after posterior C1-C2 fusion. Spine. 2004; 29(2):175–181.

[74] Rahme R, Boubez G, Bouthillier A, Moumdjian R. Acute swan-neck deformity and spinal cord compression after cervical laminectomy. Can J Neurol Sci.2009; 36(4):504–506.

[75] Gore DR, Sepic SB, Gardner GM. Roentgenographic findings of the cervical spine in asymptomatic people. Spine. 1986; 11(6):521–524.

[76] Tang JA, Scheer JK, Smith JS, et al. ISSG. The impact of standing regional cervical sagittal alignment on outcomes in posterior cervical fusion surgery. Neurosurgery.2015; 76 Suppl 1:S14–S21, discussion S21.

[77] Protopsaltis TS, Terran J, Bronsard N, et al. T1 slope minus cervical lordosis (TS-CL), the cervical answer to PI-LL, defines cervical sagittal deformity in patients undergoing thoracolumbar osteotomy. Paper presented at: Cervical Spine Research Society (CSRS) Annual Meeting; December 5–7, 2013.

[78] Suk KS, Kim KT, Lee S-HS, Kim JM. Significance of chin-brow vertical angle in correction of kyphotic deformity of ankylosing spondylitis patients. Spine.2003; 28(17):2001–2005.

[79] Ames CP, Smith JS, Eastlack R, et al. International Spine Study Group. Reliability assessment of a novel cervical spine deformity classification system. J Neurosurg Spine. 2015; 23(6):673–683.

[80] Tang JA, Scheer JK, Smith JS, et al. ISSG. The impact of standing regional cervical sagittal alignment on outcomes in

posterior cervical fusion surgery. Neurosurgery.2012; 71(3):662–669, discussion 669.

[81] Iyer S, Nemani VM, Nguyen J, et al. Impact of cervical sagittal alignment parameters on neck disability. Spine. 2016; 41(5):371–377.

[82] Ames CP, Blondel B, Scheer JK, et al. Cervical radiographical alignment: comprehensive assessment techniques and potential importance in cervical myelopathy. Spine. 2013; 38(22) Suppl 1:S149–S160.

[83] Passias PG, Lavery J, Ramchandran S, et al. The relationship between improvements in myelopathy and sagittal realignment in cervical deformity surgery.Spine J. 2017; 17(10) Suppl:S137–S138.

[84] Deutsch H, Haid RW, Rodts GE, Mummaneni PV. Postlaminectomy cervical deformity. Neurosurg Focus. 2003; 15(3):E5.

[85] Scheer JK, Ames CP, Deviren V. Assessment and treatment of cervical deformity. Neurosurg Clin N Am. 2013; 24(2):249–274.

[86] Shimizu K, Nakamura M, Nishikawa Y, Hijikata S, Chiba K, Toyama Y. Spinal kyphosis causes demyelination and neuronal loss in the spinal cord: a new model of kyphotic deformity using juvenile Japanese small game fowls. Spine. 2005; 30(21):2388–2392.

[87] Matz PG, Anderson PA, Holly LT, et al. Joint Section on Disorders of the Spine and Peripheral Nerves of the American Association of Neurological Surgeons and Congress of Neurological Surgeons. The natural history of cervical spondylotic myelopathy. J Neurosurg Spine. 2009; 11(2):104–111.

[88] Al-Mefty O, Harkey LH, Middleton TH, Smith RR, Fox JL. Myelopathic cervical spondylotic lesions demonstrated by magnetic resonance imaging. J Neurosurg.1988; 68(2):217–222.

[89] Yoon ST, Hashimoto RE, Raich A, Shaffrey CI, Rhee JM, Riew KD. Outcomes after laminoplasty compared with laminectomy and fusion in patients with cervical myelopathy: a systematic review. Spine. 2013; 38(22) Suppl 1:S183–S194.

[90] Woods BI, Hohl J, Lee J, Donaldson W, III, Kang J. Laminoplasty versus laminectomy and fusion for multilevel cervical spondylotic myelopathy. Clin Orthop Relat Res. 2011; 469(3):688–695.

[91] Machino M, Yukawa Y, Hida T, et al. Cervical alignment and range of motion after laminoplasty: radiographical data from more than 500 cases with cervical spondylotic myelopathy and a review of the literature. Spine. 2012; 37(20):E1243–E1250.

[92] Lau D, Winkler EA, Than KD, Chou D, Mummaneni PV. Laminoplasty versus laminectomy with posterior spinal fusion for multilevel cervical spondylotic myelopathy: influence of cervical alignment on outcomes. J Neurosurg Spine.2017; 27(5):508–517.

[93] Lawrence BD, Shamji MF, Traynelis VC, et al. Surgical management of degenerative cervical myelopathy: a consensus statement. Spine. 2013; 38(22)Suppl 1:S171–S172.

[94] Lawrence BD, Jacobs WB, Norvell DC, Hermsmeyer JT, Chapman JR, Brodke DS. Anterior versus posterior approach for treatment of cervical spondylotic myelopathy: a systematic review. Spine. 2013; 38(22) Suppl 1:S173–S182.

[95] Smith JS, Lafage V, Ryan DJ, et al. Association of myelopathy scores with cervical sagittal balance and normalized spinal cord volume: analysis of 56 preoperative cases from the AOSpine North America Myelopathy study. Spine. 2013; 38(22) Suppl 1:S161–S170.

[96] Song K, Su X, Zhang Y, et al. Optimal chin-brow vertical angle for sagittal visual fields in ankylosing spondylitis kyphosis. Eur Spine J. 2016; 25(8):2596–2604.

[97] Ruangchainikom M, Daubs MD, Suzuki A, et al. Effect of cervical kyphotic deformity type on the motion characteristics and dynamic spinal cord compression. Spine. 2014; 39(12):932–938.

第二十一章　寰枢关节截骨及复位术治疗颅颈交界区畸形

Jae Taek Hong

摘要

　　颅颈交界区（Craniovertebral Junction，CVJ）畸形是一种罕见且颇具挑战性的疾病，能够引起进行性的畸形、脊髓病、重度颈痛和功能障碍，例如吞咽困难。CVJ畸形最常见的病因包括类风湿性关节炎、创伤、肿瘤、感染和先天性骨畸形。这种畸形可能通过引起颈痛、顽固性头痛、吞咽困难和脊髓病，影响患者的生活质量。CVJ畸形的手术治疗因解剖学因素而较为复杂：由于包含周围神经血管结构和复杂的生物力学因素在内的结构间密切联系，在这个区域进行操作相对更为困难。评估上颈椎的可复性、CVJ序列、机械压迫的方向，以上因素可能影响手术策略。如果CVJ畸形是可以复位的，后路原位固定是一项可行的方案；如果畸形已经非常僵硬且C1~C2侧块关节已经失去活动度，为了让C1~C2侧块关节复位，截骨术是必要的。C1~C2关节突松解及轴向复位技术可能是有用的，尤其是当C1~C2侧块关节为CVJ侧弯畸形或颅底凹陷症（Basilar Invagination，BI）的主要病变位置时。经口入路手术治疗CVJ畸形的适应证正在减少，然而，当CVJ畸形不可复位，且腹侧骨性压迫显著时，经口入路减压并在之后行后路固定依旧是可行的手术治疗方案。在本章节中，我们将回顾数个CVJ畸形的病例，包括BI、固定性寰枢关节脱位和固定性CVJ后凸畸形。除此之外，我们也将展现CVJ序列和多种不同的针对这一复杂疾病的治疗方案的相关讨论，以及可能的预防并发症和提升手术转归的措施。

　　关键词：颅颈交界区，延髓脊髓交接区，序列，颅底凹陷症，固定性畸形，寰枢关节脱位，截骨术，关节牵引，轴向复位

21.1　介绍

　　颅颈交界区（Craniovertebral Junction，CVJ）是环绕颅底和上颈椎（寰椎和枢椎），以及其包含脑干、脊髓、椎动脉（Vertebral Artery，VA）及静脉丛在内的神经血管成分的区域。CVJ的稳定性依赖于强壮的韧带复合体与骨质结构的造型，同时两者也实现了轴向旋转（C1~C2关节）和屈伸活动（C0~C1和C1~C2关节）的功能。

　　CVJ畸形有多种病因，例如先天性的异常、肿瘤、感染、类风湿性关节炎和创伤。颅底凹陷症（basilar invagination，BI）是最常见的CVJ异常之一，无论是先天性还是后天性，表现为齿状突上移至枕骨大孔以内，引起延髓脊髓交接区的压迫性脊髓病。多种骨结构异常均伴随有BI，例如斜坡及髁突发育不良、寰椎枕化、游离齿突小骨、C1椎弓对裂和Klippel-Feil综合征。很多学者相信，骨结构的发育不良会导致BI，例如软骨发育不良、斜坡发育不良、枢椎齿突发育不良或寰椎枕化等。

　　继发性BI也被称为颅底凹陷、寰枢椎压迫、垂直沉降或颅骨沉降，其主要病因是类风湿性关节炎。C0~C1、C1~C2关节的对称性类风湿性破坏使得颅骨下沉、齿突进入枕骨大孔。然而，若类风湿关节炎仅累及单侧侧块，即可能会引起头部的旋转倾斜固定。继发性BI常能够引起齿突的圆锥形态改变和活动度下降，进而导致寰齿间距（Atlantodental Interval，ADI）的减少，这些解剖上的异常进而导致神经结构受压，也被称为假性稳定。

　　CVJ畸形导致矢状位及冠状位的失衡，进而导致由关节炎、关节不稳和C2椎孔狭窄引起的显著疼痛。除此之外，脊柱序列不齐会是潜在的威胁生命的不稳定或是延髓脊髓区压迫性脊髓病。

　　患者因CVJ畸形而表现出CVJ不稳或脊髓病相关的难治性疼痛，通常需要手术治疗。神经结构的减压、矢状位和冠状位的脊柱的序列恢复和稳定是手术干预的主要目标。

21.2 颅颈交界区序列

在胎儿发育过程中，脊柱形成字母 C 形，弯曲侧朝向背侧，开口面向胎儿前侧。这一 C 形弯曲是脊柱最初的弯曲，且能很好地适应子宫狭窄的空间。新生儿保留了这一弯曲，并随着生长和成熟，发展出后天弯曲，首先出现在颈部，之后出现在后背下部。2 个后天形成的脊柱弯曲，颈部的弯曲首先开始出现。在生命的最初数月内，颈部前凸开始形成，并发展出足够的强度和适应能力以负担他或她的头部。这一弯曲的发展方向与最初的弯曲相反。这一重要的里程碑式变化使得婴儿能够获得观察周围环境的能力。视觉的提升成就了进一步的发育，例如伸手、抓握物体和有目的的爬行。虽然有大量的因素能够影响正常的颈部弯曲，但以上所述才是大多数人具有颈椎前凸曲度的原因。

与人类一样，在四足动物中也能够发现这一后天的脊柱弯曲。然而，人类与动物间有一显著差异：相对于颅骨的上颈椎序列。这是由于人类的枕骨大孔位置与其他动物较为不同。

人类的枕骨大孔位置靠前，方向朝下（直接向下开口），其前侧部分位于双鼓线上（连接左右鼓板下侧点的线）。枕髁位于枕骨大孔前侧（枕骨底部），人类中其长度相对较短。相反，猿类的枕骨大孔位于双鼓线的后方，后侧是相对较长的枕髁。除了枕骨大孔的位置更加靠后，猿类中其开口方向也更加垂直（向后下方开口，而不是直接向下开口）。

大多数研究者将人类枕骨大孔靠前的原因解释

为双足行走时对维持头部在颈椎上方的平衡的适应。

因此，人类在站姿时，头部在脊柱上方保持天然的平衡，不需要其他力量维持。然而，四足动物和其靠后的枕骨大孔需要充分发育的颈背部肌肉及韧带组织，以负担头部的重量并维持其水平。因此，人类和四足动物间对颈背部肌肉及韧带组织需求也不同。人类与四足动物的头直肌的肌肉量也存在较大差异。对于四足动物，C1 后弓可允许头直肌附着的表面面积较大，且 VA 的 V3 段被广阔的骨骼所覆盖（图 21.1a），但在人类中，寰椎沟桥是上关节突后侧部分与 C1 后弓后外侧部分的桥状骨结构（图 21.1b），与四足动物宽阔的 C1 后弓相似。寰椎沟桥的出现率报道为 5.14%~37.83%。其可能是人类进化过程中退化的结构，因为此时上颈椎在头下部，支撑头部的肌肉不再必要了。

枕骨大孔位置的不同使得人类与其他四足动物 C0~C1 段的 CVJ 序列也不同。

当人类放松时，C0~C1 关节保持柔韧状态，同时 C1~C2 关节保持轻度伸位。这是由于人类的颈椎位于枕骨大孔下方，这一特征确保了休息时能够在节省能量的状态下维持头部和颈部的平衡，从而使人类能够有效地保持水平视觉且不需要颈部伸肌显著用力。

从影像学角度看，C1 的斜坡向后方倾斜，且 C0~C1 的后凸成角允许一定程度的自由活动以使颈部伸展，即枕骨后部与 C1 后弓间的空间能够允许上颈椎伸展（图 21.2a）。

当患者下颈椎或胸腰椎存在后凸畸形时，C0~C1

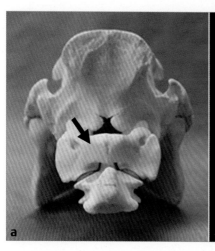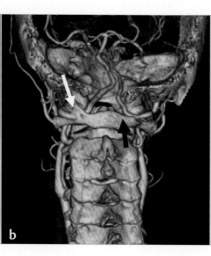

图21.1 （a）从后方观察四足动物的干燥标本，可以发现颅颈交界区和宽阔的C1后弓（箭头）。（b）CTA的3D重建显示右侧的正常C1椎弓（黑色箭头）和左侧的寰椎沟桥（白色箭头）覆盖住V3段的VA

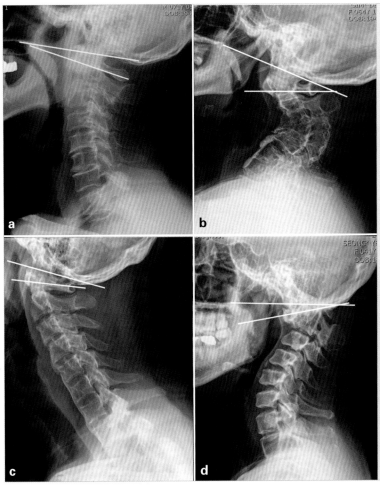

图21.2　侧位X线平片展现了颈椎的正常序列。在大部分状况下，颈椎前凸发生于C1~C2节段。C0~C1节段为后凸，且C1斜度为向后方向倾斜（a）。下颈椎后凸畸形的患者和（b）强直性脊柱炎患者，C1斜率向反方向倾斜，C0~C1节段极度前凸以维持水平视野。CVJ畸形的侧位X线平片表现出后凸的CVJ序列和C0~C1节段和下颈椎的极度代偿前凸（反向C1斜率）

段能够稳定住头部以弥补末端的后凸，维持矢状面的平衡和水平视野（图21.2b，c）。因此，正常的C0~C1段后凸成角可被认为是"三级曲度"以表现人类CVJ序列的特征，与上颈椎序列和初级/次级人类脊柱曲度相区别，并使人类的颈椎曲度与四足动物相区别。

虽然无症状患者也存在不同种类的颈椎序列，例如"垂直"或"后凸"颈椎，发生率为7%~40%，但是颈椎前凸是无症状受试者的生理姿势已被广泛接受，且大部分颈椎前凸（为75~80%）发生在C1~C2段。仅少部分（15%）的颈椎前凸存在于下颈椎水平。平均来看，C0~C1段是后凸的。下颈椎前凸的丧失已在CVJ固定中有所报道，此时C0~C2段是过度前凸的。除此之外，颅测量学研究也显示，过度的CVJ后凸会引起下段颈椎代偿性前凸（图21.2d）。颈胸交界区（Cervicothoracic Junction，CTJ）的解剖结构已被认为是决定颈椎前凸的主要因素。然而，CVJ的角度也已被认为与下颈椎成角显著相关。这些发现显示出这一双向互动可能不仅影响整体平衡，也会影响局部区域平衡。

另一个有趣的发现是颈部的屈伸运动是由头部和C1间的运动启动的。因为头部能够实现完全的屈曲和伸展，上颈椎对这一运动的贡献减少了，同时下颈椎段的贡献则增加。对正常CVJ序列与阶段运动的认识对于更好地理解CVJ畸形和参考CVJ病理改变以决定更为适合的手术方式是极为重要的。

21.3　临床症状和体征

CVJ畸形具有多种不同的临床表现，其中大多数都是压迫的直接后果，而且其可能与Chiari畸形相关。齿突向上迁移的程度决定了神经后遗症，因为其导致枕骨大孔处和延髓处发生显著的压迫。除此之外，此区域的压迫还能够阻碍脑脊液（Cerebrospinal Fluid，CSF）的流动，进而导致脊髓空洞症。在延髓脊髓功能障碍的状态下，患者可表现为共济失调、测距不良、眼球震颤、吞咽困难或脑神经麻痹，并有无力、耐力下降、灵敏度下降、步态障碍和感觉异常等主诉。

颈痛是CVJ畸形最常见的主诉，其通常伴随有枕部疼痛。枕神经痛、面部疼痛和耳部疼痛可以分别发生于枕大神经（C2神经根）、三叉神经脊束核和耳大神经受压时。有充分证据表明劳累性咳嗽头痛通常是脊髓空洞症的症状。

吞咽困难可能与CVJ畸形相关，尤其是在CVJ后凸的病例中。CVJ重度后凸的病例里，吞咽困难的发生可能是必然的，不仅因为口咽部空间变得狭窄，也因为角度的改变和C0~C1段的移动，使得无法实现对固定后凸造成的机械性狭窄产生代偿。因此，治疗吞咽困难时，矫正CVJ后凸是极为重要的。此外，如果C0~C1段不是主要病变位置时，治疗CVJ病变过程中，保留枕颈关节功能能提供一定程度的自由度以代偿移动和角度改变，进而防止吞咽困难发生。

21.4　术前影像学评估

不可复位性（Irreducibility）定义为颈部伸展时（在X线侧位片上诊断）或颈部牵引时C1~C2不能恢复正常的对位关系。对于ADI、垂直半脱位的程度以及复位的评估，X线侧位动力位片研究是必要的。更进一步讲，骨性畸形，例如寰枕融合、游离齿突小骨、C1椎弓对裂和C2~C3融合，均可以通过X线侧位片评估。

评估复位及预测手术体位引起的术中神经功能

恶化时，牵引是一项有用的工具。在一些可复位性畸形病例中，术前颈椎牵引可以矫正寰枢关节脱位（Atlantoaxial Dislocation，AAD）和垂直半脱位。这在极度不稳定的患者的管理上尤为重要，因为这类患者需要在牵引复位后行稳定手术，以松解病变水平的固定。Gardner颈椎牵引使用后，参考患者的年龄和体重，从2~5kg开始牵引，施行1~2天。过程中床头需要抬高，以提供对抗牵引。患者需要连续进行X线片检查对复位进行评估。这类可以行复位的患者可归类为可复性AAD或BI。

MRI对于评估脊髓压迫的决定性手段，T2加权相的信号改变、Chiari畸形、脊髓空洞症。CT扫描可以确定骨骼的异常、齿突具体的位置、C1~C2关节的破坏和C1~C2的关节异常成角。CT扫描也可以用于评估关节融合的范围和骨桥的形成，以评估是否需要进行C1~C2截骨术。

在评估复杂畸形和识别CVJ周围的VA畸形时，CTA扫描是实用性较高的手段，能够获得病变区域的三维立体信息。报道中V3段异常的发生率可高至10%（图21.3）。在V3段畸形中，由于VA和其主要分支从C1椎弓下方经过，这类畸形会使手术过程存在挑战。这类变异的血管可能在钻孔、攻丝和置钉时损伤。因此，当发现V3段存在变异时，需要选择更加适当的C1段内固定的入路点，以预防VA损伤伴随的较高的死亡风险。在这类病例中，有五项可选的技术可以用于预防V3段损伤。第一项技术是选

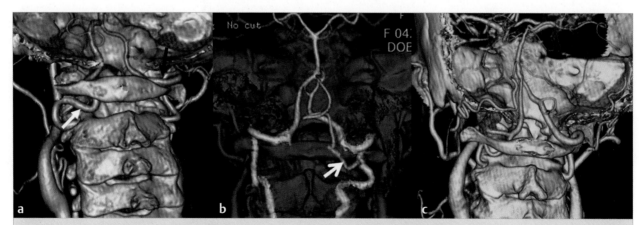

图21.3　CTA三维重建展现3种不同的V3段畸形。（a）CTA三维重建明确了左侧存留的节间动脉（白色箭头），在C1椎弓下方，VA经过C2横突孔后发生走行异常，未通过C1横突孔进入椎管内。右侧的V3段是正常的（黑色箭头）。（b）CTA三维重建明确了V3段主干正常，但右侧小脑后下动脉（白色箭头）在C1与C2之间的VA处发出。（c）CTA三维重建展现了左侧开窗：一支正常走行，另一只在C1椎弓下方进入椎管并在C1椎弓上方汇入正常走行支

择侧块上方部分作为 C1 后入路螺钉置入的入路点，这在伴有第一节间动脉（最常见的 V3 段异常）时尤为重要。第二项技术是选择 C1 背侧弓作为 C1 螺钉置入的入路点，若患者伴有开窗 VA 或小脑后下动脉过早分支时，这一入路点可能是最好的选择。第三项技术为 C1~C2 跨关节螺钉固定，以防止对 C1 椎弓下方的 VA 变异造成损伤。第四种技术为越过 C1 螺钉固定并向近端或远端扩大固定范围。最后一项技术为在置入 C1 后侧侧块螺钉前，将 VA 向后牵拉至 C2 神经根。虽然 V3 段畸形发生率可能是种族差异造成的，现有的研究表明，V3 段异常在伴有先天性骨骼异常的患者中更加常见。因此，我们认为术前 CTA 在决定手术方式时尤其是在 V3 段异常高危患者组时，能够提供必要的信息，例如亚洲人群或先天性骨骼变异的 CVJ 畸形患者。

21.5　颅颈交界区畸形的治疗

CVJ 畸形的手术治疗首先在 1977 年提出。随着后路节段固定的提出，这一手术有了长足的发展。CVJ 畸形针对性治疗的影响因素包括：（1）畸形的可复位性（例如恢复解剖序列以解除神经压迫）；（2）机械性压迫的方向；（3）异常颅颈角和颅颈序列的出现；（4）后脑疝、脊髓空洞症和血管畸形的出现。

治疗的主要目标为解除脑干脊髓区的压迫。治疗可复性畸形时，结构稳定化并保持神经不受压迫是极为关键的。不可复位的病变可能需要压迫部位的减压，或需要进行截骨以使得病变可以进行复位并解除神经压迫。

不可复位的病变可分为两种：腹侧压迫性病变和背侧压迫性病变。背侧压迫的病例中，患者需要进行后入路或后外侧入路手术治疗，并且若减压后存在结构不稳，必须进行后路固定以恢复结构稳定。

经口咽入路手术能够通过口咽获得 CVJ 腹侧压迫病变的操作空间。在正常情况下，术者应暴露头侧斜坡下缘至尾侧 C2~C3 椎间盘的空间。对于不可复位的 CVJ 畸形，经口咽手术通常是必要的，这样能够在术野中暴露腹侧对神经结构的压迫。其他经口咽手术的适应证包括 CVJ 肿瘤或感染，此时仅靠

后入路复位不能够解除前侧的压迫。虽然前后路联合手术可以提供满意的神经减压和融合，其也出现了数个缺点，例如较高的手术并发症发病率、持续性术后插管 / 鼻饲管喂养、发声困难和潜在感染。感染风险是一大需要关注的问题，尤其是需要打开蛛网膜下腔的患者，此时感染可能导致灾难性的后果。经口咽入路手术另一个需要关注的问题是，经口减压能够降低 CVJ 的极度不稳定，且不可避免的需要后续进行后路稳定手术。这些问题导致为什么相较于刚开始应用时，术者对经口咽手术的热情已经消失，且在近期的研究中，其适应证也变得不那么明确了。

C1~C2 关节牵引技术，由印度 Goel 医生最先报道，作为部分 AAD 和 BI 病例的治疗方式，已经得到越来越广的应用。相较于传统的经口咽入路手术和枕颈（OC）固定，这一技术看似具有多种优势。第一，后路行延髓脊髓减压时是可以直接进行复位和固定的，因而经口咽入路手术及其相关并发症是可以避免的。第二，有更大的植骨融合床，因为 C1~C2 关节突关节面相对较大。第三，这一技术能够避免枕骨固定并保留 C0~C1 段的活动。第四，对 C1~C2 关节操作能够使固定的半脱位或畸形可复位化，最大限度减少术前或术中对头部牵引的需要。

然而，除去这些优势，研究中也表达了对这一关节牵引技术的部分担忧。第一，C2 神经根切除后导致的 C2 神经性疼痛仍存在争议。虽然打开 C1~C2 关节突关节时 C2 神经根切除不是必需的，但其有助于更好的暴露 C1~C2 关节突关节面，尤其是当 C1~C2 椎板间隙狭窄且静脉丛突出时。因此，C2 神经根切除是 C1~C2 关节牵引手术时的关键步骤之一。在文献中，大部分作者均报道 C2 神经根切除后，C2 神经性疼痛的发病率很低。然而，C2 神经性疼痛确实会困扰部分患者。因此，术者需要综合考虑 C2 神经根切除的获益与风险。第二，我们认为完全了解获得最好神经功能恢复并避免脊髓和 VA 过度拉伸带来的并发症时所需的适当的牵引量大小。除此之外，患者接受 C1~C2 垂直牵引后，邻近的 C0~C1 节段术后长期发生的有关节段活动和邻近节段退变的改变鲜有报道。Yoshida 等报道 C1~C2 坚强内固定能够为 RA 患者提供预防垂直半脱位和下颈椎半脱

位（Subaxial Subluxation）的获益。Werle 等报道 RA 患者 C1~C2 融合术后 C0~C1 退变的发生率很低。因此，保留 C0~C1 节段功能的 C1~C2 单节段固定应是更加适合的治疗方案，尤其是对于 RA 患者。

21.5.1 术前计划

图 21.4 展现了治疗 CVJ 畸形的决策路径。

术前颈椎牵引也许能够矫正部分可复位患者的 AAD 和垂直半脱位。这在不稳定患者的管理中尤为重要，因为这类患者在复位后只能接受稳定化手术治疗并减少融合的节段数目。

机械压迫的方向是决定手术方式的关键因素。随着近来手术技术和设备的发展，后路 C1~C2 松解和复位的手术已经具有满意的疗效。然而，后路复位及融合手术术后也会发生复位困难或复位不充分，以及复位丧失。因此，前路松解复位和后路融合仍然是不可复位性 BI 伴有 AAD 的可选治疗方案，尤其是当患者在前侧存在严重畸形的骨块压迫延髓脊髓区时。

CVJ 序列是另一个决定手术方案的关键因素。在先天性 CVJ 畸形时，斜坡 – 椎管角和延髓脊髓角趋向于后凸，这是由于短斜坡、颅底扁平或枢椎齿突成角异常导致的。治疗斜坡成角异常的先天性颅颈畸形时，通过钉棒系统实现颅颈序列重建或许是安全且有效的手术技术。然而，颅颈序列重建，包括牵引、压迫和头颅伸展在内，需要额外的上至颅骨的固定，且这一操作需要谨慎进行，尤其是对于伴有骨畸形和严重椎管狭窄的病例。

21.5.2 手术技术

类风湿性颅底凹陷

类风湿性关节炎（Rheumatoid Arthritis，RA）能够引起 C1~C2 关节复合体的所有韧带发生渐进性退变，进而导致机械性不稳定。自身免疫应答导致的 C1~C2 关节突关节和横韧带区域内纤维软骨病变，潜在引起了 C1~C2 关节毁损和 BI。大部分类风湿性 BI 均由 C1~C2 关节破坏和随后的齿突上移导致的。

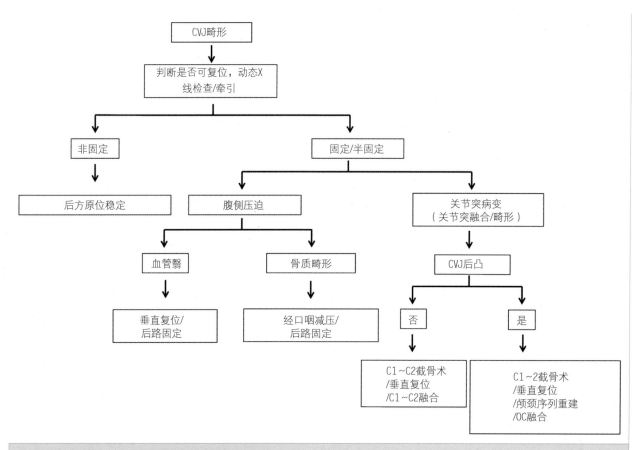

图21.4 流程图展示了CVJ畸形治疗的决策路径

这些发现表明类风湿性 BI 的主要病变位置是 C1~C2 关节，而不是 C0~C1 关节。因此，脊柱外科医生应该在治疗类风湿性 BI 时，将更多的精力放在 C1~C2 关节并保留 C0~C1 节段活动度。C1~C2 关节的类风湿性破坏经常在 CT 上与自发融合性骨块向混淆，因为关节面狭窄和关节软骨破坏在影像学表现上与之类似。然而，类风湿性 BI 的 C1~C2 关节是不稳定的，且在垂直半脱位时的复位较为容易，因而术前牵引或截骨术是不必要的。

全身麻醉后，患者呈俯卧位且头部由 Mayfield 头架固定。颈部呈轻度屈曲位，以使得术中 CVJ 获得更好的暴露。然而，重度延髓脊髓压迫的病例中，更推荐摆中立位。C 臂透视机的使用能够确定寰枢骨结构的正常序列。如有必要，当患者头部仍在 Mayfield 头架固定，并保持上颈椎复位状态下时，可以做适当的体位调整。

术中可以使用术中神经监测（Intraoperative Electrophysiologic Neuromonitoring，IONM）系统，包括 MEP、SSEP 和 EMG 在内。通过皮肤正中切口，枕骨大孔的后缘、C1 后弓、C2~C3 椎板能够暴露出来。存在枕骨大孔区域后方压迫性病变的患者，需要切除枕骨大孔后侧缘和 C1 椎弓。为了更加清晰显露 C1 螺钉的进钉点和扩大植骨床面积，德国的 Harms 医生报道有时需要牺牲双侧 C2 神经根，显露 C1 进钉点，置入万向双侧 C1 侧块及 C2 椎弓根螺钉（图 21.5）。通过撑开器纵向撑开 C1 和 C2 螺钉可以使枢椎齿突下移、寰枢关节恢复较正常的对位关系，从而实现延脊髓交接区的压迫。C1~C2 侧块关节的关节软骨需要使用刮匙或者磨钻去除，制备好的关节间隙内可以填入融合器或者自体髂骨从而通过骨性融合维持枢椎齿突下移后的寰枢关节对位关系。通过调整 Mayfield 头架使得颈部维持轻度过伸有助于寰枢关节的复位。通过加压 C1~C2 钉尾可以获得所需的 C1~C2 前凸角，并可以继而辅以自体髂骨或者线缆进一步增加融合率。

对于类风湿关节炎所导致的颅底凹陷症，由于寰枢椎区域的严重畸形会导致 C2 椎间孔高度下降，面积减小，故在这样的解剖条件下，完成 C1~C2 关节松解及置钉极易损伤 C2 神经根。为实现较好的轴向复位效果，C2 神经根通常需要在术中切除。

还有部分类风湿关节炎所导致的颅底凹陷症患者脊髓腹侧的压迫来源于齿突后血管翳，对此的直接减压需要经口腔入路解决。但也有报道显示后路固定、复位术也可以实现对齿突后类风湿血管翳的间接减压。这说明类风湿血管翳可能是继发于 BI 的 CVJ 区域褶皱的韧带组织而非炎性肉芽肿。

寰枢关节旋转固定

可复位的 AAD 可以定义为伸展位或颈椎牵引时 C1~C2 序列正常。如果脱位不能够通过伸展体位和术前牵引复位，则被称为不可复位性或固定 AAD 及旋转固定性半脱位。这类固定畸形的患者处理是较为困难的。随着 Goel 提出了 C1~C2 牵引方法，CVJ 病变的治疗关注点从 C2 齿突转变至了 C1~C2 关节突关节脱位，并且 C1~C2 关节的处理也成了更好的治疗不可复位性 AAD 的方案。这是因为不可复位性的病变发生在 C1~C2 关节突关节。在不可复位性 AAD 或旋转固定的病例中，C1~C2 关节的损坏或骨赘形成较为严重，以至于即使通过颈椎牵引也不能将脱位复位。因此，使用截骨术处理这类固定畸形，使其可复位化时，C1~C2 关节突关节的松解是必要的（图 21.6）。

随着 C1~C2 关节囊的松解和骨赘的切除，基本能够在术中确定 C1 和 C2 间的活动性。软骨终板被刮匙和磨钻去除以进一步重塑和增加 C1~C2 关节突关节的活动性。旋转的 C1~C2 关节突关节能够在松解 C1~C2 关节突关节后恢复活动性并复位至中立位。

若患者存在水平半脱位，需要助手在术中额外向下压迫 C2 棘突并稳定住或使用钢丝牵拉 C1 椎弓，以对水平半脱位进行复位。调整患者颈部使其能够轻度伸展，会对复位过程提供帮助。填充松质骨的植骨块或融合器可以置于去皮质骨的 C1~C2 关节内。

先天性颅底凹陷症

先天性 BI 常常不可复位。不可复位性导致了相关的骨骼畸形，以及 C1~C2 关节突关节的非对称性旋转。

在伴有 C1~C2 关节突关节的斜向旋转的重度半脱位中，即使切除 C2 神经根，关节间隙仍然显露

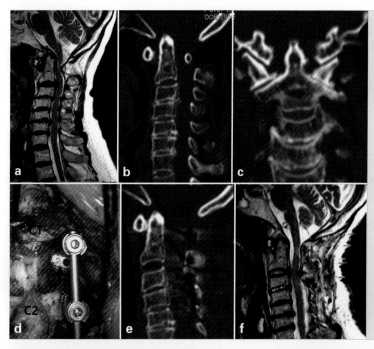

图21.5 典型病例。RA颅底凹陷。（a，b）MRI矢状面T2相和矢状面CT重建展示了齿突对脑干和上方颈脊髓的压迫。齿突尖端位于枕骨大孔上方。（c）冠状位CT重建展示了C1~C2双侧关节突关节间隙狭窄，以及左侧的关节毁损。（d）术中照片显示C1~C2关节突关节在C2神经根切除和关节突融合器置入（箭头）后的全景影像。（e，f）术后CT和MRI展示了延髓脊髓交界区的减压和齿突尖部下移至枕骨大孔下方

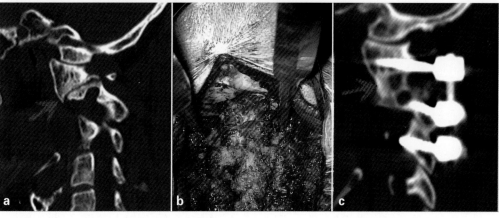

图21.6 典型病例。固定的C1~C2半脱位。（a）矢状面CT重建展示了骨赘（箭头）和C1~C2关节突关节的侧向旋转。（b）术中照片展现了通过小型骨刀伸入双侧C1~C2关节间隙以松解关节。（c）矢状面CT重建展示了C1~C2关节突关节的重塑和平整

不清。对C2关节突关节的后上角进行钻孔能够暴露C1~C2关节间隙。之后，通过小型骨刀打开关节间隙。随后，通过磨钻、铰刀和刮匙继续松解固定的C1~C2关节间隙。磨钻和骨刀主要用于C1关节突前下角的操作，使C1~C2关节变得平整且可以复位。骨刀也能够作为杠杆比，C1关节突后缘作为支点，以打开关节间隙并对垂直半脱位和水平半脱位进行复位。随后使用C1~C2关节融合器（骨骼填充的骨块或PEEK融合器）以维持复位，并用多轴钉棒系统对C1~C2进行固定。对于需要C1椎板切除以达成后方减压的患者，C1椎板切下的骨质也能够用于填充C1~C2关节突关节间隔器。

如果BI和CVJ后凸并不严重，C1~C2关节突关节牵拉和C1~C2关节重塑对于复位及延髓脊髓压迫的减压也许是足够的。然而，重度CVJ后凸成角与

腹侧脊髓压迫的患者，C1~C2关节垂直复位和固定对于达成较好的CVJ序列及减压也许是不够充分的。因此，在维持重度CVJ后凸畸形患者的颈部序列重建时，枕部固定、牵伸、压迫和头部伸展是必要的（图21.7）。

在枕部、C1侧块和C2椎弓根螺钉置入完成后，C2螺钉头部锁紧使螺钉、C2椎体和齿突形成一个整体。C1和枕部螺钉头部此时尚未锁紧。若存在寰椎枕化或手术空间不允许置入C1钉棒系统时，C1螺钉置入则不是必需的。钢板弯曲程度需要大于患者CVJ序列的弯曲角度，并且头部需要使用Mayfield头架进行伸展固定，以便于棒和枕骨螺钉头部连接。枕骨螺钉和C1螺钉头部在这一阶段仅轻度锁紧。之后，对螺钉垂直方向牵拉使得齿突向下方及前方移动。一旦关节间隙分离开，双侧均应置入关节突关节融合

器或骨块，且在使用 Mayfield 颅骨针进行头部伸展位固定后再拉紧枕骨螺钉和 C1 螺钉，这样便能对 AAD 和 CVJ 后凸进行复位。对于那些 AAD 需要更加充分的水平复位或齿突向前位移的患者，C2 椎弓根螺钉需要松动，并在置入关节突关节间隔器后对 C1 和 C2 螺钉头部施加垂直压力（图 21.8）。过度的垂直复位和 CVJ 序列重建可能会导致发生术后神经功能障碍的风险升高。因此，C1~C2 牵伸和颅颈序列重建应在 IONM 下谨慎应用，以避免过度牵伸和潜在的脊髓或 VA 的牵拉损伤。在达成满意复位并用 X 线检查进行确认后，即对后侧骨平面进行去皮质骨化以准备融合床。移植骨放置在去皮质骨化的融合表面上。

若存在颅底扁平症或极度高位的 BI 伴显著的脊膜压迫时，即使是最大程度的 C1~C2 关节突关节牵伸也仍然不能够达成完全的 C1~C2 复位，也不能将

齿突自伸入枕骨大孔的位置下降并达到适当的脊髓减压。当这类病例存在斜坡 – 椎管角度和延髓脊髓角度后凸时，为了对三维畸形进行复位，如水平、垂直及成角畸形，垂直减压和头部伸展均是必需的。即使枕骨下颅骨切除术和 C1 椎板切除术能够提供一定程度的间接延髓脊髓减压，腹侧突出的骨质和后凸成角均会牵拉脊髓并导致脊髓病。除此之外，肌肉收缩、完全的 C1~C2 关节突关节脱位、韧带僵硬和关节囊均可能会自后方对复位形成阻碍。实施齿突的前方减压需要满足一定要求。在这类病例中，前方减压加后方固定和融合能够有效地治疗腹侧骨质压迫并松解不可复位的病变（图 21.9）。

术后僵硬性 CVJ 后凸

术后 CVJ 后凸会引起复发压迫性脊髓病和诱发的术后吞咽困难。若患者存在伴有 C1~C2 关节突关

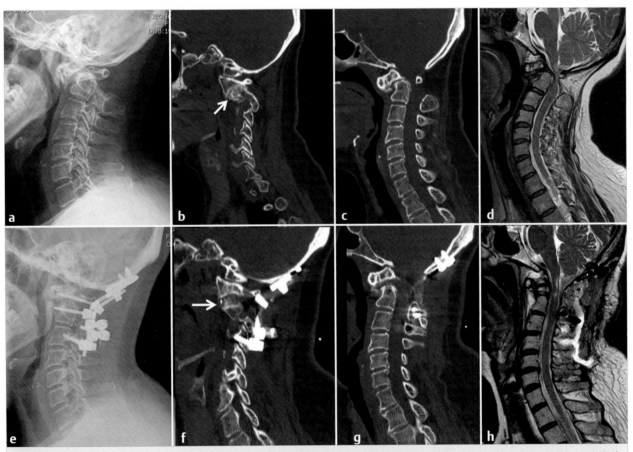

图21.7　先天性颅底凹陷和CVJ后凸。（a）术前X线片展示了游离齿突小骨导致的寰枢椎脱位（AAD）和重度后凸CVJ畸形。（b）矢状面CT重建展示了不正常的C1~C2关节突倾斜成角（箭头）。（c）游离齿突小骨与C1前侧结节融合。斜坡成角相对较钝，斜坡–椎管成角是后凸的。（d）MRI展示了延髓脊髓交界区周围的信号改变和重度压迫。（e）术后X线片展示了AAD的复位。（f）矢状面CT重建展示了术后C1~C2关节突关节的重塑和平整，以及关节内的PEEK融合器（箭头）。（g，h）术后CT和MRI展示了适当的AAD复位和枕骨大孔周围的完全脊髓减压。CVJ成角变得伸展，同时斜坡–椎管成角也增大

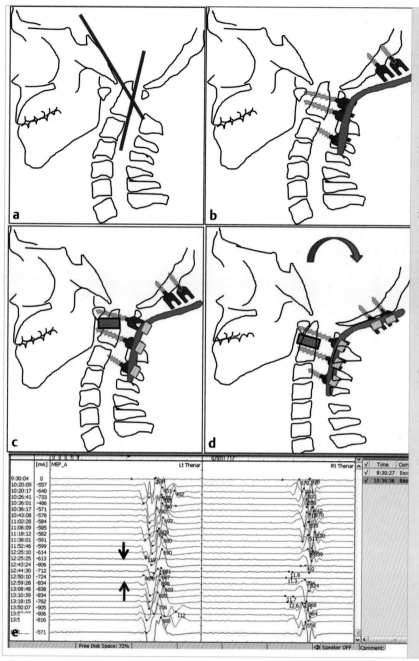

图21.8 颅颈序列重建的步骤。（a）插图展示了先天性CVJ畸形中术前斜坡-椎管成角（红线相交的角度）是后凸的。（b）插图展示了后路植入物置入，包括枕骨螺钉、C1~C3的颈椎螺钉。钢杆弯曲角度大于患者的CVJ角度，以通过头部伸展导成颅颈序列重建。（c）垂直复位技术通过C1~C2关节突融合器使齿突尖端下降。（d）牵伸、压迫、头部伸展和颅颈序列重建复位了CVJ后凸和寰枢椎脱位。（e）术中MEP监测展示了垂直复位操作过程中tcMEP信号的突然丢失（黑色箭头），以及在C1~C2关节牵伸量减少和关节突融合器大小减小即刻，经颅MEP（tcMEP）波的恢复（红色箭头）

节内骨性愈合或不可复位性 C1~C2 关节突关节的证据，前路齿突切除术或 C1~C2 关节突关节截骨术应在后路复位和固定前进行。然而，当患者存在重度的固定 CVJ 后凸，最佳的手术体位和入路不能直接参照经口咽手术。在这种情况下，后路 C1~C2 关节突关节松解和复位是唯一可行的治疗选择（图 21.10）。

经中线暴露枕骨及颈椎后，使用磨钻和骨刀对 C1~C2 关节突关节的固定进行松解。对 C1~C2 关节突关节的松解能够使上颈椎序列的后凸成角变得灵活并且可以复位。

C1~C2 垂直牵伸能够解除腹侧齿突陷入枕骨大

孔时对于延髓脊髓区的压迫、随后的关节突关节融合器置入和后路固定将齿突尖端维持在了下方。C1~C2 螺钉头部压迫、后方节段的缩短，以及头部伸展逆转了 CVJ 后凸并保持了颅颈区的自然序列。CVJ 后凸的矫正缓解了口咽部空间的机械性限制，并且吞咽困难在术后即刻便得到改善。

在进行 C1~C2 关节突关节截骨术时，骨刀和高速磨钻是有用的工具。然而，其与危险的神经血管结构，例如 VA、脊髓和神经相临近，可能会导致医源性损伤，尽管高速磨钻具有多种优势。最近研发的 Misonix 超声骨刀主要设计用于精确切除骨质很硬

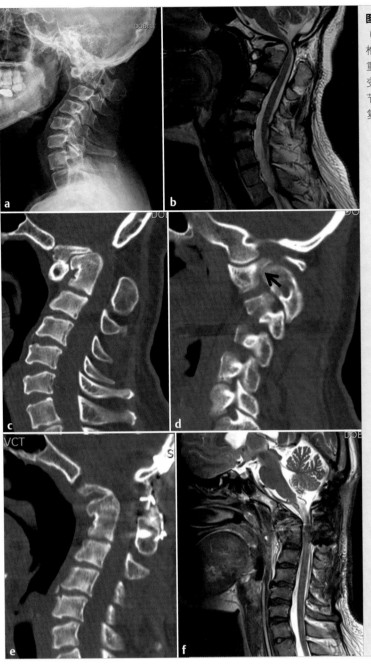

图21.9　先天性颅底凹陷和显著的腹侧骨性压迫。（a）术前X线片展示了重度的CVJ后凸和反应性的下颈椎前凸。（b）MRI展示了非典型性游离齿突小骨引起的重度的腹侧脊髓压迫和延髓脊髓交界区周围的信号改变。（c，d）矢状面CT重建展示了骨性畸形和C1~C2关节突脱位（箭头）。（e，f）术后CT和MRI展示了BI的复位和枕骨大孔周围的脊髓减压

的骨骼，同时将对周围软组织的创伤最小化。这些特点的临床优势是能够降低医源性神经血管损伤的发生率。

21.5.3　并发症与预防措施

机械性失败、多种不同的血管神经并发症，以及术后吞咽困难均可能在CVJ畸形患者行手术治疗后发生。

骨不愈合和植入物失败

除去近来后方颈椎植入物的种种优势，特定交界区域的高生物机械负荷导致了术后存在骨不愈合

和植入物失败的风险。融合床的准备和移植材料的选择是提高融合率的关键。我们通常尽可能地选择髂骨自体移植骨作为移植材料。虽然枕骨后方表面和C1~C2椎板内空间是常用的植骨床，C1~C2关节突关节是具有较高融合率的特定区域，同时也能够在CVJ后凸患者中矫正其序列紊乱。

神经症状恶化

这一区域的手术，术后神经功能恶化是可能发生的并发症之一。虽然很多垂直复位技术的相关报道显示出出色的临床和影像学转归，同时不伴有神经

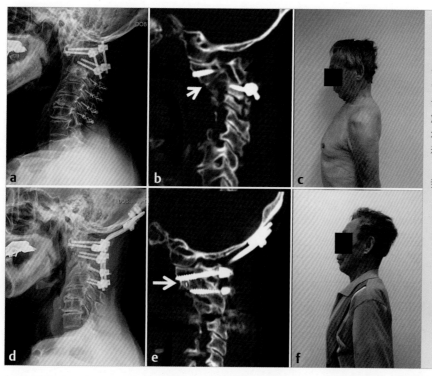

图21.10 术后CVJ固定后凸。（a）术前X线片展示了C1~C2融合后的CVJ后凸。（b）矢状面CT重建展示了C1~C2关节突侧向成角，以及C1~C2椎板内间隙（黑色箭头）。（c）临床照片展示了military tuck姿势下固定的上颈椎后凸。（d）术后X线片展示了上颈椎后凸的纠正。（e）矢状面CT重建展示了水平C1~C2关节突成角和PEEK融合器周围的融合骨块（箭头）。（f）术后临床照片展示了舒适的颈部姿势和水平视野

相关并发症，但我们碰到过垂直复位技术术中IONM发生显著改变的情况。直到现在，我们不确定其是否与脊髓牵拉或VA牵拉导致的脊髓缺血有关。然而，我们发现，IONM的改变常在我们减少C1~C2关节牵伸程度和关节突关节移植物的大小时恢复（图21.8e）。这一发现显示出对先天性颅颈分离畸形进行颅颈序列重建手术时应用IONM的有效性。相较于其他节段的颈椎手术，CVJ手术中IONM改变的发生更为常见。在我们的CVJ手术病例中，术前MRI的T2信号改变，较低的术前JOA得分，和先天性畸形/肿瘤是显著相关于IONM改变的高危因素。

吞咽困难

"头部中立位，下颈椎伸展，枕骨–C1复合体"后移通常能够复位C1~C2的半脱位，同时最优化术中暴露并获得良好的入钉通道。这一姿势广泛用于上颈椎植入物置入手术中。

然而，之前的研究已表明，维持牵引体位时C0~C2的角度减少会导致口咽部气道面积的减少和术后吞咽困难。

后路颈椎手术及前路颈椎手术后，吞咽困难并不是一个少见的并发症。除此之外，吞咽困难也被认为是后路枕颈融合术后严重的并发症。Miyata等报道枕颈融合术后吞咽困难是由于舌后坠，即舌根部

向后位移，进而引起口咽部狭窄和会厌活动功能障碍导致的。他们特别强调了C0~C2角度的减少可能会导致咽部空间减少，且可以预测术后吞咽困难的发生，因为这种减少不能被中段或下段颈椎所代偿。我们报道了上颈椎节段的活动是代偿吞咽的一个重要机制，而上颈椎的固定是发生术后吞咽困难的高危因素。除此之外，在牵引体位时，C0~C1吞咽时的角度变化和活动要显著高于中立体位，且当患者在牵引体位发生吞咽困难时，C0~C1节段是主要的代偿活动节段。因此，如果我们在牵引体位固定颅骨，最主要的代偿活动节段就不能正确的发挥功能并允许下咽，导致了术后的吞咽困难。因此，在牵引体位时避免OC融合并释放C0~C1节段是避免术后吞咽困难的重要的技术点。

21.6 结论

节段活动和生物力学角度两方面，CVJ序列紊乱是独特的。CVJ畸形是复杂的，可以导致严重的疼痛、脊髓病和吞咽困难。CVJ畸形的治疗目的应是恢复正常序列、解除神经压迫，并在不引起神经并发症的情况下恢复区域稳定。直到现在，已经发现多种CVJ畸形的病因，每一种病因都具有其特征和治疗难点。然而，除外潜在的致病因素，这一复

杂疾病可以被分为两类——可复位性畸形和不可复位性畸形，基于脱位是否能在动态X线检查及牵引状态下复位。单纯后路固定和融合治疗可复位性CVJ畸形是有效的，且对于不可复位性CVJ畸形，任何种类的复位操作都是必要的。先天性CVJ畸形伴有齿突序列紊乱通常是不可复位的，导致进展性的脊髓和延髓腹侧压迫以及后续的神经功能障碍。不可复位性畸形的复位可以通过前方经口咽手术或后路C1~C2垂直复位技术实现，这取决于疾病的原发病灶。随着近期手术技术的进步与内部融合装置，腹侧减压和颅颈序列重建能够通过单一后路手术实现。通过螺钉和钢棒系统恢复颅颈序列是一项安全且有效的治疗先天性颅颈畸形伴异常CVJ后凸的手术技术。后路复位手术的概念是下拉齿突使其远离延髓脊髓区，并在避免神经损伤的基础上恢复颅颈序列。为了避免这一复杂交界区域周围的神经并发症，术前影像学评估是极为关键的，识别患者的结构异常并决定最佳的手术计划。在后路颅颈牵引和序列恢复手术中，IONM也许能够避免非期望的神经功能恶化。

通过理解CVJ的自然序列、近期后路颈椎植入物置入技术的发展、所有可选择的手术方式，以及决策过程，医生能够提高CVJ畸形患者的生活质量。

参考文献：

[1] Visocchi M, Mattogno PP, Signorelli F, Zhong J, Iacopino G, Barbagallo G. Complications in craniovertebral junction instrumentation: hardware removal can be associated with long-lasting stability. Personal experience. Acta Neurochir Suppl (Wien). 2017; 124:187–194.

[2] Morota N. Pediatric craniovertebral junction surgery. Neurol Med Chir (Tokyo). 2017; 57(9):435–460.

[3] Goel A, Sathe P, Shah A. Atlantoaxial fixation for basilar invagination without obvious atlantoaxial instability (Group B Basilar Invagination): outcome analysis of 63 surgically treated cases.World Neurosurg. 2017; 99:164–170.

[4] Dlouhy BJ, Policeni BA, Menezes AH. Reduction of atlantoaxial dislocation prevented by pathological position of the transverse ligament in fixed, irreducible os odontoideum: operative illustrations and radiographic correlates in 41 patients. J Neurosurg Spine. 2017; 27(1):20–28.

[5] Deepak AN, Salunke P, Sahoo SK, Prasad PK, Khandelwal NK. Revisiting the differences between irreducible and reducible atlantoaxial dislocation in the era of direct posterior approach and C1–2 joint manipulation. J Neurosurg Spine. 2017; 26(3):331–340.

[6] Yin YH, Tong HY, Qiao GY, Yu XG. Posterior reduction of fixed atlantoaxial dislocation and basilar invagination by atlantoaxial facet joint release and fixation: a modified technique with 174 cases. Neurosurgery. 2016; 78(3):391–400, discussion 400.

[7] Kukreja S, Ambekar S, Sin AH, Nanda A. Occipitocervical fusion surgery: review of operative techniques and results. J Neurol Surg B Skull Base. 2015; 76(5):331–339.

[8] Salunke P, Sahoo S, Deepak AN. Different facets in the management of congenital atlantoaxial dislocation and basilar invagination. Neurosurgery. 2015;77(6):E985–E987.

[9] Salunke P, Sahoo SK, Deepak AN, Ghuman MS, Khandelwal NK. Comprehensive drilling of the C1–2 facets to achieve direct posterior reduction in irreducible atlantoaxial dislocation. J Neurosurg Spine. 2015; 23(3):294–302.

[10] Goel A, Nadkarni T, Shah A, Ramdasi R, Patni N. Bifid anterior and posterior arches of atlas: surgical implication and analysis of 70 cases. Neurosurgery. 2015; 77(2):296–305, discussion 305–306.

[11] Debernardi A, D'Aliberti G, Talamonti G, Villa F, Piparo M, Collice M. The craniovertebral junction area and the role of the ligaments and membranes. Neurosurgery. 2015; 76 Suppl 1:S22–S32.

[12] Reina V, Baujat G, Fauroux B, et al. Craniovertebral junction anomalies in achondroplastic children. Adv Tech Stand Neurosurg. 2014; 40:295–312.

[13] Krauss WE, Bledsoe JM, Clarke MJ, Nottmeier EW, Pichelmann MA. Rheumatoid arthritis of the craniovertebral junction. Neurosurgery. 2010; 66(3)Suppl:83–95.

[14] Goel A, Pareikh S, Sharma P. Atlantoaxial joint distraction for treatment of basilar invagination secondary to rheumatoid arthritis. Neurol India. 2005; 53(2):238–240.

[15] Been E, Gómez-Olivencia A, Shefi S, Soudack M, Bastir M, Barash A. Evolution of spinopelvic alignment in hominins. Anat Rec (Hoboken). 2017; 300(5):900–911.

[16] Cil A, Yazici M, Uzumcugil A, et al. The evolution of sagittal segmental alignment of the spine during childhood. Spine. 2005; 30(1):93–100.

[17] Russo GA, Kirk EC. Foramen magnum position in bipedal mammals. J Hum Evol. 2013; 65(5):656–670.

[18] Richards GD, Jabbour RS. Foramen magnum ontogeny in Homo sapiens: a functional matrix perspective. Anat Rec (Hoboken). 2011; 294(2):199–216.

[19] Kimbel WH, Rak Y. The cranial base of Australopithecus afarensis: new insights from the female skull. Philos Trans R Soc Lond B Biol Sci. 2010; 365(1556):3365–3376.

[20] Russo GA, Kirk EC. Another look at the foramen magnum in bipedal mammals.J Hum Evol. 2017; 105:24–40.

[21] Stock MK, Reynolds DG, Masters AJ, Bromage TG, Enlow DH. Line of sight in hominoids. J Clin Pediatr Dent. 2016; 40(3):251–258.

[22] Vaněk P, Bradáč O, de Lacy P, Konopková R, Lacman J, Beneš V. Vertebral artery and osseous anomalies characteristic at the craniocervical junction diagnosed by CT and 3D CT angiography in normal Czech population: analysis of 511 consecutive patients. Neurosurg Rev. 2017; 40(3):369–376.

[23] Pękala PA, Henry BM, Pękala JR, et al. Prevalence of foramen arcuale and its clinical significance: a meta-analysis of 55,985 subjects. J Neurosurg Spine. 2017; 27(3):276–290.

[24] Gibelli D, Cappella A, Cerutti E, Spagnoli L, Dolci C, Sforza C. Prevalence of ponticulus posticus in a Northern Italian orthodontic population: a lateral cephalometric study. Surg Radiol Anat. 2016; 38(3):309–312.

[25] Krishnamurthy A, Nayak SR, Khan S, et al. Arcuate foramen of atlas: incidence, phylogenetic and clinical significance. Rom J Morphol Embryol. 2007; 48(3):263–266.

[26] Hong JT, Lee SW, Son BC, et al. Analysis of anatomical variations of bone and vascular structures around the posterior atlantal arch using three-dimensional computed tomography angiography. J Neurosurg Spine. 2008; 8(3):230–236.

[27] Lee MJ, Cassinelli E, Riew KD. The feasibility of inserting atlas lateral mass screws via the posterior arch. Spine. 2006; 31(24):2798–2801.

[28] Son DJ, Jung YY, Park MH, et al. Activated natural killer cells mediate the suppressive effect of interleukin-4 on tumor development via STAT6 activation in an atopic condition melanoma model. Neoplasia. 2017; 19(7):537–548.

[29] Elliott RE, Tanweer O. The prevalence of the ponticulus posticus (arcuate foramen) and its importance in the Goel-Harms procedure: meta-analysis and review of the literature.World

Neurosurg. 2014; 82(1–2):e335–e343.

[30] Buna M, Coghlan W, deGruchy M, Williams D, Zmiywsky O. Ponticles of the atlas: a review and clinical perspective. J Manipulative Physiol Ther. 1984; 7(4):261–266.

[31] Mizutani J, Verma K, Endo K, et al. Global spinal alignment in cervical kyphotic deformity: the importance of head position and thoracolumbar alignment in the compensatory mechanism. Neurosurgery. 2018; 82(5):686–694.

[32] Karabag H, Iplikcioglu AC. The assessment of upright cervical spinal alignment using supine MRI studies. Clin Spine Surg. 2017; 30(7):E892–E895.

[33] Sharan AD, Krystal JD, Singla A, Nassr A, Kang JD, Riew KD. Advances in the understanding of cervical spine deformity. Instr Course Lect. 2015; 64:417–426.

[34] Joaquim AF, Riew KD. Management of cervical spine deformity after intradural tumor resection. Neurosurg Focus. 2015; 39(2):E13.

[35] Kim HJ, Lenke LG, Oshima Y, et al. Cervical lordosis actually increases with aging and progressive degeneration in spinal deformity patients. Spine Deform. 2014; 2(5):410–414.

[36] Scheer JK, Tang JA, Smith JS, et al. International Spine Study Group. Cervical spine alignment, sagittal deformity, and clinical implications: a review. J Neurosurg Spine. 2013; 19(2):141–159.

[37] Miyamoto H, Hashimoto K, Ikeda T, Akagi M. Effect of correction surgery for cervical kyphosis on compensatory mechanisms in overall spinopelvic sagittal alignment. Eur Spine J. 2017; 26(9):2380–2385.

[38] Botelho RV, Ferreira ED. Angular craniometry in craniocervical junction malformation. Neurosurg Rev. 2013; 36(4):603–610, discussion 610.

[39] Ferreira JA, Botelho RV. The odontoid process invagination in normal subjects, Chiari malformation and Basilar invagination patients: pathophysiologic correlations with angular craniometry. Surg Neurol Int. 2015; 6:118.

[40] Xu S, Gong R. Clivodens angle: a new diagnostic method for basilar invagination at computed tomography. Spine. 2016; 41(17):1365–1371.

[41] Chandra PS, Goyal N, Chauhan A, Ansari A, Sharma BS, Garg A. The severity of basilar invagination and atlantoaxial dislocation correlates with sagittal joint inclination, coronal joint inclination, and craniocervical tilt: a description of new indexes for the craniovertebral junction. Neurosurgery. 2014; 10 Suppl 4:621–629, discussion 629–630.

[42] Anderst WJ, Donaldson WF, III, Lee JY, Kang JD. Cervical motion segment contributions to head motion during flexion, lateral bending, and axial rotation. Spine J. 2015; 15(12):2538–2543.

[43] Zong R, Yin Y, Qiao G, Jin Y, Yu X. Quantitative measurements of the skull base and craniovertebral junction in congenital occipitalization of the atlas: a computed tomography-based anatomic study. World Neurosurg. 2017; 99:96–103.

[44] Goldstein HE, Anderson RC. Craniovertebral junction instability in the setting of Chiari I malformation. Neurosurg Clin N Am. 2015; 26(4):561–569.

[45] Tian W, Yu J. The role of C2-C7 and O-C2 angle in the development of dysphagia after cervical spine surgery. Dysphagia. 2013; 28(2):131–138.

[46] Hong J, Lim S. Dysphagia after occipitocervical fusion. N Engl J Med. 2017; 376(22):e46.

[47] Kim JY, Hong JT, Oh JS, et al. Influence of neck postural changes on cervical spine motion and angle during swallowing. Medicine (Baltimore). 2017; 96(45):e8566.

[48] Song MS, Lee HJ, Kim JT, Kim JH, Hong JT. Ponticulus posticus: morphometric analysis and its anatomical implications for occipito-cervical fusion. Clin Neurol Neurosurg. 2017; 157:76–81.

[49] Hong JT, Kim IS, Kim JY, et al. Risk factor analysis and decision-making of surgical strategy for V3 segment anomaly: significance of preoperative CT angiography for posterior C1 instrumentation. Spine J. 2016; 16(9):1055–1061.

[50] Epstein BS, Epstein JA, Jones MD. Cervical spinal stenosis. Radiol Clin North Am. 1977; 15(2):215–226.

[51] Liao Y, Pu L, Guo H, et al. Selection of surgical procedures for basilar invagination with atlantoaxial dislocation. Spine J. 2016; 16(10):1184–1193.

[52] Menezes AH, Traynelis VC, Gantz BJ. Surgical approaches to the craniovertebral junction. Clin Neurosurg. 1994; 41:187–203.

[53] Menezes AH. Surgical approaches: postoperative care and complications "transoral-transpalatopharyngeal approach to the craniocervical junction". Childs Nerv Syst. 2008; 24(10):1187–1193.

[54] Perrini P, Benedetto N, Di Lorenzo N. Transoral approach to extradural nonneoplastic lesions of the craniovertebral junction. Acta Neurochir (Wien). 2014; 156(6):1231–1236.

[55] Jain VK, Behari S, Banerji D, Bhargava V, Chhabra DK. Transoral decompression for craniovertebral osseous anomalies: perioperative management dilemmas. Neurol India. 1999; 47(3):188–195.

[56] Goel A, Phalke U, Cacciola F, Muzumdar D. Surgical management of high cervical disc prolapse associated with basilar invagination–two case reports. Neurol Med Chir (Tokyo). 2004; 44(3):142–145.

[57] Goel A, Shah A. Atlantoaxial joint distraction as a treatment for basilar invagination a report of an experience with 11 cases. Neurol India. 2008; 56(2):144–150.

[58] Chandra PS, Prabhu M, Goyal N, Garg A, Chauhan A, Sharma BS. Distraction, compression, extension, and reduction combined with joint remodeling and extra-articular distraction: description of 2 new modifications for its application in basilar invagination and atlantoaxial dislocation: prospective study in 79 cases. Neurosurgery. 2015; 77(1):67–80, discussion 80.

[59] Goel A, Bhatjiwale M, Desai K. Basilar invagination: a study based on 190 surgically treated patients. J Neurosurg. 1998; 88(6):962–968.

[60] Yoshida G, Kamiya M, Yukawa Y, et al. Rheumatoid vertical and subaxial subluxation can be prevented by atlantoaxial posterior screw fixation. Eur Spine J. 2012; 21(12):2498–2505.

[61] Werle S, Ezzati A, ElSaghir H, Boehm H. Is inclusion of the occiput necessary in fusion for C1–2 instability in rheumatoid arthritis? J Neurosurg Spine. 2013; 18(1):50–56.

[62] Bydon M, Macki M, Qadi M, et al. Regression of an atlantoaxial rheumatoid pannus following posterior instrumented fusion. Clin Neurol Neurosurg. 2015; 137:28–33.

[63] Yonezawa I, Okuda T, Won J, et al. Retrodental mass in rheumatoid arthritis. J Spinal Disord Tech. 2013; 26(2):E65–E69.

[64] Landi A, Marotta N, Morselli C, Marongiu A, Delfini R. Pannus regression after posterior decompression and occipito-cervical fixation in occipito-atlantoaxial instability due to rheumatoid arthritis: case report and literature review. Clin Neurol Neurosurg. 2013; 115(2):111–116.

[65] Goel A, Dange N. Immediate postoperative regression of retroodontoid pannus after lateral mass reconstruction in a patient with rheumatoid disease of the craniovertebral junction. Case report. J Neurosurg Spine. 2008; 9(3):273–276.

[66] Lagares A, Arrese I, Pascual B, Gòmez PA, Ramos A, Lobato RD. Pannus resolution after occipitocervical fusion in a non-rheumatoid atlanto-axial instability. Eur Spine J. 2006; 15(3):366–369.

[67] Miyata M, Neo M, Fujibayashi S, Ito H, Takemoto M, Nakamura T. O-C2 angle as a predictor of dyspnea and/or dysphagia after occipitocervical fusion. Spine. 2009; 34(2):184–188.

[68] Maulucci CM, Ghobrial GM, Sharan AD, et al. Correlation of posterior occipitocervical angle and surgical outcomes for occipitocervical fusion. Evid Based Spine Care J. 2014; 5(2):163–165.

[69] Hong JT, Lee SW, Son BC, Sung JH, Kim IS, Park CK. Hypoglossal nerve palsy after posterior screw placement on the C-1 lateral mass. Case report. J Neurosurg Spine. 2006; 5(1):83–85.

[70] Hsu WK. Advanced techniques in cervical spine surgery. Instr Course Lect. 2012; 61:441–450.

[71] Kim SW, Jang C, Yang MH, et al. The natural course of prevertebral soft tissue swelling after anterior cervical spine surgery: how long will it last? Spine J. 2017; 17(9):1297–1309.

第二十二章　颈椎畸形分型

Jeffrey P. Mullin, Davis G. Taylor, Justin S. Smith, Christopher I. Shaffrey, Christopher P. Ames

摘要

在脊柱畸形研究中，各种畸形分型系统的使用和研究越来越广泛。新近提出的颈部畸形分型系统对于增加颈椎畸形的认识和理解具有巨大潜力。我们回顾了这个分型系统的每个分型和 5 个修正型。

关键词：颈椎畸形分型，C2~C7 矢状位垂直轴，水平凝视，颈椎前凸，T1 倾斜角，颏眉垂直角

22.1　引言

颈椎具有复杂的骨和韧带结构。在解剖学上分为下颈椎（C3~C7）和枕颈交界区（枕骨 –C2）。多种病因均可造成颈椎畸形，包括颈椎病、炎性关节病、创伤、感染、医源性、先天性及神经肌肉病等。脊柱后凸是最常见的颈椎畸形，后凸顶点位于颈椎，颈胸交界处甚至延伸至胸椎。

虽然有多种颈椎损伤的分型系统，但是目前只有一种较全面的颈椎畸形分型系统被报道过。如果没有一个有说服力的分型系统，疾病的比较研究及转归可能会受到异质性的影响，造成沟通不畅。为了统一分型和手术文献报告，便于沟通，在专家意见和现有文献的基础上，开发了目前的颈椎畸形分型系统。该颈部畸形分型系统根据 5 个主要畸形"描述型"和 5 个临床相关修正型对颈椎畸形进行分类。颈椎畸形分型所需的最低的成像和评估要求总结在表 22.1 中。

表22.1　分型所需最低的影像要求和评估

- 站立位颈椎侧位和PA影像
- 全长站立侧位和PA影像
- 临床照片或放射成像，以测量CBVA
- 完成MJOA问卷评分

缩写：CBVA，颏眉角；
MJOA，日本矫形外科协会；
PA，后前位

22.2　病例讨论

一名 50 岁的女性被转介到笔者所在诊所，主诉慢性颈部疼痛和双手感觉轻度障碍。基于她的保健医生提供颈椎 MRI（图 22.1），如何分类她的畸形？进一步的门诊评估的步骤是什么？

22.3　描述型

5 个基本的畸形描述型用于识别主要畸形类型（矢状面、冠状面、颅颈交界），以便根据存在的主要畸形快速分型（图 22.2）。基于畸形的顶点，矢状面畸形构成了前 3 个描述型。C 型畸形的顶点位于颈椎。CT 型畸形顶点位于颈胸交界处。T 型畸形顶点位于胸椎。其余两个畸形描述型反映了冠状畸形，S 型为脊柱侧凸；主要畸形位于颅颈交界区为 CVJ 型（图 22.3）。

22.4　修正型

在确定主要畸形描述型之后，进行修正型分类。

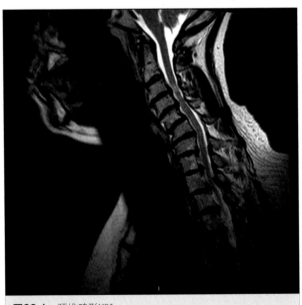

图22.1　颈椎畸形MRI

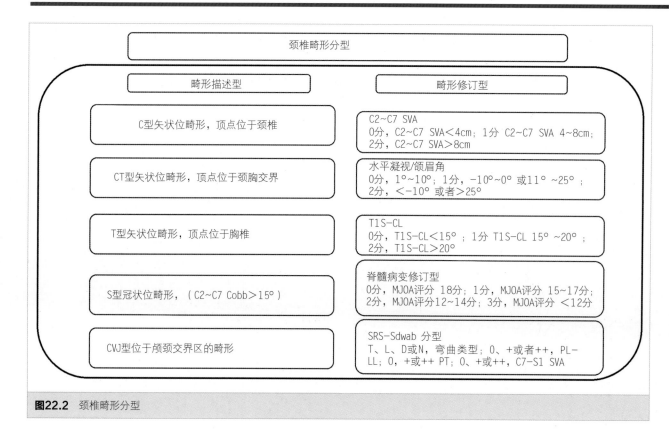

图22.2 颈椎畸形分型

修正型基于已知的文献和专家意见制定，可作为影响疾病发病率（例如疼痛、残疾和脊髓病变）的重要因素，并对手术计划产生影响。这些修正型包括C2~C7矢状位垂直轴（SVA）、通过颌眉垂线角（CBVA）评估的水平凝视角、T1倾斜角减去C2~C7脊柱前凸（T1S–CL）、通过修改的日本矫形外科协会（MJOA）评分以及脊柱侧凸研究学会（SRS）–Schwab成人胸腰椎畸形分型。

22.4.1　C2~C7矢状位垂直轴（SVA）

矢状位失衡被认为是脊柱畸形患者畸形、疼痛进展和生活质量恶化的重要原因。C2~C7 SVA是衡量整个颈椎整体矢状位的指标。C2~C7 SVA需要在至少C2~C7椎体的颈椎站立位X线片上进行评估。测量方法是从C2椎体中心铅垂线相对于C7椎体后上角的铅垂线的距离（图22.4）。Tang等报道，C2~C7 SVA的增加与严重的颈部功能障碍指数（NDI）评分相关，4cm的临界值与中重度功能障碍相关。此外，Smith等报道了C2~C7 SVA与基于MJOA评分的脊髓病变严重

程度之间有显著相关性。因此，对于C2~C7 SVA修正型提出了3个评分：

- 0分，C2–7 SVA < 4cm；
- 1分，C2–7 SVA 4~8cm；
- 2分，C2–7 SVA > 8cm。

22.4.2　水平凝视 / 颌眉垂直角

CBVA是衡量患者水平凝视的指标，据报道该指标与生活质量及术后满意度相关。CBVA为患者下颌与眉弓连线与铅垂线之间的夹角（图22.5和图22.6），可以使用患者的临床照片或颅骨的X线片来测量。无论何种成像方式，患者将颈部置于中立位并且髋部和膝关节伸展都很重要。限制其CBVA广泛应用的重要因素是必要的解剖学标志经常不能在侧位X线片上看到。为了克服这个限制，Lafage等将两个更容易获得的测量结果联系起来：视线倾斜率（SLS）和McGregor线的倾斜率（McGS）。他们发现这两种测量值与CBVA之间存在很强的相关性。他们得出结论，SLS或McGS可用作常规临床实践中CBVA的替代指标。SLS测量为从眼眶下缘到外耳道顶部连线与水平线之间的夹角。McGS定义为从硬腭后缘到枕骨尾部的连线与水平线之间的夹角。

颈椎术后患者脊柱融合僵硬致使水平注视改变，其可能对生活产生显著影响。CBVA被选为颈椎畸形

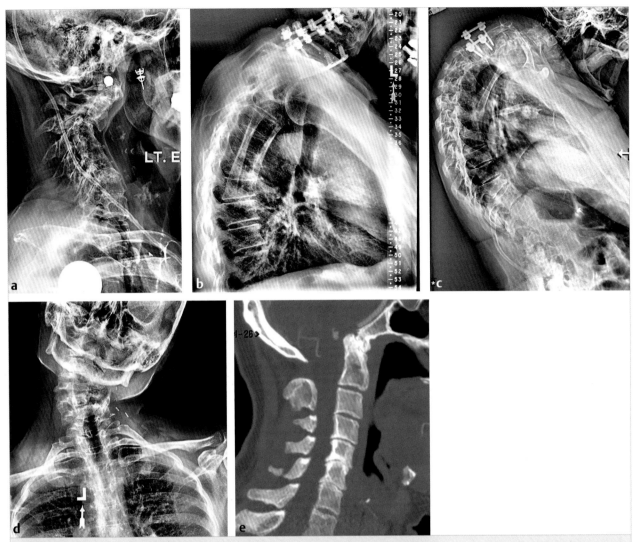

图22.3 示颈部畸形分类系统的5种畸形描述符类型的示例。（a）侧位X线片显示颈椎畸形顶点：C型。（b）侧位X线片显示颈胸段的畸形顶点：CT型。（c）侧位X线片显示胸椎畸形顶点，T型。（d）AP射线照片显示冠状畸形，S型。（e）矢状位CT扫描显示畸形位于颅颈交界区：CVJ型

分型的修正型。具有固定阴性 CBVA（向上凝视）的患者需要向下凝视的活动，例如下楼时，因为术后无法向下看而造成不便。大量基于改善的凝视，行走和日常生活的研表明脊柱畸形术后符合生理的 CBVA 与良好的预后相关联。虽然并没有明确定义 CBVA 的正常范围，但 Scheer 等报道当 CBVA > −10 时可取得良好的手术效果，对有利结果的最大正值也存在不同的观点（从 −10° ~ 10° 到 10° ~ 20°）。另外，Suk 等报道了过度矫正（CBVA > −10°）的负面影响度。Song 等报道对于强直性脊柱炎患者，10° ~20° 的 CBVA 是最佳的选择。应该注意的是，一般患者对比固定的向上凝视（"观鸟者凝视"），可以更好地容忍面向下凝视。因为行走时无法看到地面可能会带来

安全隐患。根据 Ames 及其同事的专家意见将 CBVA 修正型建立了 3 个分值：

- 0 分，1° ~10°；
- 1 分，−10° ~0° 或 11° ~25°；
- 2 分，< −10° 或者 > 25°。

22.4.3 T1 倾斜角减去 C2~C7 前凸角（T1S-CL，T1S-CL）

最近研究表明腰椎前凸角（LL）和骨盆投射角（PI）与整体脊柱序列和生活质量存在显著关联。已经提出了一种实用的估计，即理想 LL 应该在该 PI 的 10° 范围内（LL = PI ± 10°）。因此，具有高 PI（水平骶骨）的患者需要比低 PI（垂直骶骨）的患者更

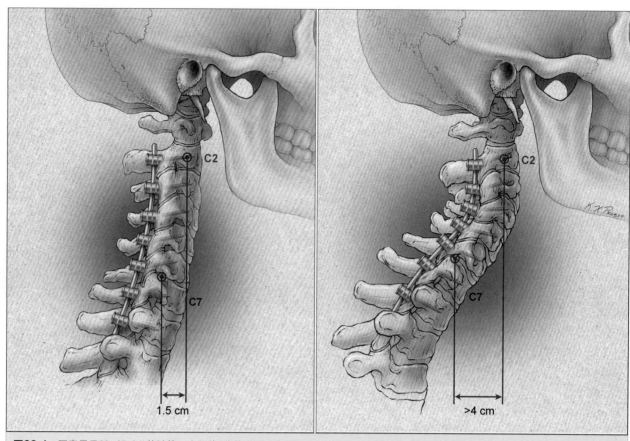

图22.4 图表显示C2~C7 SVA的计算,左图将0分修订型。右图为1分修订型(经Xavier Studios许可重印)

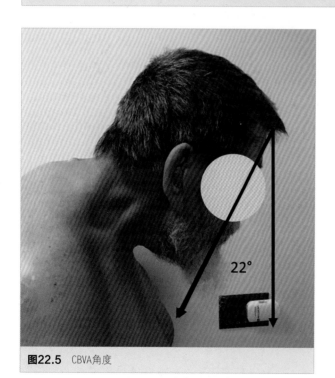

图22.5 CBVA角度

多的 LL。PI-LL 异常与胸腰椎畸形患者的健康相关生活质量评分(HRQOL)差相关,包括特定的疼痛和功能障碍指标。

与 LL 正常值的研究相比,CL 的正常范围并未明确定义。甚至对于单一个体,正常 CL 的定义仍不明确。此外,CL 与 HRQOL 的相关性仍然存在争议,因为目前研究未能证实其与 LL 相似的显著相关性。但,CL 的丢失与创伤或术后颈部疼痛恶化的相关性已被证实。此外,在脊髓病变神经恢复过程中,颈椎后凸导致预后不良。鉴于颈椎后凸是最常见的颈椎畸形,Ames 及其同事选择反映 CL 的参数为一种修正型(图 22.6)。类似于 PI 与 LL 的测量和评估,Lee 及其同事提出评估 CL 与 T1S 的关系。正如骨盆作为腰椎的基底部,调整平衡所需的 LL。T1 椎体是颈椎的基底部,T1 椎体的倾斜角有助于协调正常头部所需的 CL 值。Hyun 及其同事评估了 T1S-CL 与 NDI 之间的相关性,并建议 CL 应在 T1S 的 22° 范围内。基于这些研究以及对矢状位平衡重要性认识的不断加深,Ames 及其同事纳入了 T1S-CL 颈椎畸形分类系统中的修正型:

- 0 分,T1S-CL < 15°;
- 1 分,T1S-CL 15° ~20°;
- 2 分,T1S-CL > 20°。

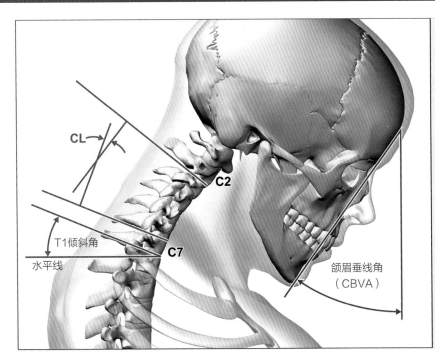

图22.6　颌眉垂直角是连接患者下颌和眉毛的连线与铅垂线（红线）之间的角度。颈椎前凸（CL）是测量C2的下终板和C7的上终板（绿线）之间的角度。T1倾斜角是T1上终板和水平线之间的角度（紫线）（经Xavier Studios许可转载。）

22.4.4　脊髓病变修正型

颈椎畸形特别是颈椎后凸畸形，与局部压力，拉伸和畸形区缺血性改变所引起的颈部脊髓病变相关（图22.7）。两项尸体研究表明，随着颈椎后凸的增加，髓内压显著升高。Winestone 等证实后路减压能降低因脊柱后凸引起的髓内压增加值的 25%。但是，在矫正畸形后，增加的脊髓压力减少为 0。脊柱后凸与脊髓病变的严重程度之间存在关联，但脊髓病变也与退行性改变相关，如骨赘，局部椎间盘韧带复合体改变及小关节肥大等。由于脊髓病可能对患者的生活产生深远的影响，而且颈椎畸形可能是诱发因素，因此颈椎病畸形分类中包括脊髓病变的测量。MJOA 评分是最能被广泛接受和应用的脊髓病变程度的定量评估指标。MJOA 评分范围为 0~18，较低评分与严重的脊髓病变相关。因此，专家组设计了一种脊髓病变分类系统，与先前的报道一致：

- 0分，MJOA 评分 18 分（无脊髓病变）；
- 1分，MJOA 评分 15~17 分（轻度脊髓病变）；
- 2分，MJOA 评分 12~14 分（中度脊髓病变）；
- 3分，MJOA 评分 < 12 分（重度脊髓病变）。

22.4.5　SRS-Schwab 分类

随着我们对整体脊柱序列的理解不断加深，脊柱的一个区域的畸形或排列不良会影像到其他区域。

例如，颈部畸形可能由原发的胸腰椎畸形引起或加剧，反之亦然。Ames 及其同事报告了矢状骨盆参数与颈椎之间的相关性，而史密斯及其同事证明矢状排序不良阳性的患者往往会出现颈椎前凸的代偿性增加，以保持水平凝视，并且对于脊柱骨盆序列不

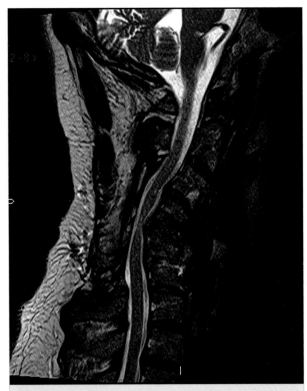

图22.7　矢状位MRI（T2）显示由于减压后颈椎后凸畸形仍导致的脊髓受压

良的手术矫正使得代偿性前凸改善。总的来说，这些研究结果表明在评估患有颈椎畸形的患者时需行站立位脊柱全长像，此后不仅要评估颈椎参数，还要评估胸腰椎骨盆参数。因此，认为必须将 SRS-Schwab 成人胸腰椎畸形分型作为颈椎畸形分型的修正型。SRS-Schwab 分型与脊柱畸形患者的 HRQOL 测量结果相关。该分型系统包括根据 5 种胸腰椎冠状曲线类型定义畸形，并包括 3 个矢状修正型（图 22.8）。

22.5 案例讨论

如图 22.1，作为门诊患者检查的一部分，你获得了颈椎及全长站立位脊柱 X 线片（后前位和侧位）。你可以通过这些 X 线片测量参数来确定患者的颈椎畸形类型。患者有后凸畸形，顶点位于颈椎（C 型）。患者有较好的整体颈椎矢状位序列（C2~C7 SVA = 3.5 mm）和 T1S-CL 为 5°（0 级，图 22.9）。她的 CBVA 测量为 3°（0 级）。询问后，她的 mJOA 评

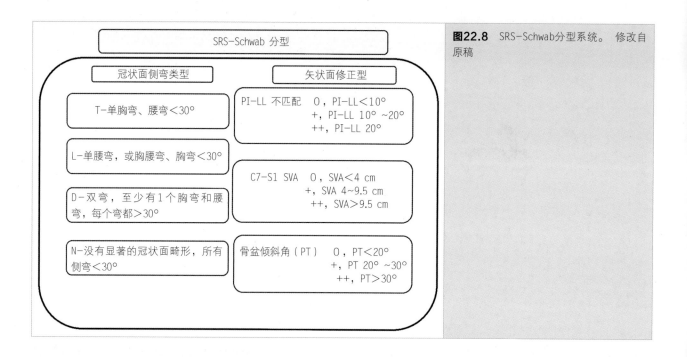

图22.8 SRS-Schwab分型系统。 修改自原稿

（图框内容：）

SRS-Schwab 分型

冠状面侧弯类型 | 矢状面修正型

T-单胸弯、腰弯<30°

L-单腰弯，或胸腰弯、胸弯<30°

D-双弯，至少有 1 个胸弯和腰弯，每个弯都>30°

N-没有显著的冠状面畸形，所有侧弯<30°

PI-LL 不匹配　O，PI-LL<10°
　　　　　　　+，PI-LL 10°~20°
　　　　　　　++，PI-LL 20°

C7-S1 SVA　O，SVA<4 cm
　　　　　　+，SVA 4~9.5 cm
　　　　　　++，SVA>9.5 cm

骨盆倾斜角（PT）　O，PT<20°
　　　　　　　　+，PT 20°~30°
　　　　　　　　++，PT>30°

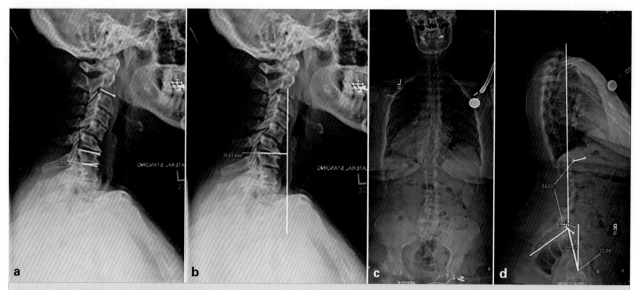

图22.9 示例X线片。（a）侧位X线片显示C2~C7脊柱前凸和T1倾斜角。（b）侧位X线片显示CVA测量值。（c，d）AP位和侧位全长X线片用于评估整体序列并确定SRS-Schwab分型

分为 15 分，确定为轻度脊髓病变（1 级）。关于她的 SRS-Schwab 分类，她的弯曲类型为 N，PI-LL 为 12°（等级 +），C7-S1 SVA 为 10mm（0 级），PT 为 14°（0 级）。因此，她的整体颈椎畸形分型为 C / 0/0/1/1 型；N + 00。

22.6　讨论

虽然这个新的分型系统可能需要医生进行额外的研究以充分应用所有的测量数据，但这些进一步的研究可为临床提供有用的信息，在从业者之间取得某种程度的一致性，进一步提高评估畸形结果的能力，以便更好地横向比较。我们建议全长站立侧位和后前位（PA）脊柱 X 线片（包括股骨头，至少可见 C7），站立侧位和后前位颈椎 X 线片，可测量 CBVA 的临床影像以及完整的 MJOA 问卷，以此作为初步评估颈椎畸形的最低标准。

虽然这是一个新提出的分型系统，但它一直在脊柱文献中广为应用。

许多作者都注意到以往缺乏对颈椎畸形的分型系统。分型系统的作者也承认颈椎畸形分型尚处于起步阶段，随着进一步的研究，当前系统可能会发生改变，主要描述型或修正型将会进一步修订和补充。颈椎畸形分型系统类似于 SRS-Schwab 分型系统，在达到成熟前经历了若干变化。分型系统的关键组成部分之一就是它们的可重复性。已经证明所提出的分型系统具有显著的用户间和用户内可重复性。

分类系统的另一个重要方面就是适用性。目前，一项研究前瞻性地回顾了颈椎畸形分类系统。作者回顾了来自多中心的 84 名患者。他们发现 C 和 CT 描述型最为普遍，分别为 58% 和 24%。他们还发现在各种描述型之中，T1S-CL 分级和 C2~C7 SVA 分级存在显著差异。此外，CT 和 S 畸形以及水平凝视修正型对术前 NDI 评分和 MJOA 评分影响最大。Passias 和同事研究的另一个发现是颈椎畸形测量和 SRS-Schwab 脊柱畸形分型之间的相互作用，这些分类与术前和术后功能障碍有关。另一项研究将分型系统修正型分数的改善与预后 1 年改善相关联。Horn 等回顾性地报道了多中心研究结果。在这项研究中他们回顾了 73 名颈椎畸形手术患者。他们在 1 年时

发现颈部畸形分型修正型的改善与 MJOA、NDI 和 EQ-5D 结果测量的最小临床意义变化值相关。虽然所提出的颈椎畸形分型系统已显示出其可靠性，但还需进一步研究来检查其适用性，特别是在患者管理决策和长期临床随访相关方面。

参考文献：

[1] Kuntz C. Evaluation of Spinal Alignment. Youmans and Winn Neurological Surgery; 312:2565–2569.

[2] Ames CP, Smith JS, Eastlack R, et al. International Spine Study Group. Reliability assessment of a novel cervical spine deformity classification system. J Neurosurg Spine. 2015; 23(6):673–683.

[3] Vialle LRG. AOSpine Masters Series. Volume 5: Cervical Spine Trauma. New York: Thieme; 2015.

[4] Passias PG, Jalai CM, Smith JS, et al. Characterizing adult cervical deformity and disability based on existing cervical and adult deformity classification schemes at presentation and following correction. Neurosurgery. 2018; 82 (2):192–201.

[5] Glassman SD, Berven S, Bridwell K, Horton W, Dimar JR. Correlation of radiographic parameters and clinical symptoms in adult scoliosis. Spine. 2005; 30(6):682–688.

[6] Glassman SD, Bridwell K, Dimar JR, Horton W, Berven S, Schwab F. The impact of positive sagittal balance in adult spinal deformity. Spine. 2005; 30(18):2024–2029.

[7] Schwab FJ, Blondel B, Bess S, et al. International Spine Study Group (ISSG). Radiographical spinopelvic parameters and disability in the setting of adult spinal deformity: a prospective multicenter analysis. Spine. 2013; 38(13):E803–E812.

[8] Tang JA, Scheer JK, Deviren V, et al. Positive Cervical Sagittal Alignment Negatively Impacts Outcomes Following Adult Cervical Fusion Procedures: Poster no. 4. Spine Journal Meeting Abstracts; 2011: 228.

[9] Smith JS, Lafage V, Ryan DJ, et al. Association of myelopathy scores with cervical sagittal balance and normalized spinal cord volume: analysis of 56 preoperative cases from the AOSpine North America Myelopathy study. Spine.2013; 38(22) Suppl 1:S161–S170.

[10] Deviren V, Scheer JK, Ames CP. Technique of cervicothoracic junction pedicle subtraction osteotomy for cervical sagittal imbalance: report of 11 cases. J Neurosurg Spine. 2011; 15(2):174–181.

[11] Etame AB, Than KD, Wang AC, La Marca F, Park P. Surgical management of symptomatic cervical or cervicothoracic kyphosis due to ankylosing spondylitis. Spine. 2008; 33(16):E559–E564.

[12] Kim K-T, Lee S-H, Son E-S, Kwack Y-H, Chun Y-S, Lee J-H. Surgical treatment of "chin-on-pubis" deformity in a patient with ankylosing spondylitis: a case report of consecutive cervical, thoracic, and lumbar corrective osteotomies. Spine. 2012; 37(16):E1017–E1021.

[13] Pigge RR, Scheerder FJ, Smit TH, Mullender MG, van Royen BJ. Effectiveness of preoperative planning in the restoration of balance and view in ankylosing spondylitis. Neurosurg Focus. 2008; 24(1):E7.

[14] Scheer JK, Tang JA, Smith JS, et al. International Spine Study Group. Cervical spine alignment, sagittal deformity, and clinical implications: a review. J Neurosurg Spine. 2013; 19(2):141–159.

[15] Suk K-S, Kim K-T, Lee S-H, Kim J-M. Significance of chin-brow vertical angle in correction of kyphotic deformity of ankylosing spondylitis patients. Spine. 2003; 28(17):2001–2005.

[16] Lafage R, Challier V, Liabaud B, et al. Natural head posture in the setting of sagittal spinal deformity: validation of chin-brow vertical angle, slope of line of sight, and McGregor's slope with health-related quality of life. Neurosurgery. 2016; 79(1):108–115.

[17] Song K, Su X, Zhang Y, et al. Optimal chin-brow vertical angle

for sagittal visual fields in ankylosing spondylitis kyphosis. Eur Spine J. 2016; 25(8): 2596–2604.

[18] Schwab F, Ungar B, Blondel B, et al. Scoliosis Research Society-Schwab adult spinal deformity classification: a validation study. Spine. 2012; 37(12):1077–1082.

[19] Smith JS, Shaffrey CI, Fu K-MG, et al. Clinical and radiographic evaluation of the adult spinal deformity patient. Neurosurg Clin N Am. 2013; 24(2):143–156.

[20] Smith JS, Singh M, Klineberg E, et al. International Spine Study Group. Surgical treatment of pathological loss of lumbar lordosis (flatback) in patients with normal sagittal vertical axis achieves similar clinical improvement as surgical treatment of elevated sagittal vertical axis: clinical article. J Neurosurg Spine. 2014; 21(2):160–170.

[21] Ames CP, Blondel B, Scheer JK, et al. Cervical radiographical alignment: comprehensive assessment techniques and potential importance in cervical myelopathy. Spine. 2013; 38(22) Suppl 1:S149–S160.

[22] Guérin P, Obeid I, Gille O, et al. Sagittal alignment after single cervical disc arthroplasty. J Spinal Disord Tech. 2012; 25(1):10–16.

[23] Jagannathan J, Shaffrey CI, Oskouian RJ, et al. Radiographic and clinical outcomes following single-level anterior cervical discectomy and allograft fusion without plate placement or cervical collar. J Neurosurg Spine. 2008; 8(5):420–428.

[24] Villavicencio AT, Babuska JM, Ashton A, et al. Prospective, randomized, double-blind clinical study evaluating the correlation of clinical outcomes and cervical sagittal alignment. Neurosurgery. 2011; 68(5):1309–1316, discussion –1316.

[25] Jenkins LA, Capen DA, Zigler JE, Nelson RW, Nagelberg S. Cervical spine fusions for trauma. A long-term radiographic and clinical evaluation. Orthop Rev. 1994 Suppl:13–19.

[26] Kwon B, Kim DH, Marvin A, Jenis LG. Outcomes following anterior cervical discectomy and fusion: the role of interbody disc height, angulation, and spinous process distance. J Spinal Disord Tech. 2005; 18(4):304–308.

[27] Naderi S, Özgen S, Pamir MN, Özek MM, Erzen C. Cervical spondylotic myelopathy: surgical results and factors affecting prognosis. Neurosurgery. 1998;43(1):43–49, discussion 49–50.

[28] Lee S-H, Kim K-T, Seo E-M, Suk K-S, Kwack Y-H, Son E-S. The influence of thoracic inlet alignment on the craniocervical sagittal balance in asymptomatic adults. J Spinal Disord Tech. 2012; 25(2):E41–E47.

[29] Hyun SJ, Kim KJ, Jahng TA, Kim HJ. Clinical impact of T1 slope minus cervical lordosis after multilevel posterior cervical fusion surgery: a minimum 2-year follow-up data. Spine. 2017; 42(24):1859–1864.

[30] Albert TJ, Vacarro A. Postlaminectomy kyphosis. Spine. 1998; 23(24): 2738–2745.

[31] Deutsch H, Haid RW, Rodts GE, Mummaneni PV. Postlaminectomy cervical deformity. Neurosurg Focus. 2003; 15(3):E5.

[32] Iida H, Tachibana S. Spinal cord intramedullary pressure: direct cord traction test. Neurol Med Chir (Tokyo). 1995; 35(2):75–77.

[33] Jarzem PF, Quance DR, Doyle DJ, Begin LR, Kostuik JP. Spinal cord tissue pressure during spinal cord distraction in dogs. Spine. 1992; 17(8) Suppl:S227–S234.

[34] Kitahara Y, Iida H, Tachibana S. Effect of spinal cord stretching due to head flexion on intramedullary pressure. Neurol Med Chir (Tokyo). 1995; 35(5):285–288.

[35] Tachibana S, Kitahara Y, Iida H, Yada K. Spinal cord intramedullary pressure. A possible factor in syrinx growth.

Spine. 1994; 19(19):2174–2178, discussion 2178–2179.

[36] Chavanne A, Pettigrew DB, Holtz JR, Dollin N, Kuntz C, IV. Spinal cord intramedullary pressure in cervical kyphotic deformity: a cadaveric study. Spine.2011; 36(20):1619–1626.

[37] Winestone JS, Farley CW, Curt BA, et al. Laminectomy, durotomy, and piotomy effects on spinal cord intramedullary pressure in severe cervical and thoracic kyphotic deformity: a cadaveric study. J Neurosurg Spine. 2012; 16(2):195–200.

[38] Benzel EC, Lancon J, Kesterson L, Hadden T. Cervical laminectomy and dentate ligament section for cervical spondylotic myelopathy. J Spinal Disord. 1991; 4(3):286–295.

[39] Fehlings MG, Wilson JR, Kopjar B, et al. Efficacy and safety of surgical decompression in patients with cervical spondylotic myelopathy: results of the AOSpine North America prospective multi-center study. J Bone Joint Surg Am. 2013; 95(18):1651–1658.

[40] Smith JS, Lafage V, Schwab FJ, et al. International Spine Study Group. Prevalence and type of cervical deformity among 470 adults with thoracolumbar deformity. Spine. 2014; 39(17):E1001–E1009.

[41] Smith JS, Shaffrey CI, Lafage V, et al. International Spine Study Group. Spontaneous improvement of cervical alignment after correction of global sagittal balance following pedicle subtraction osteotomy. J Neurosurg Spine. 2012; 17(4):300–307.

[42] Smith JS, Klineberg E, Schwab F, et al. International Spine Study Group. Change in classification grade by the SRS-Schwab Adult Spinal Deformity Classification predicts impact on health-related quality of life measures: prospective analysis of operative and nonoperative treatment. Spine. 2013; 38(19):1663–1671.

[43] Terran J, Schwab F, Shaffrey CI, et al. International Spine Study Group. The SRS-Schwab adult spinal deformity classification: assessment and clinical correlations based on a prospective operative and nonoperative cohort. Neurosurgery.2013; 73(4):559–568.

[44] Jalai CM, Passias PG, Lafage V, et al. International Spine Study Group (ISSG). A comparative analysis of the prevalence and characteristics of cervical malalignment in adults presenting with thoracolumbar spine deformity based on variations in treatment approach over 2 years. Eur Spine J. 2016; 25(8): 2423–2432.

[45] Smith JS, Shaffrey CI, Bess S, et al. Recent and emerging advances in spinal deformity. Neurosurgery. 2017; 80 3S:S70–S85.

[46] Rosenthal BD, Maslak JP, Jenkins TJ, Hsu WK, Patel AA. Cervical deformity: a clinical approach to diagnosis and treatment. Contemporary Spine Surgery. 2017; 18:1–7.

[47] Smith JS, Ramchandran S, Lafage V, et al. International Spine Study Group. Prospective multicenter assessment of early complication rates associated with adult cervical deformity surgery in 78 patients. Neurosurgery. 2016;79(3):378–388.

[48] Turner JD, Sonntag VK. Evolution of cervical spine deformity surgery and ongoing challenges.World Neurosurg. 2016; 93:469–470.

[49] Tan LA, Riew KD, Traynelis VC. Cervical spine deformity-Part 1: Biomechanics, radiographic parameters, and classification. Neurosurgery. 2017; 81(2):197–203.

[50] Horn R, Passias P, Lafage R, et al. Improvement in Ames-ISSG Cervical Deformity Classification Modifier Grades Correlate with Clinical Improvement and Likelihood of Reaching MCID in Multiple Metrics: Series of 73 Patients with 1 year Follow-up. Cervical Spine Research Society 45th Annual Meeting;2017 November 30 to December 2, 2017; Hollywood, FL.

第二十三章　远端交界性后凸及融合节段选择

Tina Raman, Nicholas D. Stekas, Themistocles S. Protopsaltis

摘要

长节段术后的近端和远端交界性失败对于实现颈椎畸形矫正后稳定性始终是巨大挑战。远端交界性后凸在术后患者中的发生率高达24%，包括无症状的影像表现及远端长节段融合持续退变。提出的风险因素包括远端融合水平不当选择和患者因素，包括年龄及骨质疏松症。对于症状持续进展，内固定不稳定和神经损伤的节段建议延长固定并彻底神经减压。如果没有这些表现，建议密切随访进行连续X线片来记录进展并优化干预时间。

关键词：成人颈椎畸形，远端交界性后凸畸形，内固定失败，邻近节段疾病，矢状位序列

23.1　简介

虽然在过去十年中成人脊柱畸形技术和器械方面取得了无数进展，但即便对于最有经验的畸形外科医生，长节段固定后的近端和远端交界失败仍旧充满挑战。众所周知，近端交界性后凸（Proximal Junctional Kyphosis，PJK）和近端交界性失败可发生在5%~46%的患者中，最近的研究试图寻找此类并发症的危险因素以及各种预防策略的效果。历史上，长节段颈胸融合用于治疗休门氏病脊柱后凸和强直性脊柱炎，术后所诱发的远端交界性后凸（Distal Junctional Kyphosis，DJK）一直被关注。然而，最近的研究表明，这种并发症在颈椎畸形中很普遍，并且对术后长期临床和影像结果有影响。

DJK最初被描述是在一系列行胸椎融合治疗休门氏后凸畸形的患者中。既往胸椎或胸腰椎融合的患者可能会在融合尾端出现症状性退变。长期融合后尾端影像学破坏可表现为脊柱后凸、狭窄或滑脱。在术后6个月至1年可见远端交界区急性退变，其可能随着时间的推移逐渐发展。在休门氏后凸及其他胸椎后凸的病因（包括创伤和椎板减压术后）中，

DJK发病率为0~28%。患者为矫正畸形往往需要翻修手术，并通过截骨术或广泛减压将融合延长。

该并发症需重点关注的是融合节段的选择，复位技术，内固定的选择和患者相关因素。外科医生必须了解这种并发症的诊断和预防，该并发症可能导致神经功能障碍并且需要进行复杂的翻修重建手术。基于此，本章将探讨颈椎畸形手术中该并发症的历史背景、流行情况、预防策略和非预期翻修手术的方法。

23.2　远端交界性后凸的历史透视

1920年，Holger Scheuermann博士首先描述了休门氏后凸畸形，注意到这是一种青春期的胸部后凸畸形，伴随着椎体的异常（包括楔形变、终板不规则、许莫氏结节、椎间隙变窄）。虽然支具可作为一种有效的非手术疼痛控制措施。但众所周知，融合适用于大于60°的曲度、快速的曲度进展、过度的疼痛或不适及脊柱后凸或椎间盘突出诱发的神经损害。1980年，Bradford等发表了通过前/后联合方法矫正畸形的24例患者的研究结果。虽然手术后疼痛和整体序列有显著改善，但24例患者中的5例发生了进展性远端脊柱后凸畸形需延长融合节段的情况。在回顾中，作者强调了延长融合至后凸畸形的端椎或后凸弧中倾斜最大椎体的重要性。

1990年，Reinhardt和Bassett在对接受休门氏后凸畸形前/后融合14例患者的一系列研究中，对这一概念进行了扩展。在这些患者中，14例患者中的5例发生了进展性DJK。有趣的是只有两名患者融合短于端椎，而其他3名患者均在端椎融合。尽管端椎楔变超过5°，但在发表时没有一个DJK的患者需要翻修手术。

23.3 病理生理学

广泛地说，DJK 是指下固定椎（Lower Instrumented Vertebra，LIV）的异常后凸畸形。DJK 可以发生于固定结构尾端的椎体或椎间隙。一般认为，交界区病理改变包括 PJK、DJK 和邻椎病所导致的狭窄（骨、软组织以及器械之间的应力改变所致）。目前还没有关于定义 DJK 后凸程度或发生时间点的研究。迄今为止唯一一项 DJK 发病率时间点的研究是随访 2 年的小儿脊柱侧凸人群中进行的，发现 DJK 的发病率为 6.8%。

尽管缺乏 DJK 风险因素的明确证据，但 DJK 的机制和模式已被描述。Harrington 钩棒固定的常见并发症，如平背综合征、胸后凸进行性丧失或生理性腰椎前凸以及由于退变引起的椎间盘高度丢失。这可能与椎管狭窄和进展性冠状位序列失衡以及腰骶部曲度的恶化相关。在这种情况下，结构远端未融合节段可能发生后凸畸形。后凸或远端固定椎尾端间盘楔变提示 DJK 的发生，DJK 也会发生在未融合至第一稳定椎或第一前凸椎间隙时。LIV 下终板骨折和椎弓根螺钉切割可导致远端结构节段性后凸畸形。其他提示不稳定可导致节段性后凸的骨折包括融合节段下方椎体峡部骨折或腰椎内固定下方骶骨不全骨折。远端内固定失败如断棒或椎弓根钉松动的均会导致急性节段性后凸，并可能导致神经功能障碍。最后，融合节段以下椎体前、后滑脱也是 DJK 的一种形式。

23.4 风险因素

尽管数据稀少，但 DJK 的风险因素已在少数研究中阐明。远端融合水平的选择对于最大限度地降低 DJK 风险至关重要。在接近第一前凸椎间隙或稳定椎附近终止融合将导致远端承受的应力增加。我们关于选择远端融合水平的大部分知识来源于儿科脊柱侧凸文献。但有理由认为，前提和基本原则适用于成人脊柱畸形手术计划。在这种情况下，曲度矫正和保留运动节段之间通常存在取舍。融合节段过短以及主弯的欠矫或过矫，导致其远端结构过度代偿，造成冠状面失衡、躯干不平衡以及邻椎病。

这一概念将在本章后面深入探讨，并讨论远端融合节段的选择。

终止在 L5 的长节段融合可能与融合区远端椎弓根钉松动，假关节和椎体骨折相关，这也将导致 DJK 的发生。Edwards 等证实 34 例接受胸腰椎后路融合治疗的患者融合终止在 L5 水平，其 L5~S1 退变率为 61%。Sears 等也同样发现在终止在 L5 的融合导致邻椎病比延长到骶骨的更多。骶骨远端固定由 S1 椎弓根钉（单皮质，双皮质或三皮质）、S2 螺钉和骶骨翼螺钉构成。然而，终止在骶骨处的长节段固定，包括 S1 椎弓根钉和骶骨翼螺钉仍表现出高失败率。当单独使用 S1 椎弓根钉作为远端固定时，S1 螺钉应力和骶骨骨折的风险明显增加。终止在 S1 处的长节段固定而不补充骨盆固定会增加腰骶连接处的生物力学应力。通过增加骨盆固定可以减少 S1 螺钉上的屈曲力矩。最常用的骶髂关节固定是 S2-AI 螺钉和髂骨螺钉。骨盆固定也被证明可以在腰骶关节处提供更好的生物力学稳定性并降低假关节率。

虽然已证实 PJK 的患者特异性危险因素包括体重指数增加、骨密度降低和较大的年龄，但在 DJK 的研究中没有探索或证实这些因素。然而，可以合理地预测骨密度降低或骨质疏松症将促使 DJK 的进展。有限元分析表明，骨质疏松症可导致邻近长节段融合的椎体终板微骨折，并在椎间盘中产生异常的应力分布，进而导致椎间盘退变。

23.5 预防

所使用的器械的特性也可能对 DJK 起作用。高强度内植物可导致骨 – 内植物界面处的应力增加，加剧相邻未融合节段的退变和不稳定性。但低强度的内植物可能更容易发生断裂，特别是在复杂的截骨术中。针对该问题的可能解决方案是高强度的内植物穿过腰骶交界区［最易发生假关节和（或）棒断裂部位］，并使用连接器连接到跨越胸椎区域的低强度内植物。另一个可能的解决方案是不要在每个水平放置椎弓根钉，目的是在不影响畸形顶点矫形所需额外稳定度情况下，降低整体的内固定强度。

适配于患者原有序列的矫形对于防止欠矫或过矫也很重要。在矢状位失衡的患者中，恢复矢状位平衡可能包括增加腰椎前凸或减少胸椎后凸。后者可导致在融合节段上方后凸畸形增加，并最终导致PJK或PJF。因此，很少使用后一种方法，仅在严重后凸的情况下使用。更常见的是恢复腰椎前凸至骨盆入射角为10°~11°。Ghasemi等在40名休门氏脊柱后凸进行手术矫正的患者中证明，进展为DJK患者的胸椎后凸矫正率明显高于未进行矫正的患者，也就是说，手术残留的胸椎后凸较少。进展为DJK患者也存在较少的腰椎前凸，这可能是对胸椎后凸过小的代偿性反映。

LIV的选择对于防止远端畸形的进展也是至关重要的。基于此，将长节段颈椎融合延伸到上胸椎，而不是止于胸椎后凸的中点，可以确保远端应力逐渐过渡。然而，在治疗休门氏脊柱后凸的研究中，远端融合水平的选择标准与长节段胸椎融合或胸腰椎融合手术有所不同。有些人认为远端融合水平应该是稳定椎，或者是被骶骨中垂线平分的椎体。其他人则建议融合节段应选择在第一前凸椎间隙的水平。这是一个重要的区别，因为稳定椎通常比第一前凸椎体更接近尾端，融合到稳定椎致使远端存留节段减少。Lonner等观察了78例休门氏脊柱后凸患者，发现无论融合结束于稳定椎体还是第一前凸椎体，DJK发生率没有差异。Cho等在31例前方松解后路融合治疗胸椎后凸畸形患者的研究中提出了矢状面稳定椎的概念。作者提出融合至第一前凸椎体不足以防止DJK，建议融合至稳定椎。为了维持术后矢状面序列，作者建议上端椎（UIV）和LIV应置于重心内，或者说脊柱后凸的上端椎作为UIV，稳定椎作为LIV。

Lundine等在22例患者的研究中也有相似的发现，融合到第一前凸椎体比短节段融合术后DJK发生率低，融合至稳定椎DJK发生率最低。他们进一步发现融合至第一前凸椎体发生PJK的风险是融合至稳定椎体的4倍。这些研究的不足在于它们是回顾性研究，其中可能存在除远端椎体融合水平选择之外的其他混杂因素，并且其中外科医生的技术也存在异质性。

据推测，UIV处关节囊韧带复合体的破坏可导致PJK。同样，有充分的理由相信该原则适用于DJK。

在手术节段下方水平关节突关节、棘上和棘间韧带应尽可能保持完整。虽然在显露和实施翻修时具有挑战性，但后张力带是防止相邻节段后凸畸形的关键因素。

23.6　成人颈椎畸形的远端交界性后凸

在颈椎畸形手术中，由于融合通常延伸到上颈椎，因此结构尾端的应力增加导致DJK的风险。Protopsaltis等研究显示67例接受颈椎畸形手术的患者DJK发生率为24%。69%的DJK发生在术后3个月内，31%的DJK发生在3~6个月。此外，尽管患者术中畸形矫正度相似，但发生DJK的患者其基线和术后影像序列更差。

对一例颈部畸形术后进展为DJK患者的分析，可帮助对治疗策略和翻修方法的理解（图23.1）。

23.7　治疗

远端交界性后凸可以从无症状的影像学表现到尾部节段的持续进行性退化。目前没有针对DJK的处理或干预的循证指南。如果患者出现远端交界区退变的影像学证据，则需要进行彻底的临床检查以评估患者是否有局部疼痛和神经功能障碍等症状。如果没有这些症状，通常不会采用手术治疗，除非出现极不稳定的内固定可能导致神经损伤的情况。对患者连续影像学检查并紧密随访，对于观测记录病情进展和优化干预时机至关重要。

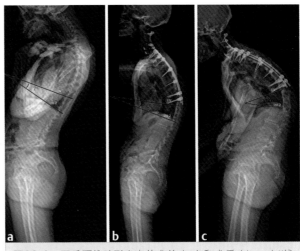

图23.1　严重颈椎畸形患者的术前（a）和术后（b，c）X线片。（b）颈椎畸形矫正后3个月术后X线片显示早期远端交界性后凸畸形（DJK）。（c）随访9个月X线片显示DJK的进展

有人可能认为有症状的DJK需要翻修手术，而远端交界区骨折则代表了DJK的一个亚型，即远端交界性失败。对于手术治疗，彻底的神经减压在大多数情况下需要将固定延伸至远端稳定区水平。根据远端交界性后凸的程度，为恢复整体矢状位序列也可考虑行椎体切除术。

23.8 结论

近端和远端交界性后凸仍然是成人脊柱畸形的重要挑战。到目前为止，还没有明确的数据表明特定的技术或器械能够持续地防止该并发症的发生。对于DJK而言，重要的是了解患者的整体矢状面序列和选择合适的远端融合水平，这将有助于手术医生制订术前计划，最小化DJK的风险。

参考文献：

[1] Watanabe K, Lenke LG, Bridwell KH, Kim YJ, Koester L, Hensley M. Proximal junctional vertebral fracture in adults after spinal deformity surgery using pedicle screw constructs: analysis of morphological features. Spine. 2010; 35(2):138–145.

[2] DeWald CJ, Stanley T. Instrumentation-related complications of multilevel fusions for adult spinal deformity patients over age 65: surgical considerations and treatment options in patients with poor bone quality. Spine. 2006; 31(19) Suppl:S144–S151.

[3] Cho KJ, Suk SI, Park SR, et al. Complications in posterior fusion and instrumentation for degenerative lumbar scoliosis. Spine. 2007; 32(20):2232–2237.

[4] Kim HJ, Yagi M, Nyugen J, Cunningham ME, Boachie-Adjei O. Combined anterior- posterior surgery is the most important risk factor for developing proximal junctional kyphosis in idiopathic scoliosis. Clin Orthop Relat Res. 2012;470(6):1633–1639.

[5] O'Leary PT, Bridwell KH, Lenke LG, et al. Risk factors and outcomes for catastrophic failures at the top of long pedicle screw constructs: a matched cohort analysis performed at a single center. Spine. 2009; 34(20):2134–2139.

[6] Smith MW, Annis P, Lawrence BD, Daubs MD, Brodke DS. Early proximal junctional failure in patients with preoperative sagittal imbalance. Evid Based Spine Care J. 2013; 4(2):163–164.

[7] Hostin R, McCarthy I, O'Brien M, et al. International Spine Study Group. Incidence, mode, and location of acute proximal junctional failures after surgical treatment of adult spinal deformity. Spine. 2013; 38(12):1008–1015.

[8] Denis F, Sun EC, Winter RB. Incidence and risk factors for proximal and distal junctional kyphosis following surgical treatment for Scheuermann kyphosis: minimum five-year follow-up. Spine. 2009; 34(20):E729–E734.

[9] Ghasemi A, Stubig T, A Nasto L, Ahmed M, Mehdian H. Distal junctional kyphosis in patients with Scheuermann's disease: a retrospective radiographic analysis. Eur Spine J. 2017; 26(3):913–920.

[10] Bradford DS, Ahmed KB, Moe JH, Winter RB, Lonstein JE. The surgical management of patients with Scheuermann's disease: a review of twenty-four cases managed by combined anterior and posterior spine fusion. J Bone Joint Surg Am. 1980; 62(5):705–712.

[11] Reinhardt P, Bassett GS. Short segmental kyphosis following fusion for Scheuermann's disease. J Spinal Disord. 1990; 3(2):162–168.

[12] Protopsaltis TS, Ramchandran S, Kim H, et al. International Spine Study Group. Analysis of early distal junctional kyphosis (DJK) after cervical deformity correction. Spine J. 2016; 16(10):S355–S356.

[13] Passias PG, Vasquez-Montes D, Poorman GW, et al. ISSG. Predictive model for distal junctional kyphosis after cervical deformity surgery. Spine J. 2016; 10: S244.

[14] Cho KJ, Lenke LG, Bridwell KH, Kamiya M, Sides B. Selection of the optimal distal fusion level in posterior instrumentation and fusion for thoracic hyperkyphosis: the sagittal stable vertebra concept. Spine. 2009; 34(8):765–770.

[15] Lowe TG, Lenke L, Betz R, et al. Distal junctional kyphosis of adolescent idiopathic thoracic curves following anterior or posterior instrumented fusion: incidence, risk factors, and prevention. Spine. 2006; 31(3):299–302.

[16] Protopsaltis TS, Ramchandran S, Hamilton DK, et al. Analysis of successful versus failed radiographic outcomes following cervical deformity surgery. Spine (Phila Pa 1976). 2018; 43(13):E773–E781.

[17] Scheuermann HW. Kyphosis dorsalis juvenilis. Ugeskr Laeger. 1920; 82:385 .

[18] Bradford DS, Garica A. Neurological complications in Scheuermann's disease. A case report and review of the literature. J Bone Joint Surg Am. 1969; 51(3):567–572.

[19] Bradford D, Lonstein J, Ogilvie JW, Winter RB. Scoliosis and Other SPINAL Deformities. Philadelphia, PA: W.B. Saunders; 1978.

[20] Bradford DS, Moe JH, Montalvo FJ, Winter RB. Scheuermann's kyphosis and roundback deformity. Results of Milwaukee brace treatment. J Bone Joint Surg Am. 1974; 56(4):740–758.

[21] Moe JH. Treatment of adolescent kyphosis by non-operative and operative methods. Manit Med Rev. 1965; 45(8):481–484.

[22] Kwon BK, Elgafy H, Keynan O, et al. Progressive junctional kyphosis at the caudal end of lumbar instrumented fusion: etiology, predictors, and treatment.Spine. 2006; 31(17):1943–1951.

[23] Arlet V, Aebi M. Junctional spinal disorders in operated adult spinal deformities: present understanding and future perspectives. Eur Spine J. 2013; 22 Suppl 2:S276–S295.

[24] Han S, Hyun SJ, Kim KJ, Jahng TA, Lee S, Rhim SC. Rod stiffness as a risk factor of proximal junctional kyphosis after adult spinal deformity surgery: comparative study between cobalt chrome multiple-rod constructs and titanium alloy two-rod constructs. Spine J. 2017; 17(7):962–968.

[25] Anderson AL, McIff TE, Asher MA, Burton DC, Glattes RC. The effect of posterior thoracic spine anatomical structures on motion segment flexion stiffness.Spine. 2009; 34(5):441–446.

[26] Durrani A, Jain V, Desai R, et al. Could junctional problems at the end of a long construct be addressed by providing a graduated reduction in stiffness? A biomechanical investigation. Spine. 2012; 37(1):E16–E22.

[27] Ameri E, Behtash H, Mobini B, Ghandhari H, Vahid Tari H, Khakinahad M. The prevalence of distal junctional kyphosis following posterior instrumentation and arthrodesis for adolescent idiopathic scoliosis. Acta Med Iran. 2011; 49(6):357–363.

[28] Miller DJ, Jameel O, Matsumoto H, et al. Factors affecting distal end & global decompensation in coronal/sagittal planes 2 years after fusion. Stud Health Technol Inform. 2010; 158:141–146.

[29] Edwards CC, II, Bridwell KH, Patel A, et al. Thoracolumbar deformity arthrodesis to L5 in adults: the fate of the L5-S1 disc. Spine. 2003; 28(18):2122–2131.

[30] Sears WR, Sergides IG, Kazemi N, Smith M, White GJ, Osburg B. Incidence and prevalence of surgery at segments adjacent to a previous posterior lumbar arthrodesis. Spine J. 2011; 11(1):11–20.

[31] Lebwohl NH, Cunningham BW, Dmitriev A, et al. Biomechanical comparison of lumbosacral fixation techniques in a calf spine model. Spine. 2002; 27(21):2312–2320.

[32] Alegre GM, Gupta MC, Bay BK, Smith TS, Laubach JE. S1 screw bending moment with posterior spinal instrumentation across the lumbosacral junction after unilateral iliac crest harvest.

Spine. 2001; 26(18):1950–1955.

[33] Zindrick MR, Wiltse LL, Widell EH, et al. A biomechanical study of intrapeduncular screw fixation in the lumbosacral spine. Clin Orthop Relat Res. 1986(203):99–112.

[34] McCord DH, Cunningham BW, Shono Y, Myers JJ, McAfee PC. Biomechanical analysis of lumbosacral fixation. Spine. 1992; 17(8) Suppl:S235–S243.

[35] Tsuchiya K, Bridwell KH, Kuklo TR, Lenke LG, Baldus C. Minimum 5-year analysis of L5-S1 fusion using sacropelvic fixation (bilateral S1 and iliac screws)for spinal deformity. Spine. 2006; 31(3):303–308.

[36] Farcy JP, Rawlins BA, Glassman SD. Technique and results of fixation to the sacrum with iliosacral screws. Spine. 1992; 17(6) Suppl:S190–S195.

[37] Camp JF, Caudle R, Ashmun RD, Roach J. Immediate complications of Cotrel-Dubousset instrumentation to the sacro-pelvis. A clinical and biomechanical study. Spine. 1990; 15(9):932–941.

[38] Chen CS, Cheng CK, Liu CL, Lo WH. Stress analysis of the disc adjacent to interbody fusion in lumbar spine. Med Eng Phys. 2001; 23(7):483–491.

[39] Goto K, Tajima N, Chosa E, et al. Effects of lumbar spinal fusion on the other lumbar intervertebral levels (three-dimensional finite element analysis). J Orthop Sci. 2003; 8(4):577–584.

[40] Chosa E, Goto K, Totoribe K, Tajima N. Analysis of the effect of lumbar spine fusion on the superior adjacent intervertebral disk in the presence of disk degeneration, using the three-dimensional finite element method. J Spinal Disord Tech. 2004; 17(2):134–139.

[41] Suk SI, Lee SM, Chung ER, Kim JH, Kim WJ, Sohn HM. Determination of distal fusion level with segmental pedicle screw fixation in single thoracic idiopathic scoliosis. Spine. 2003; 28(5):484–491.

[42] Yanik HS, Ketenci IE, Coskun T, Ulusoy A, Erdem S. Selection of distal fusion level in posterior instrumentation and fusion of Scheuermann kyphosis: is fusion to sagittal stable vertebra necessary? Eur Spine J. 2016; 25(2):583–589.

[43] Lundine K, Turner P, Johnson M. Thoracic hyperkyphosis: assessment of the distal fusion level. Global Spine J. 2012; 2(2):65–70.

[44] Cho KJ, Lenke LG, Bridwell KH, Kamiya M, Sides B. Selection of the optimal distal fusion level in posterior instrumentation and fusion for thoracic hyperkyphosis: the sagittal stable vertebra concept. Spine. 2009; 34(8):765–770.

[45] Lonner BS, Newton P, Betz R, et al. Operative management of Scheuermann's kyphosis in 78 patients: radiographic outcomes, complications, and technique. Spine. 2007; 32(24):2644–2652.

第二十四章　颈椎畸形的融合节段选择

Anand H. Segar, Deeptee Jain, Peter G. Passias, Themistocles S. Protopsaltis

摘要

　　成人颈椎畸形融合水平选择的研究是颈椎研究的一个扩展领域，该研究对确保满意的影像学和临床疗效至关重要。最短化融合节段可保有更多活动度，但可能影响最终的畸形矫正和牢固的固定。必须注重颈椎畸形的主要驱动因素，认识胸椎和腰椎的相互作用也很重要。最后根据患者的并发症和对手术的耐受性制订手术方案，将风险降到最低。

　　关 键 词： 颈椎畸形，UIV，LIV，水平选择，DJK，远端交界性后凸

24.1　简介

　　成人颈椎畸形（Adult Cervical Deformity，ACD）对患者的生活质量有着重要的影响，对外科医生来说也是一个复杂的问题。融合椎水平的选择被认为是优化影像结果、改善临床症状及防止交界性失败的最重要决定因素之一。治疗 ACD 的理想手术方法仍存争议。最近对 14 名脊柱畸形外科医生进行的一项病例调查体现了这一点，在 ACD 中前路（2~6）和后路（2~16）融合节段数存在显著的差异。考虑融合水平时，上固定椎（Upper Instrumented Vertebrae，UIV）和下固定椎（Lower Instrumented Vertebrae，LIV）通常是指后路内固定的范围。最短化融合节段可能具有保持运动、减少手术时间和手术发病率的潜在好处，但短节段融合可能会导致最终的畸形矫正不足及固定不牢。

　　当前，在没有特定指南的情况下（例如用于青少年特发性脊柱侧弯或成人胸腰段矢状位畸形的指南），用于指导医生进行融合水平选择的文献有限。但可通过考虑放射学、手术和医疗因素，来广泛考量 ACD 的融合节段选择。

24.2　影像检查注意事项

　　ACD 患者的评估必须采用全长站立位片。伴随胸腰段和颈椎病变的病例并不少见，高达 53% 的胸腰段畸形患者表现为颈椎后凸或颈椎 C2~C7 矢状位垂直轴（Cervical Sagittal Vertical Axis，CSVA）增加。

　　为了获得适当的影像学和临床结果，必须将颈椎畸形的主要驱动因素包括在融合范围中。Passias 等指出，在解决颈椎畸形的驱动因素后，以颈椎为顶点的矢状位畸形患者的影像学结果最好。另一方面，如果颈椎畸形是以胸椎为顶点大的矢状位畸形引起的，则患者的改善是有限的。Protopsaltis 等也支持这一发现；78% 的发展为远端交界性后凸（Distal Junctional Kyphosis，DJK）的患者没有解决胸腰段驱动的畸形。

　　胸椎驱动畸形或更严重的颈椎畸形中特定的术前影像学参数将增加 DJK 的风险，定义为术前到术后 LIV 和 LIV-2 之间的后凸角度变化大于 10°。然而，到目前为止还没有研究证实 ACD 患者 LIV 以下的远端后凸角与胸腰椎畸形患者近端交界后凸角不同。

　　Passias 等在最近的病例对照研究中发现，术前胸椎后凸角（Thoracic Kyphosis，TK）大于 50.6°、C2~C7 前凸小于 –12°、颈椎前凸 / T1 倾斜角（TS - CL）大于 36° 和 CSVA 大于 56.3mm 与 DJK 相关。这些情况表明手术医生应考虑进一步将融合延长至胸椎以预防 DJK；但确切的 LIV 在这项研究中并未定义。Protopsaltis 等也证明大于 50° 的 TK 也与 DJK 相关，并且 75% 的 DJK 患者的 LIV 在 T7 或以上。延长融合到 T7 的远端可能有助于预防 DJK。图 24.1 显示了在一例重度颈椎后凸畸形和下颌胸畸形的患者中的平衡的融合。图 24.2 显示了一例 C2 到 T2 融合后 DJK 的情况。该患者有 3 个 DJK 的手术预测因素，特别是在颈椎。Ames 和他的同事根据畸形顶点的位

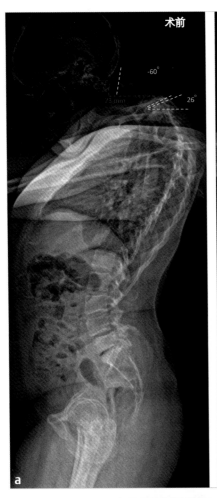

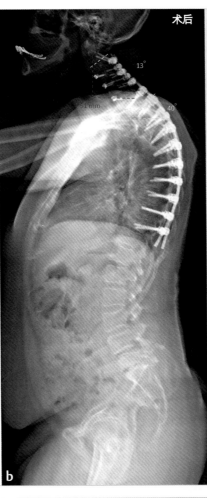

图24.1 一名64岁的男性出现了下颌胸畸形。他的颈椎畸形发病于两年前。患者否认吞咽困难、轻度颈部疼痛、行走困难。他进行了前路截骨术以矫正C3/C4、C4/C5和C6/C7的后凸畸形以及双侧胸锁乳突肌的松解。在后方，他在C4/C5处进行了2级后路楔形截骨术，并从C2到T10进行了后路脊柱融合术。术前和术后X线片显示C2 SVA的矫正，明显改善了颈椎前凸

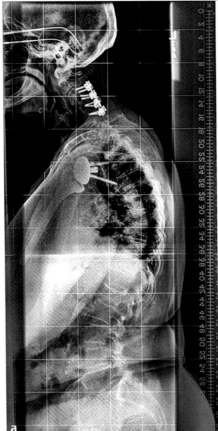

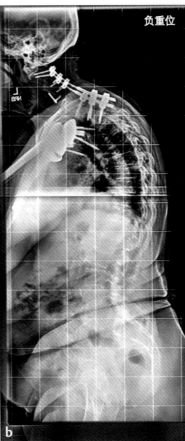

图24.2 一名因颈椎病而接受C3~C6颈椎后路减压融合术的76岁女性患者。颈部持续疼痛，并发生了相邻的破坏。她畸形严重，TS-CL为44.4°，C2~C7脊柱前凸为13.1°，CSVA为50.9mm。她在C4/C5进行了前路椎间盘切除术和融合术，并在C2~T2进行了后方融合术，但是在3个月时持续发生远端交界性后凸。她患DJK的危险因素包括手术方法，使用过渡棒和多次后方截骨术

置对 ACD 进行分类。在处理 C 型畸形时，对于顶椎位于颈中段后凸角度大于 10° 的畸形，融合应穿过颈胸交界处，LIV 至少为 T1。在一项回顾性队列分析中，Schroeder 等研究表明，固定融合终止在 C7 处，其翻修手术机会比延长至 T1 高 2.3 倍。这些发现得到了 Osterhoff 及其同事的支持。如果终止在 C7 处，则远端交界性问题的发生率仅为 31%，而终止在 T1 处则为 6.3%。

在 Choi 等的研究中，发现融合终止在 C7 与术后矢状面序列恶化相关，包括更大的 CSVA，T1 倾斜角（T1S）和更大的 TS~CL。关于 T1S，作者推测融合至 T1 时，手术医生可以调整 T1S 的角度。然而，当 LIV 为 C7 时，术后 C2~C7 脊柱前凸增加与 T1S 的增加可能只是相互作用的结果。图 24.3 显示一例轻度颈椎后凸畸形至 T2 的融合。相比之下，TruuMees 等的多中心回顾性研究发现，延长融合至 T1 增加了术

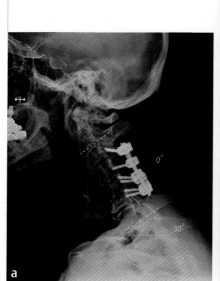
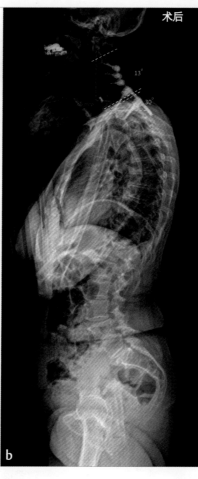

图24.3 一名71岁的女性颈椎病患者在进行C3~C6后减压并器械融合后出现了颈项轴性疼痛。 她的颈椎中段区域一直承受着与任何运动相关的疼痛，疼痛辐射到耳朵和头部。症状原因可能是C3~C6处的后凸畸形，C6~C7处的邻椎变性，C2~C7处向前方的矢状畸形以及上颈椎代偿性过度前凸。患者进行了前/后路手术，在C6~C7进行了椎间盘切除术和前方钩椎关节截骨术，随后在颈胸交界处进行了后方C2~T2融合与2级截骨，并进行了C6/C7和C7/T1椎板切除术来减压中央管和椎间孔。术前和术后X线检查显示纠正C2 SVA，改善颈椎前凸

中出血量，并延长了手术时间和住院时间，但术后假关节率较低，突出了融合越过颈胸交界处的不利因素。在这些研究中，并非所有患者都有后凸畸形。然而，穿越颈胸交界处的益处（预防远端交界处问题和改善畸形矫正）可能会超过对颈椎后凸患者进行较大的手术所带来的代价，这表明 LIV 应该延长到胸椎。

由于原发性颈椎病诱发的胸椎和腰椎的相互变化也必须被确定。Mizutani 和他的同事表明，矫正严

重的颈椎后凸畸形（定义为 CSVA 大于 40mm）会导致胸腰段的失代偿，而在颈椎中段的后凸矫正只会导致胸椎节段的术后失代偿。在严重畸形时，腰椎失代偿是指腰椎前凸减少（Lumbar Lordosis，LL）和必然增加的 PI-LL。不幸的是这种失代偿的临床相关性没有量化。但手术医生应该认识到这些相互的变化，应考虑长节段的腰椎融合，特别是对于严重颈椎畸形和已存的胸腰段畸形的患者（表 24.1）。

表24.1　节段选择技巧

考虑LIV低于胸椎顶点（T9或以下）
cSVA矫正＞4cm
T1倾斜角＞25°~30° 全颈胸交界三柱截骨术（强直性脊柱炎除外）
整体SVA＞7~8cm

缩写：CSVA，颈椎矢状位垂直轴；LIV，下端椎

24.3　手术注意事项

确认临床影像与影像学目标和手术耐受性是至关重要的。当然，由于患者虚弱及手术创伤度的增加，手术和交界区失败的风险也随之增加。因此，除了驱动畸形的因素外，手术的风险也应该被考虑和调整。

某些手术技术可能预示患者发生ACD的交界性失败。Passias等发现前后联合入路和Smith-Peterson截骨术的使用均与DJK的发展相关，比值比为2.67和2.55。然而，值得注意的是，这些关联是通过二元分析发现的，同时这些患者术前畸形可能更严重，而畸形矫正度也更大。Koller等发现畸形矫正的数量是DJK的驱动因素。

另外，颈椎脊髓病与轴向/姿势症状之间的相互作用是也主要因素。轻度至中度局部畸形的原发性脊髓病患者在病灶减压和恢复序列方面表现良好。但是，那些患有严重ACD并发脊髓病的患者需要更积极地序列恢复，以解决颈胸交界处的脊髓皱褶，因此融合应延伸至胸椎。

24.4　内科注意事项

手术医生还必须意识到并发症，因为它们可能会对远端失败产生不利影响，应考虑调整LIV。

骨质疏松症对颈椎畸形的治疗是个重大挑战。在进行手术之前，需要进行彻底的检查以确定骨密度，包括双能X线吸收法。术前需要补充矿物质或特立帕肽等药物干预。由于担心固定牢固程度，骨密度低时需要更低的LIV。有趣的是，Passias等无法证明骨质疏松症与DJK之间的关系，也许是因为这是一项回顾性研究，并且手术医生对骨质疏松症患

者进行了更长节段的融合术。

神经退行性疾病（例如帕金森病、多发性硬化症、肌肉疾病、肌炎和肌萎缩性侧索硬化症等）不仅具有骨畸形，还具有运动功能障碍。这些综合征可能表现为孤立的颈椎畸形，例如颈椎前屈，也可表现为广泛的畸形，不仅包括颈椎，还包括胸腰椎，例如比萨综合征。在选择融合水平时，手术必须考虑疾病的完整病理生理。鉴于感觉运动反馈机制失真，应考虑更长的融合时间。此外，由于颈椎畸形而导致神经功能障碍的患者也应以类似的方式进行治疗，因为Passias等显示DJK的概率相应增加。

头部下垂的机制被认为是继发于屈颈肌张力障碍或伸颈肌无力。正是这种病理生理学导致了持续的前倾和术后固定结构的应力增加。固定位置的选择在这一人群中也应特别关注；一项研究显示帕金森病患者的骨质疏松率为34%。由于这些原因，作者建议对于神经肌肉疾病患者，长节段融合及选择更低的LIV尤为重要，这类似于先前对于已存胸腰段畸形患者提出的建议。应进行全长站立X线检查，并将远端融合至中立水平。

总而言之，尽管治疗ACD的最佳融合节段仍未得到很好的确认，但手术评估需要彻底了解颈椎畸形和仔细制订手术计划。在确定是否将融合延长到胸椎中下部时，找出畸形的主要驱动因素是关键。在大多数ACD病例中，融合应至少越过颈胸交界处。如果患有骨质疏松症或神经肌肉疾病，手术医生应该选择更长节段固定。不幸的是，一部分患者有严重的虚弱和畸形，以至于唯一的持久固定融合选择是延长到骨盆。这是一个新兴的知识领域，我们需要参考更多的前瞻性数据，以寻找基于证据的ACD融合节段选择方法。

参考文献：

[1]　Smith JS, Line B, Bess S, et al. The health impact of adult cervical deformity in patients presenting for surgical treatment: comparison to United States population norms and chronic disease states based on the EuroQuol-5 Dimensions Questionnaire. Neurosurgery. 2017; 80(5):716–725.

[2]　Smith JS, Klineberg E, Shaffrey CI, et al. International Spine Study Group. Assessment of surgical treatment strategies for moderate to severe cervical spinal deformity reveals marked

variation in approaches, osteotomies, and fusion levels.World Neurosurg. 2016; 91(C):228–237.

[3]   Smith JS, Lafage V, Schwab FJ, et al. International Spine Study Group. Prevalence and type of cervical deformity among 470 adults with thoracolumbar deformity. Spine. 2014; 39(17):E1001–E1009.

[4]   Passias PG, Bortz C, Horn S, et al. International Spine Study Group. Drivers of cervical deformity have a strong influence on achieving optimal radiographic and clinical outcomes at 1 year after cervical deformity surgery. World Neurosurg. 2018; 112:e61–e68.

[5]   Protopsaltis TS, Ramchandran S, Kim H-J, et al. Analysis of early distal junctional kyphosis (DJK) after cervical deformity correction. Spine J. 2016; 16(10):S355–S356.

[6]   Bridwell KH, Lenke LG, Cho SK, et al. Proximal junctional kyphosis in primary adult deformity surgery: evaluation of 20 degrees as a critical angle.Neurosurgery. 2013; 72(6):899–906.

[7]   Passias PG, Vasquez-Montes D, Poorman GW, et al. ISSG. Predictive model for distal junctional kyphosis after cervical deformity surgery. Spine J. 2018; 18(12):2187–2194.

[8]   Ames CP, Smith JS, Eastlack R, et al. International Spine Study Group. Reliability assessment of a novel cervical spine deformity classification system.J Neurosurg Spine. 2015; 23(6):673–683.

[9]   Schroeder GD, Kepler CK, Kurd MF, et al. Is it necessary to extend a multilevel posterior cervical decompression and fusion to the upper thoracic spine?Spine. 2016; 41(23):1845–1849.

[10] Osterhoff G, Ryang Y-M, von Oelhafen J, Meyer B, Ringel F. Posterior multilevel instrumentation of the lower cervical spine: is bridging the cervicothoracic junction necessary?World Neurosurg. 2017; 103:419–423.

[11] Choi S-J, Suk K-S, Yang J-H, et al. What is a right distal fusion level for prevention of sagittal imbalance in multilevel posterior cervical spine surgery: C7 or T1? Clin Spine Surg. 2018; 31(10):441–445.

[12] Ames CP, Blondel B, Scheer JK, et al. Cervical radiographical alignment: comprehensive assessment techniques and potential importance in cervical myelopathy. Spine. 2013; 38(22) Suppl 1:S149–S160.

[13] Truumees E, Singh D, Geck MJ, Stokes JK. Should long-segment cervical fusions be routinely carried into the thoracic spine? A multicenter analysis. Spine J. 2018; 18(5):782–787.

[14] Mizutani J, Strom R, Abumi K, et al. How cervical reconstruction surgery affects global spinal alignment. Neurosurgery. 2018; 23(6):1177.

[15] Koller H, Ames C, Mehdian H, et al. Characteristics of deformity surgery in patients with severe and rigid cervical kyphosis (CK): results of the CSRSEurope multi-centre study project. Eur Spine J. 2018; 24 Suppl 1:S23.

[16] Robin GC, Span Y, Steinberg R, Makin M, Menczel J. Scoliosis in the elderly: a follow-up study. Spine. 1982; 7(4):355–359.

[17] Ha Y, Oh JK, Smith JS, et al. Impact of movement disorders on management of spinal deformity in the elderly. Neurosurgery. 2015; 77 Suppl 4:S173–S185.

[18] Bourghli A, Guérin P, Vital J-M, et al. Posterior spinal fusion from T2 to the sacrum for the management of major deformities in patients with Parkinson disease: a retrospective review with analysis of complications. J Spinal Disord Tech. 2012; 25(3):E53–E60.

索引

A

Abumi's technique, pedicle screw fixation Abumi
椎弓根螺钉固定技术 87

Adult Deformity Surgery Complexity Index (ADSCI)
成人畸形手术复杂性指数 132 - 133

Adult Spinal Deformity Surgical Invasiveness Score (ASDSIS)
成人脊柱畸形手术侵袭性评分 132 - 133

age complications 年龄并发症 146

airway compromise 气道损伤 135 - 136, 144, 145

Ames CSM classification Ames 脊髓型颈椎病分型 151

Ames osteotomy classification Ames 截骨分型 70, 71

Ames pedicle screw fixation technique Ames
椎弓根螺钉固定技术 87, 87, 88

amyotrophic lateral sclerosis 肌萎缩性脊髓侧索硬化症 187

ankylosing spondylitis, upper thoracic osteotomy, see upper thoracic osteotomy
强直性脊柱炎上胸椎截骨术，见上胸椎截骨术
anterior cervical discectomy/
fusion 颈椎前路椎间盘切除 / 融合术 153

anterior cervical osteotomy
颈椎前路截骨术 65

ASA classification ASA 分型 130, 133

ASKyphoplan 强直性脊柱炎后凸矫形规划 115

atlantoaxial dislocations 寰枢椎脱位 150

atlantoaxial joint functions 寰枢椎关节功能 17

atlantoaxial rotatory fixation
寰枢椎旋转固定 163, 163

B

basilar invagination 颅底凹陷症 157

basilar invagination, congenital
先天性颅底凹陷症 164, 164, 165 - 166

bracing in congenital scoliosis
先天柱脊柱侧弯的支具治疗 126

C

casting in congenital scoliosis
先天性脊柱侧弯的石膏治疗 126

cervical alignment 颈椎力线 17

Cervical Deformity Frailty Index (CD-FI)
颈椎畸形虚弱指数 131, 131, 133

cervical lordosis assessment 颈椎前凸评估 1, 3

cervical pedicle anatomy
颈椎椎弓根解剖 86

cervical radiculopathy, QOL effects
神经根型颈椎病对生活质量的影响 1

cervical spine anatomy 颈椎解剖 24

cervical spine objectives 颈椎目标 12, 12

cervical spondylotic myelopathy 脊髓型颈椎病 3

cervical SVA, see sagittal vertical axial (SVA)
颈部 SVA，参见矢状垂直轴
cervicothoracic alignment assessment 颈胸部力线评估 38

cervicothoracic angle evaluation 颈胸角度评估 101

cervicothoracic junction kyphosis 颈胸椎交界处后凸 100

chain of compensation 代偿链 12

Charlson Comorbidity Index Charlson 并发症指数 130, 133

Chiari malformations Chiari 畸形 123, 151

chin - brow vertical angle 颏 - 眉垂直角 18

Cobb angle measurement Cobb 角测量 21

congenital basilar invagination
先天性颅底凹陷症 164, 164, 165 - 166

congenital scoliosis 先天性脊柱侧弯 123

congenital torticollis 先天性斜颈 21, 124 - 125, 126

coronal deformity assessment 冠状面畸形的评估 21, 21, 22

corpectomy, partial/complete
部分 / 完全椎体次全切 48, 49, 49, 52, 72

craniocervical realignment se- quence
恢复颅颈力线的顺序 165

craniovertebral junction, see CVJ deformity
颅颈交界，见 CVJ 畸形 CSF leaks 脑脊液漏 135 - 136, 138

CSM, see cervical spondylotic myelopathy
CSM，见脊髓型颈椎病 CVJ deformity CVJ 畸形 157